A TAVOLA
NON SI INVECCHIA

Testi: Lorella Cuccarini, Gabriella Fabbrocini, Pucci Romano

Responsabile editoriale: Roberto De Meo

Redazione: Alessandra Pelagotti

Progetto grafico e impaginazione: Leonardo Di Bugno

Collaborazione redazionale: Paolo Taggi

Fotografie: Claudio Porcarelli, Roma

Ilustrazioni: Archivio Giunti / © Claudio Innocenti, Firenze (pp. 54, 56, 96, 111, 113, 120, 127, 171, 174, 210, 211, 214, 220, 224, 247)

Ove non diversamente specificato, i disegni appartengono all'Archivio Giunti, Firenze

L'editore si dichiara disponibile a regolare eventuali spettanze per le immagini di cui non sia stato possibile reperire la fonte.

Ringraziamenti delle autrici

Grazie a Stefano Bonilli e Roberto De Meo che hanno creduto in questo progetto; a Beatrice Del Bianco, una promessa della pasticceria italiana; alla mia amica Teresa Pizzella, memoria storica e culturale della cucina campana; a mia figlia Carolina e mio marito Stefano che, ogni giorno, assaggiano, valutano e giudicano tutte le mie ricette.

Pucci Romano

Ringrazio Roberto De Meo per la pazienza e la fiducia, Paolo Taggi, fantastico "coach" in questa mia prima esperienza editoriale, e la mia famiglia per aver sopportato in silenzio (dopo le riunioni e le prove quotidiane) le mie serate casalinghe davanti al computer...

Lorella Cuccarini

Ringrazio le mie collaboratrici Ersilia Troiano, Sara Pappalardo e Caterina Mazzella per l'accurata e minuziosa ricerca di testi bibliografici, il mio "suocero-scienziato" Lello Pallotta, che mi è stato utilissimo nello svelare le segrete proprietà *anti-aging* degli alimenti, mio marito Fabrizio e i miei figli Raffaele e Alfredo cui ho sottratto molto del mio tempo libero dedicato a loro per completare questa avventura editoriale con le mie amiche Pucci e Lorella, e infine i miei genitori Alfredo e Rosanna, che mi hanno trasmesso la gioia di vivere e di mettermi continuamente in gioco, sperimentando sempre nuovi campi con la curiosità di una neofita.

Gabriella Fabbrocini

Avvertenze

Questo non è un libro di autoterapia: ogni indicazione curativa qui descritta va vagliata con l'aiuto del proprio medico curante. L'editore declina ogni responsabilità per qualsiasi uso improprio del testo.

Via Bolognese, 165 – 50139 Firenze – Italia
Via Dante, 4 – 20121 Milano – Italia
Prima edizione: febbraio 2011

www.giunti.it

Ristampa	Anno
6 5 4 3 2 1 0	2015 2014 2013 2012 2011

Stampato presso Giunti Industrie Grafiche S.p.A. - Stabilimento di Prato

Pucci **Romano** • Gabriella **Fabbrocini**
Lorella **Cuccarini**

A TAVOLA
NON SI INVECCHIA

GIUNTI

sommario

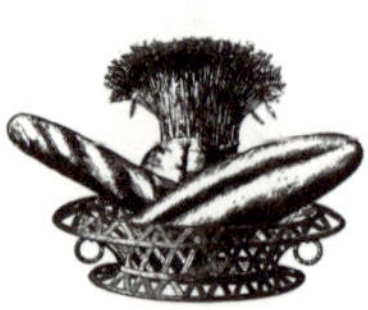

Le ricette

Secondi

Contorni

Dolci

Indici

PREFAZIONE

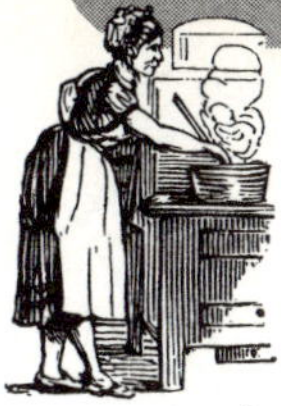

Nonna Maria, classe 1889, prima di iniziare a cucinare compiva sempre il solito rito: dalla cassa del corredo tirava fuori una "scolla", ovvero un triangolo di puro cotone bianco, fresca di bucato, per annodarsela in testa (non fosse mai detto che un capello migrasse nel cibo!). L'occhio vigile ispezionava la cucina: il marmo dei piani di lavoro doveva essere scintillante, il lavello lindo e asciutto. Gli utensili erano tutti a portata di mano e venivano passati in rassegna come soldatini. Questo spettacolo era per me uno dei più belli a cui potessi assistere. Nonna Maria, pur concentrata nel suo lavoro, non si rifiutava mai di spiegarmi il perché di certi gesti o l'evoluzione della ricetta; la mia curiosità la inorgogliva: «Ricordati – diceva – che cucinare è un'arte, ma è anche un modo per voler bene a chi già amiamo. È una cura per molte malattie. È un modo per tenersi un uomo, una strategia per non invecchiare!»

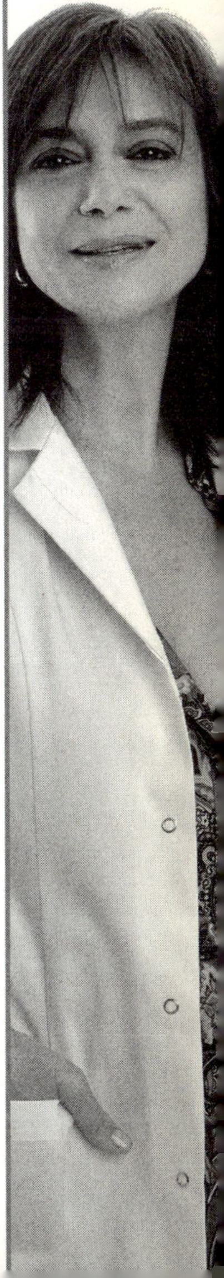

Nella vita ho scelto di fare il dermatologo. La pelle è la parte di noi che offriamo al mondo, l'organo dove si compie più che in ogni altro la "tragedia" dell'invecchiamento: un fegato o un polmone invecchiati non si vedono, la pelle invece con le sue rughe, la sua perdita di luminosità e di elasticità, racconta del tempo che è passato. E infatti le tecniche, mediche e chirurgiche, per non invecchiare sono dedicate pressoché esclusivamente alla pelle.

Nonna Maria mi ha trasmesso la passione per la cucina; la sua saggezza antica ed empirica mi ha fatto riflettere: a tavola, volendo, non si invecchia! La mia cultura medica ha fatto il resto.

Alimentarsi in modo corretto può davvero prevenire e rallentare l'invecchiamento. Può mantenerci più giovani e più belli.

Una sera di qualche anno fa, Gabriella e suo marito erano miei ospiti a cena. Avevo preparato una serie di piatti, gustosi ma anche leggeri e delicati. Cominciò così: «Sai quanti antiossidanti abbiamo incamerato stasera?» chiese Gabriella (che di questo argomento si stava occupando molto seriamente presso l'Università dove lavora) quasi scherzando. Un po' per ridere, un po' sul serio, provammo a quantificarli. Da allora prese vita il nostro progetto.

Pucci Romano

CHE CI FACCIO QUI?

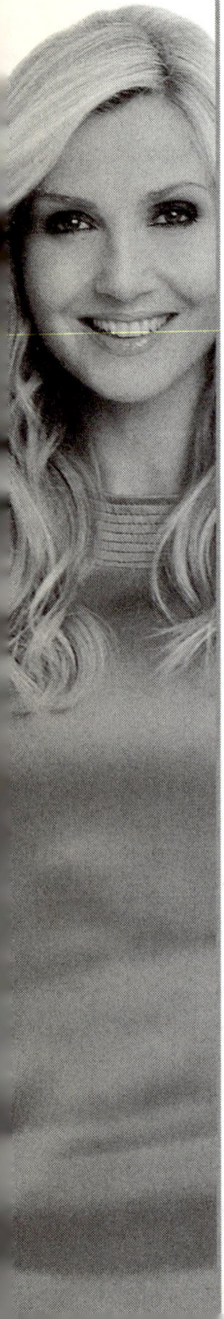

...mi sono chiesta la prima volta che mi sono trovata davanti a un documento vuoto nel mio computer intitolato: "Prefazione al libro con Pucci e Gabriella".

Che ci faccio davanti a un compito nuovo, la scrittura, e proprio nel momento in cui ritorno in tv con un programma impegnativo e tutto mio: *Domenica in... onda*, che assorbe quasi tutto il mio tempo?

Oltretutto, tra i tanti modi di comunicare la scrittura era la più nuova e mi faceva anche un po' paura. L'avevo sfiorata solo qualche anno fa, per una breve stagione: per un settimanale familiare. Incontravo esperti della comunicazione, psicologi, specialisti del mondo infantile, e rivolgevo loro le domande che mi inviavano i genitori riguardo al mondo dei media. È stata una bella esperienza – nata all'interno di un progetto di Trenta Ore per la Vita – però "mediata" dalla presenza di esperti, che mi toglievano un bel po' di responsabilità rispetto ai contenuti proposti.

Questa volta si trattava di qualcosa di diverso. Sarei stata io in prima persona a dare consigli, anche se in un ambito in cui mi sentivo e mi sento un po' più sicura: la cucina. Anche questa volta, comunque, c'era un certo grado di difficoltà: le ricette e i consigli dovevano riguardare un campo specifico (la cura della pelle) e la compagnia era particolarmente stimolante ma mi dava anche molta responsabilità: Pucci Romano e Gabriella Fabbrocini sono due autorità in materia.

Che ci faccio tra loro? Era la naturale declinazione della domanda iniziale. Mi sarei fermata qui, con la prefazione e l'intera avventura, se non avessi scoperto (o meglio avuto la conferma) che le Prefazioni si chiamano così perché vengono prima di tutto il resto – nei libri – ma si scrivono dopo, come ultimo atto prima di consegnare il tutto all'editore.

In genere, chi scrive la prefazione di un libro firmato da altri ne è il primo lettore. E indica a quelli che verranno dei possibili percorsi, i punti in cui si è soffermato e dice soprattutto perché quel libro merita di essere letto e apprezzato.

Io ero in una posizione diversa: ero la prima lettrice di Pucci e Gabriella, che mi precedevano nella stesura con i loro pezzi "scientifici" e allo stesso tempo la terza autrice, che quei pezzi avrebbe completato in qualche modo con la propria esperienza "vissuta". In pratica, ero complice e insieme modello e conferma della bontà delle loro tesi. Tesi che ho molto apprezzato,

man mano che le leggevo e che in qualche modo qualche volta ho scoperto di aver applicato senza saperlo nella mia pratica quotidiana.
Diciamo che sono stata un'autodidatta che si è formata senza testi (adesso ne ho uno fondamentale e prezioso). Mi sono informata qua e là, ho sperimentato, ma anche applicato con passione e rigore i consigli che nel passato – nonna, zie, mamma – hanno cercato di trasferirmi nel campo dell'alimentazione sana, oltre alla loro semplice e naturale saggezza.
Così ho iniziato a scrivere i miei primi pezzi, confrontandomi con quelli delle due amiche sagge, ma con una certa libertà reciproca, che ci ha portate a trovare un bel modo di dialogare – sulle pagine – a distanza, in modo creativo. C'è una forte sintonia, credo, nel libro, che va oltre la nostra reciproca conoscenza. Con le due altre autrici siamo amiche, ma non sapevamo di avere, prima di vivere questa esperienza, un'affinità profonda in un campo nel quale loro eccellono e io sono una semplice seguace.
Scrivendo delle mie ricette preferite (e di quanto esse abbiano contribuito a rendermi la persona che oggi sono, con l'aspetto di cui sono un po' fiera) ho riscoperto quanti ruoli ognuno di noi interpreta nella vita: personaggio di spettacolo, madre, figlia, nipote, zia, e soprattutto mamma.
Ma soprattutto che chi ha la possibilità di comunicare a tanta gente ha un dovere preciso: quello di testimoniare dei modelli di vita sani, semplici, alla portata di tutti. È la *mission* che mi sono data in queste pagine. Pagine che mi sono sgorgate spontanee, soprattutto la notte, dopo prove estenuanti e spesso elettrizzanti. Pagine che mi hanno permesso (non uso questo verbo a caso) di ritornare a certi momenti intensi e mai dimenticati della mia vita, ricordi che aspettavano solo un pretesto per essere risvegliati.
Ogni ricetta che vi propongo è un mio contributo, che si affianca a quelli di Pucci e Gabriella, ma anche una *madeleine* della mia vita. Una vita tutto sommato semplice, abbastanza felice, dove i toni variano dall'allegria alla malinconia, fino a sfiorare il dolore (quello è molto intimo e non va mai interamente svelato), così come le ricette che vi propongo spaziano tra molti ingredienti e vi suggeriscono tanti gusti inesplorati.
Una volta che ho finito di scrivere quelle pagine, la risposta alla domanda iniziale è arrivata naturale.
È in queste righe, che sono venute spontanee. Come le parole, i gusti, i piatti, i consigli, i ricordi che le hanno precedute.

Lorella Cuccarini

COMINCIARE

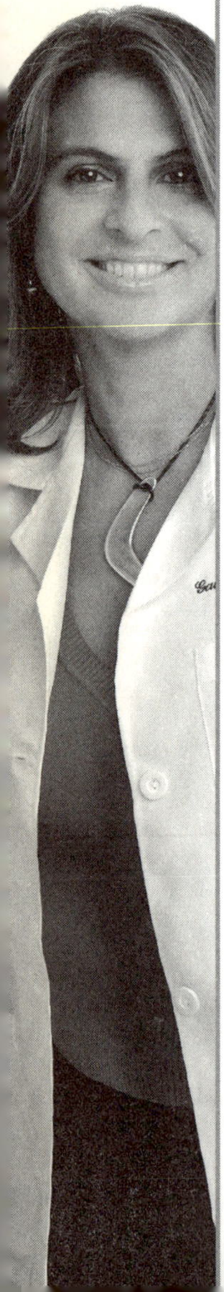

Cominciare è facile, e noi vorremmo aiutare il lettore proprio a intraprendere una strada che diventi nel tempo stile di vita.
Gli anni passano, è vero, ma la vivacità intellettuale no: spesso un viso sfiorito si accompagna a una mente giovanissima, se non in senso anagrafico senz'altro in termini di progettualità e operatività.
Molto è stato fatto nel campo della scienza dell'alimentazione per ridare vigore alle cellule nervose; ecco perché, da dermatologa, ritengo giusto dare un buon impulso anche alle loro "sorelle" ossia alle cellule cutanee, che hanno origine dallo stesso foglietto neuroectodermico, che rivestono il nostro corpo e in definitiva sono il nostro biglietto da visita.
Insaporire le ricette della mia amica Pucci, con cui è iniziata questa avventura, con piccole pillole di scienza può far gustare di più un piatto già conosciuto, perché può dare la consapevolezza che stiamo facendo del bene alla nostra pelle e al nostro aspetto.
Qualche nozione, quella che basta per "intrigare" senza annoiare, per spingerci verso una cucina semplice, fatta di gusti antichi e di sapori familiari, che ci faccia anche sentire in armonia con noi stesse.
Piccole gocce di sapere che ci possono spingere a cucinare più spesso a modo nostro nella consapevolezza che "A tavola non si invecchia!"

Gabriella Fabbrocini

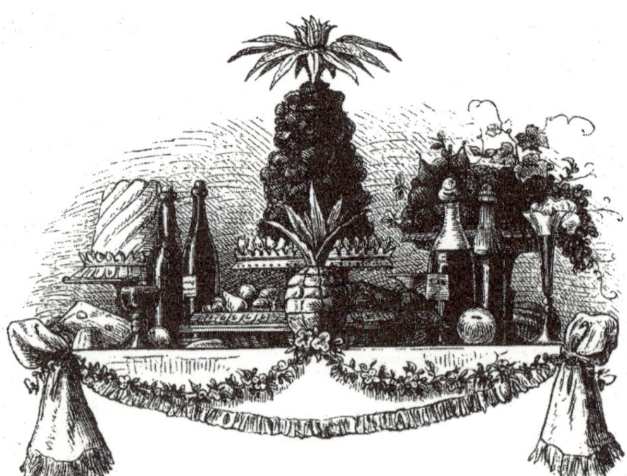

Introduzione

La nostra pelle

La pelle, l'organo più grande del nostro corpo, è l'involucro che ci contiene e ci protegge; è anche la nostra immagine esteriore, quella che presentiamo al mondo. Chiara, scura, opaca, luminosa, arrossata, idratata, asfittica, giovanile, invecchiata sono solo alcune delle definizioni attribuibili ad essa e, quindi, al nostro aspetto, La bellezza passa attraverso la pelle: difficilmente si può essere belli se non si ha anche una bella pelle.

A cosa serve

La funzione principale di questo organo è quella di fare da barriera tra il mondo esterno e l'interno del nostro corpo, proteggendolo dal caldo e dal freddo, dai raggi solari e dai microrganismi.

Favorire l'equilibrio termico e assicurare una buona idratazione anche "dentro" sono altri importanti compiti che la nostra pelle svolge egregiamente.

L'importanza di avere una pelle sana

Le alterazioni della pelle, sia legate all'età sia alle malattie, possono compromettere le sue funzioni di barriera, consentendo l'ingresso di virus, batteri, funghi, protozoi o parassiti. È quindi evidente che lo stato di salute della cute è importante per il benessere dell'intero organismo.

La pelle fornisce informazioni su ciascuno di noi, arrivando a condizionare le nostre relazioni col mondo esterno: lo stato di nutrizione, la salute generale, lo stato emotivo (rossore, pallore, sudorazione) ma soprattutto l'invecchiamento. Gli anni passati si scolpiscono sulla pelle e ci definiscono anagraficamente.

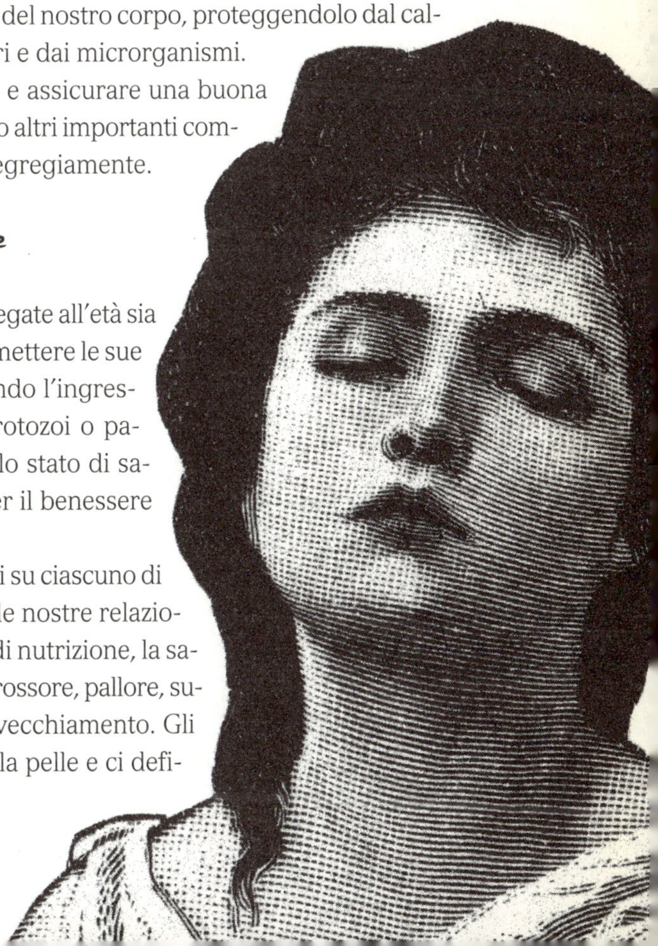

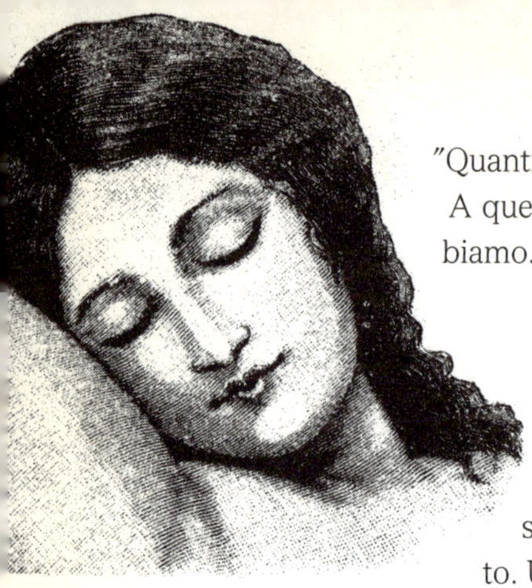

"Quanti anni mi dai? Quanti anni dimostro?„
A queste domande, in pratica, risponde la pelle che abbiamo.

La pelle e l'ambiente

La pelle risente degli stress ambientali, in primo luogo quello dovuto alle radiazioni solari.

Il sole è un elemento indispensabile per il nostro organismo e per il suo corretto funzionamento. Una delle funzioni più importanti che le radiazioni solari esercitano sul nostro organismo è quella di favorire la produzione di vitamina D, indispensabile per la salute delle nostre ossa. Studi recenti attribuiscono a questa preziosa vitamina un ruolo preventivo anche nei confronti del cancro al colon. Pochi alimenti contengono quantità apprezzabili di vitamina D e oggi, dopo anni di campagne contro l'esposizione solare, si è rivalutato il ruolo che un'esposizione moderata e assennata può giocare nell'antagonizzare i danni della demineralizzazione ossea, frequenti soprattutto nelle donne in menopausa. Pochi minuti al giorno di esposizione alla luce solare sono sufficienti a garantire all'organismo il suo fabbisogno di vitamina D.

Il rapporto tra la pelle e il sole si compie attraverso una difesa messa in atto dalla pelle stessa: la produzione di melanina e, con essa, il raggiungimento della tanto agognata abbronzatura. Ma anche qui attenzione: esporre gradatamente la nostra pelle ai raggi solari, dando il tempo alla cute di produrre la giusta quantità di melanina in un tempo ragionevole, ci consente di godere al massimo dei benefici solari e di ridurre al minimo i rischi. Al contrario, esporsi incondizionatamente ai raggi solari – comprese le esposizioni sempre più frequenti in zone tropicali – senza la giusta protezione, così come l'uso smodato di lettini UVA, significa sottoporre la nostra pelle a uno stress eccessivo e a un invecchiamento precoce.

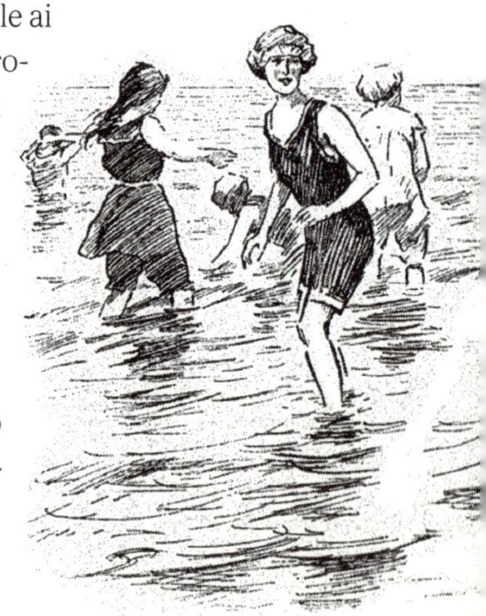

I raggi solari colpiscono in profondità la nostra pelle, suscitando una serie di reazioni che possono spaziare dal semplice arrossamento fino a vere e proprie scottature. Gestire con intelligenza e prudenza la relazione tra pelle e sole può aiutare a prevenire tutta una serie di problemi, dall'inestetismo alla malattia. Naturalmente questo delicato compito lo svolge sempre lei: la nostra pelle. Se non ci premuniamo di proteggerla, le esposizioni "selvagge" potranno causare, con il passare del tempo, modificazioni permanenti – come le antiestetiche macchie scure, denominate lentigo o cheratosi – o provocare addirittura tumori benigni (i basaliomi: più di due milioni di casi nel mondo) ma anche maligni (il tanto temuto melanoma cutaneo, tra i 6 e i 9 casi ogni 100.000 abitanti). L'invecchiamento da sole (il *photoaging*) provoca l'elastosi solare, ossia uno sconvolgimento delle fibre (elastiche, collagene e reticolari) deputate a fare da "impalcatura" alla pelle, con conseguente perdita di tono e accentuazione delle terribili rughe.

Una delle mosse strategiche per ritardare l'invecchiamento cutaneo è un'alimentazione ricca di vitamina D (contenuta nell'olio di fegato di merluzzo, nei pesci grassi come il salmone e le aringhe, nel latte e nei suoi derivati, nelle uova, nel fegato e nelle verdure verdi) nonché di carotenoidi, un derivato della vitamina A (contenuto nelle carote e nelle verdure a foglia larga, capace di prevenire lo stress ossidativo e di favorire una sana abbronzatura).

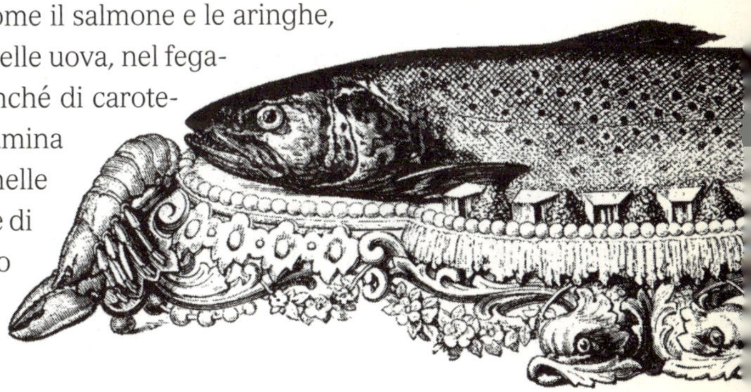

L'invecchiamento della pelle

L'invecchiamento della pelle è un fenomeno biologico naturale e inevitabile. Fortunatamente si tratta di un processo lento e graduale, che dà all'uomo la possibilità di abituarsi alle modificazioni del proprio aspetto fisico. La velocità di invecchiamento dipende dalla componente genetica, che può essere rappresentata come un orologio biologico che scandisce il tempo nel nostro organismo: le cosiddette "zampe di gallina" e il deperimento della cute sono, quindi, la normale espressione del passare del tempo.

Ma chi sono i veri responsabili dell'invecchiamento? Lo studioso tedesco Denham Harman ha avanzato per primo nel 1956 una teoria secondo la quale, con il passare degli anni, tutti i tessuti e gli organi del nostro corpo, e in primo luogo la cute e il sistema nervoso, patirebbero una potente **azione ossidante**, una reazione chimica che, a partire dalla molecola di ossigeno presente nei mitocondri (organelli interni alla cellula indispensabili per la produzione dell'energia e quindi di tutti i processi vitali) porta alla produzione dei cosiddetti radicali liberi, molecole tossiche e aggressive per tutto l'organismo e non solo per la nostra pelle.

I radicali liberi

I radicali liberi possono essere definiti come prodotti di scarto del nostro corpo, che si formano naturalmente quando produciamo energia.

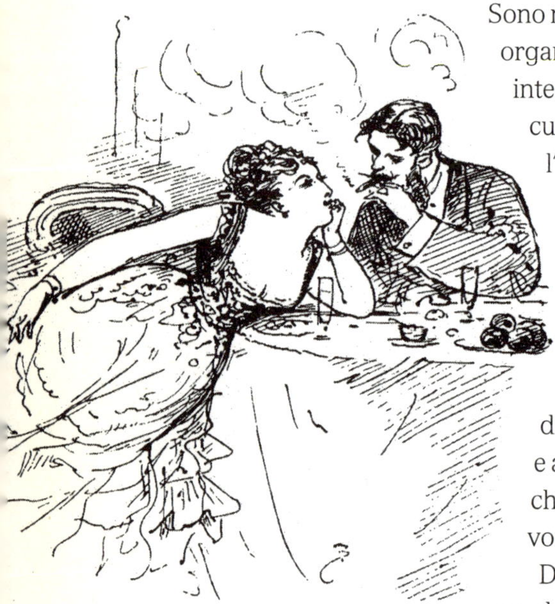

Sono molecole tossiche e dannose per il nostro organismo poiché colpiscono le strutture più interne delle cellule, danneggiandole e procurando uno stress, cioè una rottura dell'equilibrio all'interno di esse: nella pelle questo comporta il rilassamento e la formazione delle rughe. L'esposizione prolungata ai raggi solari è un esempio di stress ossidativo che si compie ai danni della pelle, insieme al fumo di sigaretta, allo stress psicologico, al consumo di alcool, a una dieta ricca di grassi animali e all'abuso di farmaci. Incredibilmente, anche un'attività fisica molto intensa può favorire la produzione di radicali liberi.

Da ciò si capisce che il nostro organismo produce continuamente radicali liberi, ma è anche dotato naturalmente di alcuni meccanismi che riescono a ripulire ed eliminare tali tossine, e che vengono paragonati a "spazzini" naturali; questi meccanismi funzionano bene quando si è giovani, mentre con l'età diventano meno efficaci: le tossine si accumulano, l'organismo invecchia e così la pelle.

I nutrienti della pelle

Contrastare i radicali liberi attraverso l'alimentazione è una delle sfide del terzo millennio; molti alimenti difatti hanno un potente effetto antiossidante.

La combinazione di alcuni di essi, la scelta della modalità di cottura, la quantità degli alimenti consumati possono rappresentare una vera e moderna strategia *anti-aging* (antinvecchiamento).

Così vitamina A, vitamina C e vitamina E, nonché minerali come zinco, potassio, selenio e ancora molecole come flavonoidi e carotenoidi (derivati della vitamina A) diventano i paladini della giovinezza.

Le vitamine sono nutrienti essenziali, in grado di agire a piccole dosi per la salute e il benessere dell'organismo e della pelle.

I sali minerali consentono la corretta funzionalità cellulare e i flavonoidi (antociani, antoxantine), i carotenoidi (licopene, beta-carotene, xantofille) e gli acidi grassi essenziali (linolenico, Omega 3) ci proteggono dalle reazioni di ossidazione a catena innescate dai radicali liberi e perciò, con composti chimici come isoflavoni, catechine e polifenoli vari, saponine, fitati, fitosteroli, ascorbati, tocoferoli e resveratrolo, sono tutti potenti antiossidanti.

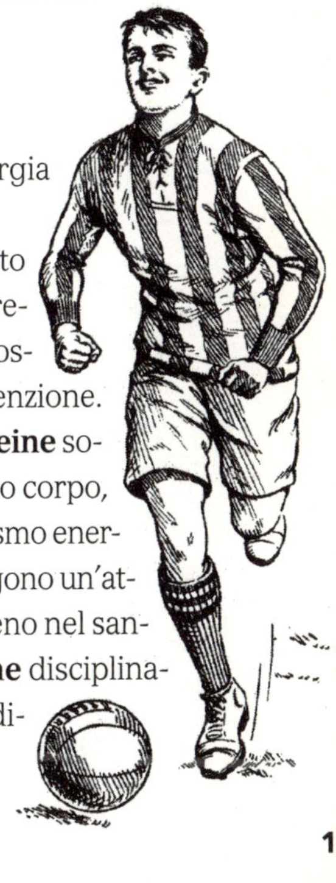

I principi nutritivi

Ogni organismo per funzionare deve produrre l'energia necessaria per costruire cellule e tessuti.
I principi nutritivi sono componenti essenziali di questo processo. Essi partecipano poi anche ai processi di accrescimento e di riparazione dei nostri organi, proprio come fossero pezzi di un'automobile soggetta a continua manutenzione.
Ogni principio nutritivo ha una funzione specifica: le **proteine** sono una componente essenziale di tutte le cellule del nostro corpo, mentre gli **zuccheri** e i **grassi** forniscono al nostro organismo energia, sia pronta per l'uso che di riserva. I **sali minerali** svolgono un'attività bioregolatrice e partecipano al trasporto dell'ossigeno nel sangue e alla trasmissione degli impulsi nervosi. Le **vitamine** disciplinano, in qualità di bioregolatori, le reazioni chimiche indispensabili per il funzionamento del nostro organismo.

Non dimentichiamo, inoltre, che il nostro corpo è per circa 2/3 costituito da **acqua**, componente importantissima in quanto mezzo nel quale avvengono le reazioni chimiche ed attraverso le quali vengono eliminate le scorie.

I principi nutritivi sono presenti in tutti gli alimenti, ma in quantità e proporzioni differenti. Questo comporta che:

• in natura, nessun alimento può dirsi completo, ovvero nessun alimento contiene tutti i nutrienti nelle quantità adeguate alle nostre necessità;

• gli alimenti possono essere tra loro interscambiabili, cioè alcuni alimenti sono sostituibili con altri di valore nutritivo simile.

La classificazione dei nutrienti

I nutrienti possono essere classificati anche in base alle funzioni che svolgono all'interno del nostro organismo: funzione plastica, funzione energetica, funzione protettiva e regolatrice.

I nutrienti con **funzione plastica** sono quelli che forniscono il materiale necessario per lo sviluppo delle cellule ai fini del buon funzionamento e della riparazione di organi e tessuti del nostro corpo. Questa funzione la svolgono le proteine e i lipidi (cioè i grassi) che, oltre a costituire il tessuto adiposo, formano le membrane che rivestono le cellule, e in minima parte i glicidi (o glucidi, cioè gli zuccheri). L'acqua, spesso troppo poco considerata, svolge una funzione plastica per eccellenza, in quanto è il maggior costituente del nostro corpo. I sali minerali sono costituenti fondamentali di alcuni apparati e tessuti (ossa, denti, cartilagini, muscoli, liquidi intracellulari ed extracellulari).

I nutrienti con **funzione energetica** riforniscono il nostro organismo dell'energia che viene consumata durante lo svolgimento delle funzioni vitali e di tutte le normali attività quotidiane: svolgono funzione energetica tutti i nutrienti che, bruciati, liberano calore. I nutrienti più ricchi da un punto di vista energetico sono i lipidi, che sviluppano 9 kcal/grammo indipendentemente dal tipo di grassi – saturi o insaturi, animali o vegetali –; i glicidi forniscono 4 kcal/grammo, con piccole differenze nelle modalità di rilascio di energia tra zuccheri semplici e complessi: gli zuccheri semplici, in virtù proprio della loro struttura chimica semplice, sono facilmente digeribili e rilasciano energia immediatamente dopo l'assunzione. I carboidrati (ovvero i glicidi) complessi, la cui struttura chimica è, appunto, più complessa, vengono metabolizzati (per capirci: digeriti) più lentamente e rilasciano quindi energia in maniera più graduale e per un periodo più lungo rispetto agli zuccheri semplici. Le proteine hanno lo stesso potere energetico dei carboidrati (4 kcal/grammo) ma vengono utilizzate per fornire energia solo in caso di necessità. Le vitamine, i sali minerali e l'acqua non apportano energia.

Alcuni nutrienti infine contribuiscono a regolare l'attività della "macchina umana" in modo che tutto funzioni perfettamente (**funzione protettiva e regolatrice**): le vitamine e i sali minerali – in particolare gli oligoelementi, ossia molecole di piccole dimensioni – prendono parte alle reazioni cellulari e ci aiutano a difenderci dagli attacchi di batteri e virus, aumentando le difese immunitarie dell'organismo.
L'acqua svolge anche una funzione regolatrice fondamentale in quanto mezzo indispensabile perché si compiano tutte le reazioni chimiche necessarie.

Le proteine

Le funzioni delle **proteine** sono numerose e molto complesse; esse sono infatti necessarie per la formazione e per il mantenimento della massa muscolare e, più in generale, sono costituenti essenziali per la struttura e il funzionamento di tutte le cellule. Nell'età evolutiva le proteine sono particolarmente importanti poiché consentono il normale e armonico accrescimento in un momento in cui formano nuove cellule. Ogni proteina è costituita da amminoacidi, piccole molecole che possono essere considerate come i mattoni da cui partire per la costruzione di strutture molto più articolate.

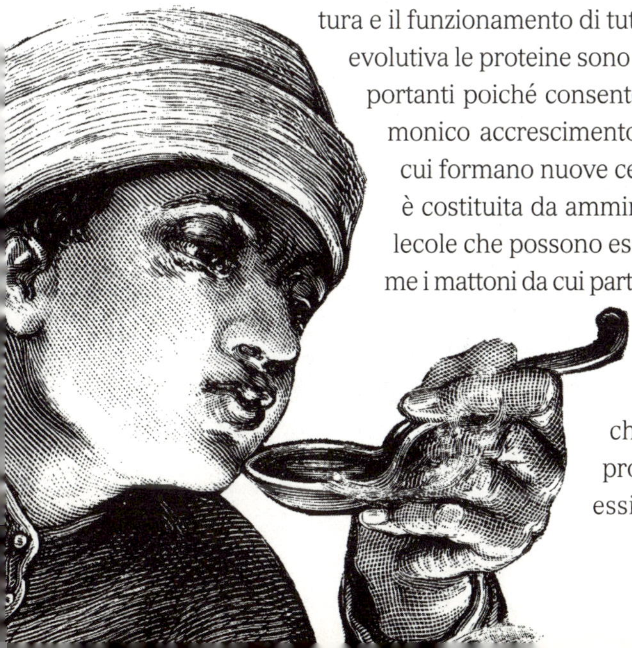

Gli amminoacidi che costituiscono le proteine sono venti; di essi solo nove devono essere introdotti necessariamente con l'alimentazione, in quanto l'organismo è incapace di sintetizzarli; per tale motivo essi sono detti essenziali.

Le proteine presenti negli alimenti di origine **animale** (carne, latte, uova) contengono una quantità maggiore e più proporzionata di amminoacidi essenziali; gli alimenti proteici di origine animale sono pertanto definiti "ad alto valore biologico".

Le proteine di origine **vegetale** (legumi, cereali) sono povere di alcuni amminoacidi essenziali, tuttavia quelli carenti nei cereali sono relativamente abbondanti nei legumi e viceversa; la combinazione di cereali e legumi fornisce dunque tutti gli aminoacidi essenziali di cui l'organismo ha bisogno.

In definitiva, un'alimentazione equilibrata prevede prevalentemente la presenza di proteine vegetali. Un eccessivo apporto di proteine animali, come si registra nei paesi industrializzati, è inutile se non dannoso. Le proteine in eccesso, che sono spesso di origine animale, non vengono usate per il loro contenuto in amminoacidi, ma bruciate semplicemente per produrre energia (1 g di proteine apporta circa 4 kcal).

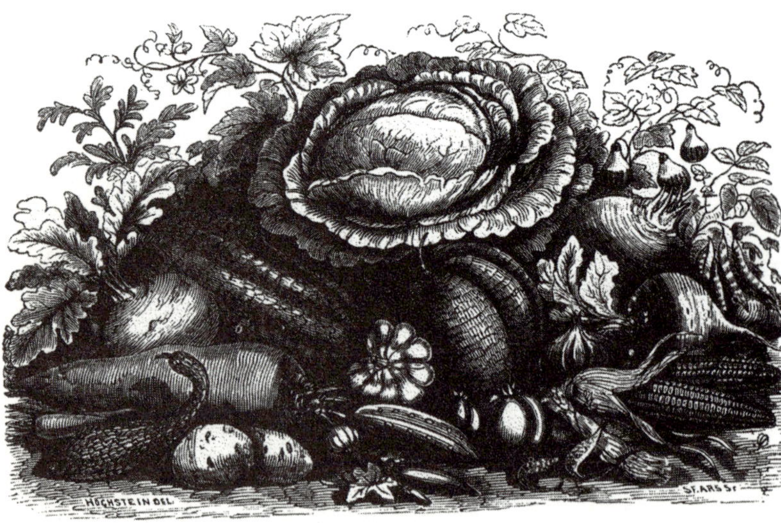

I carboidrati

I carboidrati devono rappresentare la quota maggiore dell'energia (50-55%) introdotta con la dieta. Hanno la funzione di fornire all'organismo energia di pronto utilizzo (1 g = 4 kcal) per l'attività muscolare. Sono infatti indispensabili per la contrazione di tutti i muscoli, compreso il cuore, e costituiscono il nutrimento del cervello. I carboidrati non utilizzati a scopo energetico si trasformano in lipidi e come tali si conservano nel tessuto adiposo.

Esistono molti tipi diversi di carboidrati che si distinguono per la grandezza e la complessità della molecola; l'amido è costituito, ad esempio, da migliaia di unità di glucosio.

Riassumiamo in tabella i diversi tipi di zuccheri disponibili in natura e i principali alimenti in cui essi sono contenuti.

ZUCCHERI	COMPOSIZIONE	ALIMENTI IN CUI SI TROVANO
MONOSACCARIDI	glucosio, fruttosio, galattosio	frutta, miele
DISACCARIDI	saccarosio (glucosio+fruttosio) lattosio (glucosio+galattosio)	zucchero da cucina latte
POLISACCARIDI	amido, glicogeno	cereali, patate, legumi

I *monosaccaridi* vengono rapidamente assorbiti, mentre i *disaccaridi* e i *polisaccaridi* devono essere trasformati nei più piccoli monosaccaridi grazie all'azione di enzimi deputati a tale ruolo, presenti già a livello della bocca (amilasi salivare) e, in maniera più abbondante, nei succhi digestivi prodotti dal pancreas.

La **fibra alimentare** è costituita da carboidrati con caratteristiche del tutto speciali: queste sostanze non sono normalmente digerite dall'intestino umano, ma finiscono con l'essere eliminate con le feci oppure vengono utilizzate dai batteri normalmente presenti nella parte finale del nostro intestino. La fibra alimentare è contenuta in quantità variabile nella frutta, nella verdura, nei legumi e nei cereali integrali, esercita effetti metabolici positivi (riduzione del colesterolo nel sangue) e garantisce il buon funzionamento dell'intestino.

Come assumere una quantità adeguata di fibre alimentari nella dieta?

- *Consumare quotidianamente verdure, ortaggi, frutta*
- *Consumare i legumi più volte la settimana*
- *Preferire i cereali integrali a quelli bianchi*

I grassi

I grassi (lipidi) sono presenti in alimenti di origine animale e di origine vegetale, come i condimenti (burro, margarina e oli vegetali), le carni, i salumi, il pesce, le uova, la frutta secca, il latte, i formaggi e i dolciumi. Nel nostro organismo svolgono la funzione di riserva di energia, sotto forma di depositi lipidici nel tessuto adiposo. Quando introduciamo troppa energia il grasso corporeo aumenta, mentre durante le diete dimagranti avviene il contrario. I grassi assunti con gli alimenti sono anche necessari per il trasporto delle vitamine liposolubili (cioè che si sciolgono in essi) A, D, E, K; altri tipi di lipidi, definiti essenziali, svolgono invece un ruolo fondamentale per la struttura della cellula, ad esempio ne vanno a costituire la membrana, che ha anche funzione di barriera protettiva della cellula.

Gli acidi grassi appartengono alla categoria dei lipidi insieme, tra gli altri, ai trigliceridi e al colesterolo, e si distinguono in saturi e insaturi in base alla struttura chimica (quando a ogni atomo di carbonio corrispondono 2 atomi di idrogeno si parla di grassi saturi, prevalentemente presenti nei cibi di origine animale; se a ogni atomo di carbonio corrisponde un solo atomo di idrogeno si parla invece di grassi insaturi, di cui sono ricchi gli alimenti vegetali). Il fulcro di una sana alimentazione sta nell'equilibrio tra l'*intake* (assunzione) giornaliera di grassi saturi (non più del 7%) e insaturi (in misura almeno del 30%).

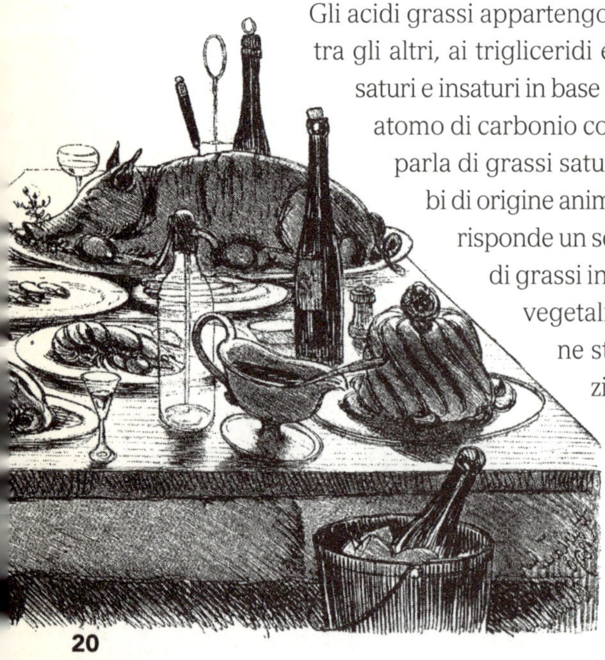

Un discorso a parte tra i grassi merita il **colesterolo**, presente in tutti gli alimenti di origine animale: burro, panna, formaggi, tuorlo d'uovo, carne grassa, frattaglie, insaccati. Questa sostanza è importante e costituisce il punto di partenza per la formazione di molti ormoni (molecole regolatrici del nostro organismo), ma quando assumiamo troppi grassi animali (saturi) si ha un eccesso di colesterolo nel sangue, i cui effetti dannosi sono ben noti.

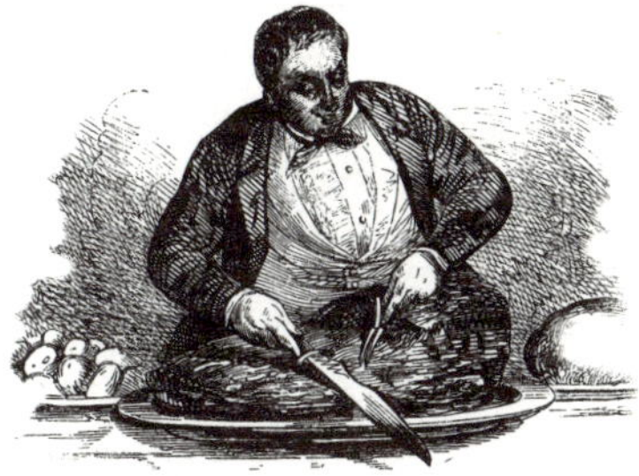

Le vitamine

Le vitamine sono sostanze organiche di diversa natura chimica, che svolgono una funzione regolatrice e protettiva, partecipando allo svolgimento delle reazioni essenziali per le normali attività dell'organismo. Non vengono prodotte dal nostro organismo e devono pertanto essere introdotte attraverso gli alimenti che assumiamo ogni giorno. Fanno eccezione la vitamina D, assunta in forma di precursore (cioè la molecola da cui si forma è attivata dai raggi solari), e la vitamina K, prodotta dai batteri che abitualmente colonizzano il nostro intestino (microflora batterica intestinale). In base alle loro caratteristiche chimiche, le vitamine possono dividersi in idrosolubili (solubili in acqua e quindi trasportabili nel sangue) e liposolubili (non solubili nel sangue; si diffondono nell'organismo grazie a specifiche molecole di trasporto).

Perché le vitamine hanno questo nome?

Il loro nome è stato coniato dal biochimico polacco Casimir Funk, che nel 1911 riuscì a isolare un composto la cui assenza dava origine a uno specifico e caratteristico quadro clinico, che scompariva solo con la somministrazione di piccole quantità del composto in questione. Il nome nacque dall'unione del termine amina*, che è un composto dell'azoto, con la parola* vita*, scelta per sottolinearne l'importanza.*

Vitamine liposolubili

Le vitamine liposolubili (ovvero solubili nelle sostanze grasse) possono accumularsi nell'organismo a costituire delle riserve utilizzabili in caso di carenza e che possono essere sufficienti per diversi mesi.

VITAMINA	FUNZIONI	ALIMENTI IN CUI SI TROVA
A	Insieme ai suoi precursori, i carotenoidi, costituisce uno dei fattori indispensabili per la vista. È inoltre molto importante per un corretto sviluppo dell'individuo, per la risposta immunitaria, per l'integrità dei tessuti.	Come retinolo è presente soprattutto negli alimenti animali, nel fegato, nel formaggio, nel burro, nelle uova e nel latte. I carotenoidi si trovano invece nei vegetali, soprattutto nella frutta e verdura di colore arancione, giallo e rosso, come il pomodoro, la carota, le albicocche, l'anguria, i frutti di bosco.
D	Fondamentale per la buona calcificazione delle ossa e dei denti.	Latte e suoi derivati, olii, tuorlo d'uovo, olio di fegato di merluzzo.
E	È un potente antiossidante e pertanto contribuisce al mantenimento dell'integrità cellulare.	Frutti oleosi, come le olive, germe di grano, semi e olii di semi.
K	Possiede attività antiemorragica.	Vegetali verdi, tuorlo d'uovo e fegato.

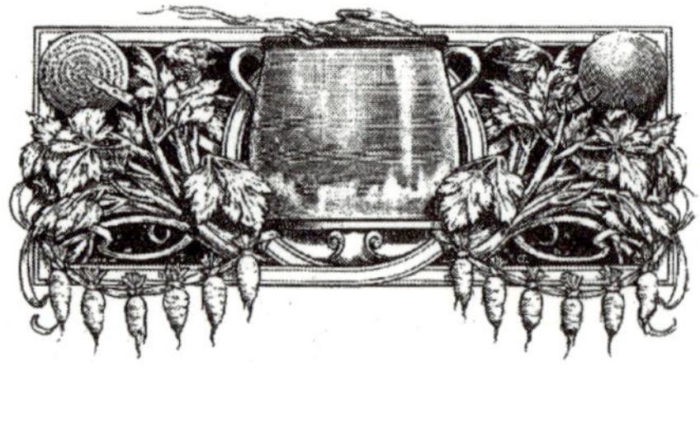

Vitamine idrosolubili

Le vitamine idrosolubili (solubili in acqua) non possono essere accumulate nell'organismo e pertanto devono essere introdotte con continuità attraverso gli alimenti.

Possono venire distrutte nell'acqua di cottura oppure anche a contatto con la luce e il calore; la quantità di vitamine idrosolubili assunte dipende perciò dalla modalità di conservazione e cottura degli alimenti. La vitamina C è particolarmente sensibile a tutti questi fattori e le sue perdite possono essere particolarmente rilevanti.

VITAMINA	FUNZIONI	ALIMENTI IN CUI SI TROVA
C	Mantiene l'integrità delle pareti dei vasi sanguigni; è coinvolta nella formazione della dentina e nella guarigione di ferite e scottature; ha un ruolo importante nella difesa delle infezioni; ha potere antiossidante.	Agrumi, ananas, fragole, kiwi, pomodori, peperoni, broccoli, spinaci, patate.
B1 (TIAMINA)	Necessaria nel metabolismo dei carboidrati; favorisce lo stato generale di nutrizione dei tessuti nervosi.	Cereali, legumi, carne di maiale, lievito di birra. In parte è prodotta anche dalla flora batterica intestinale.
B2 (RIBOFLAVINA)	Importante per lo stato di nutrizione della pelle e delle mucose.	Lievito di birra, germe di grano, cereali integrali, fegato, carne, latte e uova. È prodotta anche dalla flora intestinale.

VITAMINA	FUNZIONI	ALIMENTI IN CUI SI TROVA
B3 O PP (NIACINA)	Prende parte alle reazioni della respirazione cellulare e della sintesi e demolizione di amminoacidi, acidi grassi e colesterolo. La sua carenza causa la pellagra.	Germogli di grano, cereali integrali, arachidi, carne di pollo, fegato, legumi, latte e derivati.
B5 (ACIDO PANTOTENICO)	Partecipa alla produzione di energia a partire da carboidrati, grassi e proteine; è un costituente essenziale del coenzima A; è essenziale per la sintesi del colesterolo, degli steroidi e degli acidi grassi; favorisce l'utilizzazione delle altre vitamine, soprattutto la riboflavina.	Fegato, tuorlo d'uovo, legumi e lievito di birra.
B6 (PIRIDOSSINA)	Importante nel metabolismo delle proteine; è coinvolta nella produzione di emoglobina, nel metabolismo dei carboidrati e dei grassi.	Carne, pesce, legumi.
B9 (ACIDO FOLICO)	Essenziale per la sintesi del DNA, delle proteine e dell'emoglobina; è particolarmente importante per i tessuti embrionali, e infatti la sua carenza è causa di spina bifida nei neonati; contribuisce alla prevenzione delle malattie cardiovascolari.	Verdure a foglia verde (spinaci, broccoli, asparagi, lattuga), legumi, cereali, fegato, arance, limoni, kiwi, fragole.
B12 (COBALAMINA)	Coinvolta nel metabolismo degli acidi grassi, degli amminoacidi e del DNA.	Fegato, carne, pesce, latte e uova.
H (BIOTONINA)	Partecipa alla sintesi di glucosio e di acidi grassi.	Fegato, pollo, tuorlo d'uovo, frutta secca, ortaggi e frutta fresca, latte, formaggi, pesce. È inoltre prodotta dalla flora batterica intestinale.

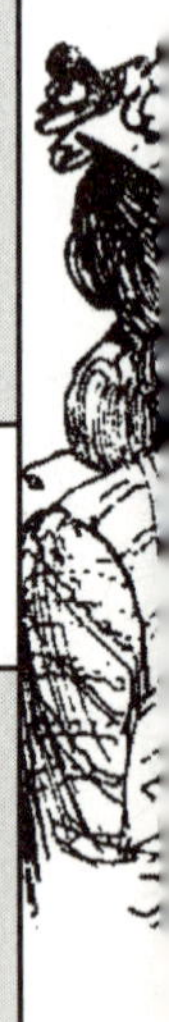

Restare giovani a tavola

Abbiamo detto come l'alimentazione possa contribuire alla produzione di antiossidanti e, quindi, a ritardare i processi di invecchiamento: ogni alimento possiede un diverso potere antiossidante, che svolge funzione protettiva nei confronti della cute, contrastando l'avanzare dell'età.

Troppo spesso la fretta o la disinformazione ci fanno invece consumare pasti poveri di vitamine, minerali e altri componenti essenziali per uno stato di salute ottimale del nostro organismo e della nostra pelle, oppure troppo ricchi di grassi, che in una dieta equilibrata non devono invece superare il 30% dell'energia totale (1 g = 9 kcal).

Gli alimenti che possono essere preziosi per la salute della nostra pelle sono numerosi, talvolta impensabili – al primo posto tra gli antiossidanti vi è per esempio la frutta nera, tipo uva nera e prugne nere, mirtilli, more e anche fragole – e possono costituire gli ingredienti di ricette ad alto potere antiossidante.

Scopriamo insieme come **a tavola non si invecchia!**

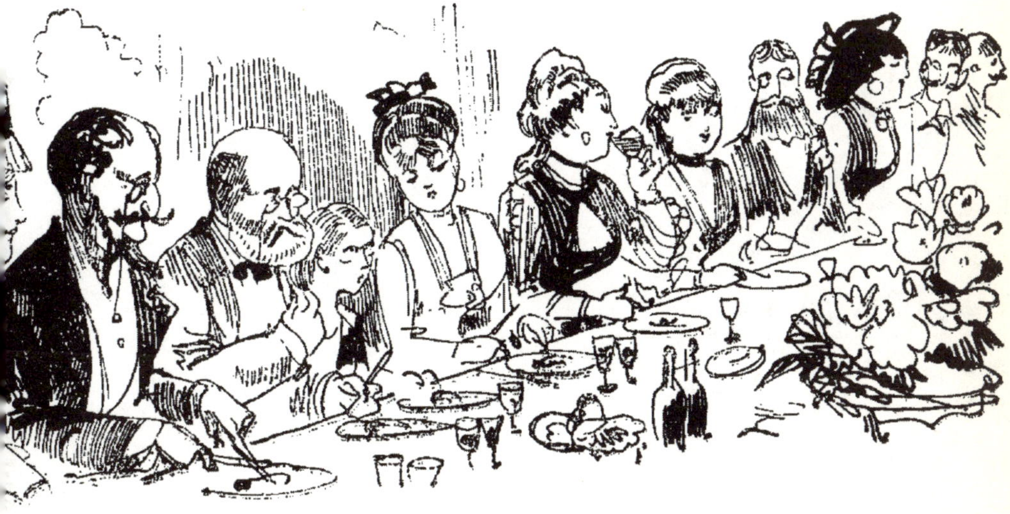

I valori ORAC

È stata stabilita una unità di misura per valutare il potere antiossidante dei vegetali (gli antiossidanti sono maggiormente contenuti nei vegetali, mentre negli altri gruppi le quantità di antiossidanti sono spesso trascurabili), a cui è stato dato il nome di **ORAC** (*Oxigen Radical Absorbance Capacity*: Capacità di assorbimento dei radicali dell'ossigeno, ossia capacità di catturare i radicali liberi e proteggere le nostre cellule dal danno ossidativo) per mezzo dei principi nutrizionali contenuti al loro interno. Per praticità, i cibi vegetali sono stati divisi in gruppi indicati in base al loro valore ORAC, dal meno elevato a quello maggiore.

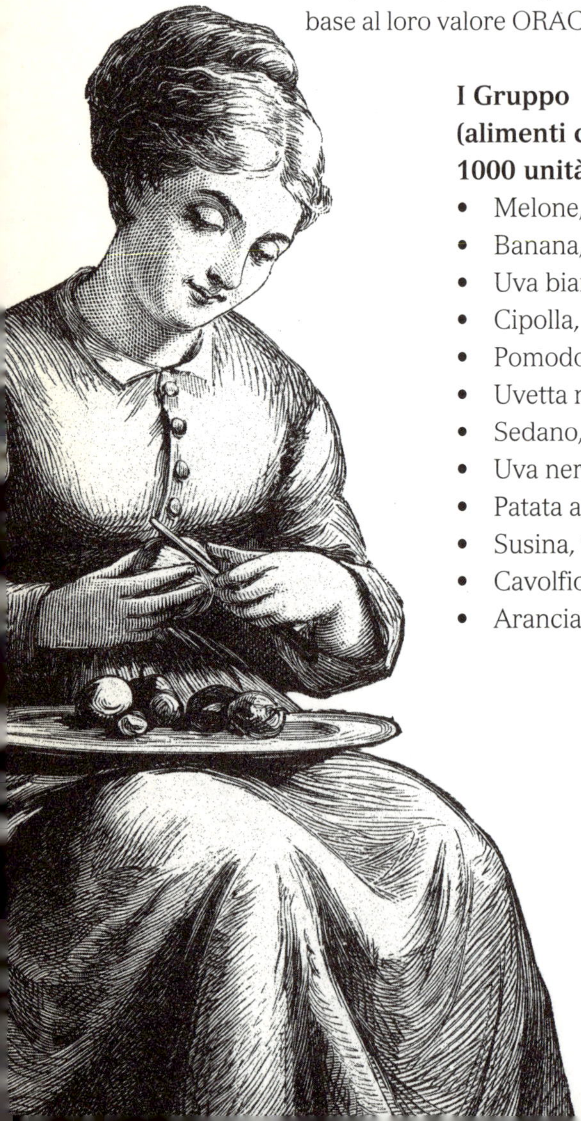

I Gruppo
(alimenti che apportano fino a circa 1000 unità ORAC per porzione):

- Melone, tre fette = 197 unità
- Banana, 1 = 223 unità
- Uva bianca, un grappolo = 357 unità
- Cipolla, 1 = 360 unità
- Pomodori, 100 g = 387 unità
- Uvetta nera, un cucchiaio = 396 unità
- Sedano, 100 g = 552 unità
- Uva nera, un grappolo = 569 unità
- Patata arrosto, 1 = 575 unità
- Susina, 1 = 626 unità
- Cavolfiore, 100g = 870 unità
- Arancia, 1 = 983 unità

II Gruppo
(alimenti che apportano circa 1200 unità ORAC per porzione):

- Albicocche, 3 = 1110 unità
- Succo di arancia, 1 bicchiere = 1142 unità
- Fragole, una tazza = 1170 unità
- Pompelmo rosa, 1 = 1188 unità
- Kiwi, 1 = 1220 unità
- Succo di pompelmo, 1 bicchiere = 1274 unità
- Cavoli di Bruxelles cotti, una tazza = 1384 unità
- Prugne nere, 3 = 1454 unità
- More, una tazza = 1466 unità

III Gruppo
(alimenti più ricchi di antiossidanti: oltre 1500 unità ORAC per porzione):

- Barbabietola cotta, una tazza = 1782 unità
- Cipolla rossa, 1 = 1900 unità
- Pesca, 1 = 1922 unità
- Avocado, 100 g = 1922 unità
- Spinaci cotti, una tazza = 2042 unità
- Asparagi, 100 g = 2252 unità
- Broccolo verde, 1 porzione = 2265
- Peperone rosso, 1 = 2463 unità
- Melanzana, 1 = 2796 unità
- Pera, 1 = 3000 unità
- Mirtilli, una tazza = 3480 unità
- Succo di uva nera, un bicchiere = 5216 unità
- Carciofo, 1 = 9828 unità

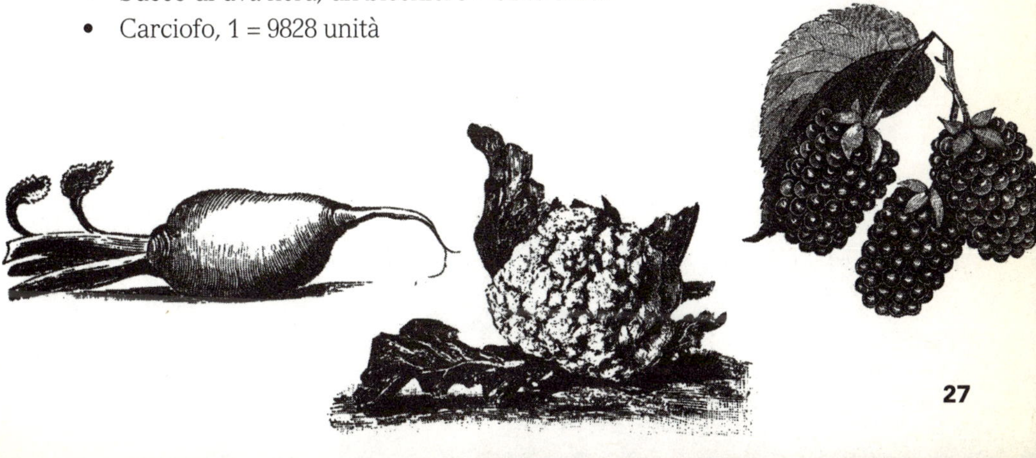

Numerose ricerche hanno evidenziato che il **quantitativo minimo di ORAC da assumere ogni giorno**, affinché la lotta contro l'invecchiamento precoce sia efficace, è pari a 2000 unità. Rispettare tale indicazione permette di aumentare fino al 25% il potere antiossidante del sangue umano.

Ogni antiossidante ha il potere di neutralizzare una particolare classe di radicali liberi (es. il pomodoro contro l'ossigeno singoletto O_2, che è un radicale ossia una molecola molto reattiva) e tutti insieme agiscono in modo sinergico; ecco perché l'alimentazione naturale, nel suo complesso, è più efficace di un singolo alimento antiossidante. Un'alimentazione ricca di cereali integrali, legumi, ortaggi di color rosso o diversamente colorati, vegetali con foglie verde scuro (spinaci, cavoli, broccoli), frutta colorata e acidula, semi oleosi e oli spremuti a freddo, aglio e cipolla, pochissima carne e pesce in abbondanza rappresenta la strategia più efficace per proteggerci dai radicali liberi.

Le fonti animali contengono minori, in alcuni casi trascurabili, quantità di antiossidanti, mentre piccole dosi di spezie, utilizzate come piccole perle di insaporimento prezioso, possono far raggiungere la dose Orac necessaria a mantenere il nostro sistema antinvecchiamento sempre ben bilanciato e competente: basti pensare che solo 2 grammi di prezzemolo fresco significano ben 1473 unità Orac per comprendere la filosofia che ha guidato questa ricerca di ricette antietà.

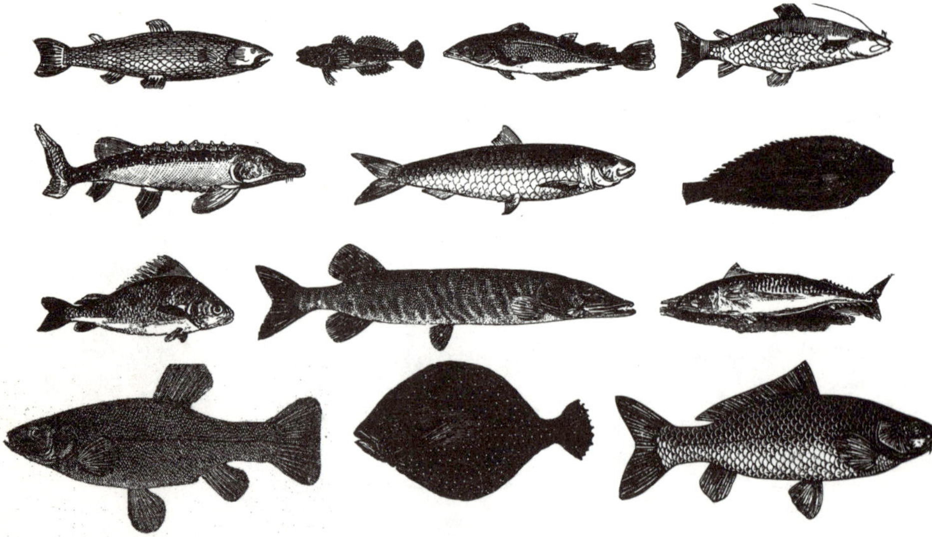

Gli alimenti da preferire

1. Cereali integrali (grani interi, con il rivestimento, da cucinare come il riso, fiocchi ovvero grani pestati, farine integrali al cento per cento): pizze napoletane, spaghetti, torte rustiche, pane, biscotti ecc. È stato dimostrato che gli antiossidanti contenuti nel grano integrale, ricchi in vitamina E, vitamine del complesso B, carotenoidi, zinco, rame, selenio e altri oligominerali, combattono i radicali liberi 50 volte in piú delle vitamine C ed E da sole.

2. Legumi, da assumere il più spesso possibile, anche ogni giorno. Sono ricchissimi di saponine (composti che derivano dal glucosio) e polifenoli (pigmenti presenti in natura) antiossidanti. In particolare, le saponine sono in grado di migliorare il metabolismo tissutale dell'epidermide e del derma e tonificano, allo stesso tempo, anche il sistema muscolare sottocutaneo, conferendo maggiore turgore alla pelle. I polifenoli sono utili nel "sequestrare" i radicali liberi.

3. Verdura e frutta da assumere ogni giorno in almeno 6 porzioni (250 g per le verdure da cuocere, 100 g per quelle da mangiare crude, 1 frutto grande come l'arancia o la mela, o 150 g di frutta piccola); in casi particolari, per tamponare i radicali in eccesso è consigliabile raddoppiare alcune porzioni e arrivare a un totale di **8-10 porzioni al giorno**.

3.1. Le **verdure** con maggiore potere antiossidante sono le più **verdi**, **colorate** o **piccanti**. Una più efficace azione anti-radicali è da attribuire alla verdura di colore verde scuro (crescione, rughetta, spinaci, broccoli, foglie di rapa, foglie di ravanello, cavolo verza, cavolo nero, agretti, bieta ecc). La verdura piccante e solforata è la più efficace, anche se di colore bianco come l'aglio e la cipolla. Ottimi anche gli ortaggi diversamente colorati: peperoni rossi e gialli, cavolo rosso, carote arancione scuro, zucca gialla carica, pomodoro rosso fuoco (anche all'interno), barbabietola rossa. Si consigliano anche la **salsa di pomodoro cruda** in bottiglie al naturale (va bene anche quella che si acquista al supermercato) e ancor più i tubetti di **doppio concentrato di pomodoro** (straricco di licopene), da spa lmare su tartine integrali e aromatizzare con prezzemolo e timo.

3.2. Aglio, **cipolla**, **porro** e **scalogno** anche se verdure non colorate hanno notevole potere antiossidante e vanno consumati spesso.

3.3. La **frutta** deve essere, a maturazione, la più **acidula** o **colorata** (giallo, rosso, bluastro, nero): arance, albicocche, pompelmo, mandarini, more, mirtilli, uva nera, prugne nere, fragole, ciliegie, pesche meglio a polpa gialla che bianca, ananas, kiwi, cachi ecc.). La buccia contiene la maggior parte degli antiossidanti e, purché biologica, andrebbe sempre mangiata.

4. Oli vegetali crudi (soprattutto extravergine d'oliva e di soia, spremuto a freddo) al posto dei grassi animali. È stato dimostrato che l'olio di oliva è molto sensibile alla luce: perde più antiossidanti (steroli e polifenoli) se conservato in bottiglie di vetro chiaro, pertanto andrebbe conservato in bottiglie di vetro color bruno.

4.1. Semi oleosi (noci, nocciole, mandorle, pinoli, sesamo, girasole), purché freschi e non salati.

4.2. Germe di grano: cospargerne qualche cucchiaino sulle pietanze (insalata, zuppa di latte, yogurt, pastasciutta, minestre, riso integrale...).

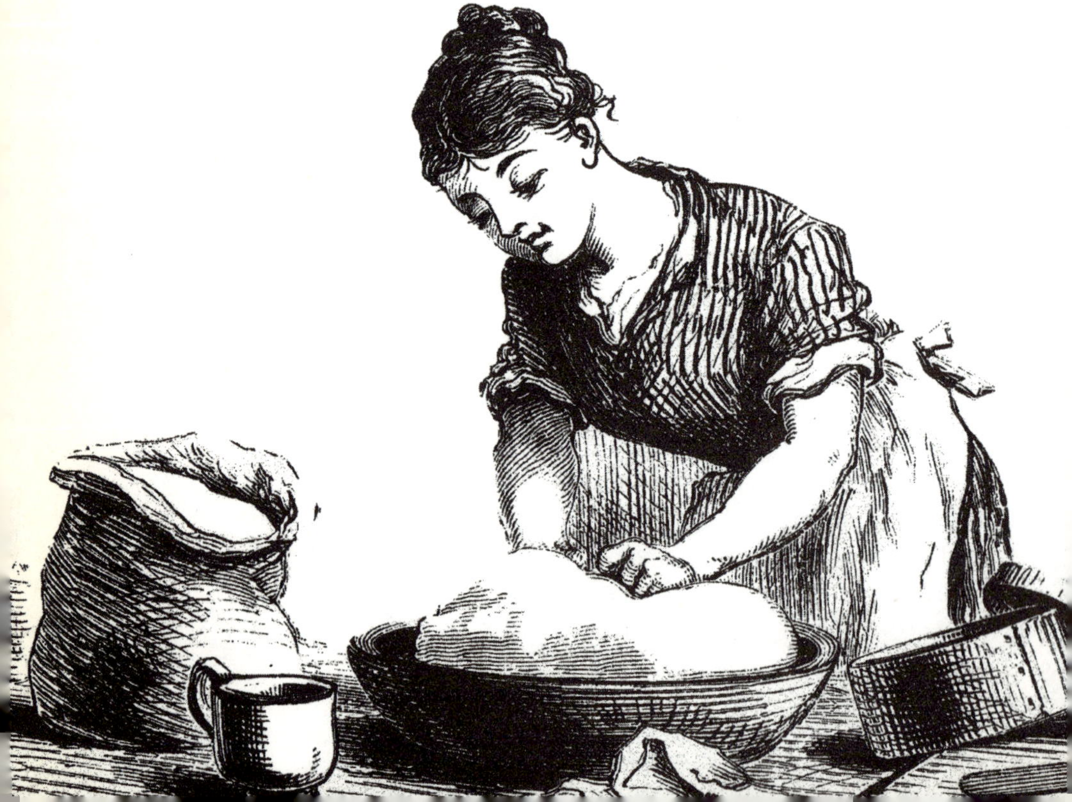

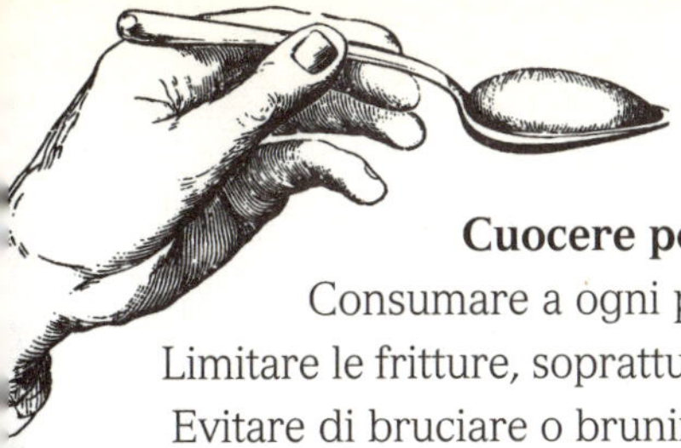

Le regole fondamentali

Cuocere poco e il **più brevemente possibile**

Consumare a ogni pasto molti alimenti crudi o appena cotti.

Limitare le fritture, soprattutto di carne e pesce.

Evitare di bruciare o brunire i cibi arrosto. Imparare a condire tutto "a crudo", per esempio condire i cereali (pasta, minestre ecc.) nel piatto, con vegetali crudi o appena cotti.

Anche l'olio dovrebbe esere aggiunto crudo sui piatti già pronti.

Legumi e cereali integrali in chicchi perdono meno agenti antiossidanti se cotti in pentola a pressione.

Preferire il pesce alla carne

I pesci d'acqua fredda (sgombro, sardine, aringhe, tonno, trota, salmone, merluzzo, acciuga ecc.) sono ricchi di Omega 3 (acidi grassi essenziali): l'eicosapentaenoico (EPA) e il docosaexaenoico (DHA), fatti da grassi "buoni" che non accumulano colesterolo e svolgono un importante ruolo di "spazzini delle arterie".

Preferire il vino rosso a quello bianco

Ha un potere antiossidante due volte maggiore.

Consumare tè verde, ma anche cacao e caffè

Il tè verde, grazie alla presenza delle catechine, ha un potere antiossidante maggiore rispetto al tè nero. Ma anche il caffè e il cacao hanno potere antiossidante.

Usare molte spezie ed erbe aromatiche

Soprattutto zenzero, peperoncino, curcuma, timo, salvia, rosmarino e origano: sono ottimi antiossidanti.

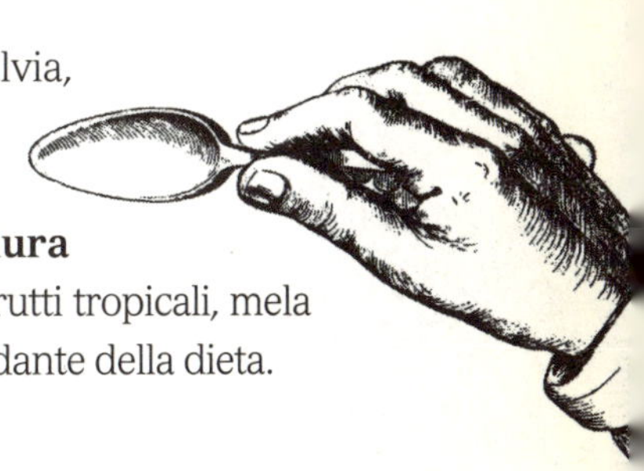

Bere succhi naturali integrali di frutta o verdura

I frullati di arancia, pompelmo, more, frutti di bosco, frutti tropicali, mela sono tutti ottimi e utili per aumentare il potere antiossidante della dieta.

I principali antiossidanti

ANTIOSSIDANTE	ALIMENTO RICCO DI ANTIOSSIDANTE
LICOPENE	Pomodoro rosso Melone Pompelmo Cachi Cavolo cappuccio rosso Carote Asparagi Basilico essiccato
RESVERATROLO	Vino rosso Uva rossa Arachidi
TOCOFEROLO (VIT. E)	Olio di germe di grano Olio di nocciola Olio di girasole Olio di mandorle Paprika Peperoncino in polvere Mandorle Burro di mandorle Curry in polvere Origano Zenzero Nocciole Pinoli Salvia Avocado Carote
QUERCETINA	Cipolla rossa Mele Agrumi
ACIDO ASCORBICO (VIT.C)	Peperoni Pomodori Kiwi Ciliegia Agrumi Acerola Rosa canina

ANTIOSSIDANTE	ALIMENTO RICCO DI ANTIOSSIDANTE
LUTEINA	Spinaci Broccoli Cavoli Zucca Piselli Bieta Radicchio rosso Basilico Lattuga Porri
FILLOCHINONE (VIT. K)	Salvia Verza Spinaci Broccoli Cavoli Cime di rapa Soia Ceci Piselli Tè verde Uova
VITAMINA D	Salmone Aringhe Latte Uova Fegato Verdure verdi
ISOTIOCIANATO	Wasabi Senape Rafano
NIACINA (VIT. B3)	Crusca di frumento Fegato Salmone Tonno Fesa di tacchino Coniglio

L'acqua e l'invecchiamento della pelle

L'acqua combatte davvero le rughe? Quanta acqua dobbiamo bere? Queste e tante altre sono le domande che spesso i pazienti ci rivolgono quando chiedono consiglio per la corretta strategia *anti-aging*.

L'acqua è l'elemento essenziale della vita, e fin qui nessuna obiezione; ma realmente bere può aiutare a preservare la nostra pelle dall'invecchiamento? Vale a dire, più si beve e meno la cute invecchia? I famosi otto bicchieri di acqua al giorno sono realmente una strategia antirughe? In realtà non ci sono prove sperimentali per raccomandarli, ma è senz'altro dimostrato che la giusta quantità di acqua nei tessuti cutanei può consentire un corretto funzionamento della vitalità cellulare.

Trattenere l'acqua nei punti chiave per il ciclo cellulare è la chiave di volta, anche perché sicuramente l'invecchiamento della pelle va di pari passo con l'accentuazione della sua secchezza. Ma come si fa a trattenere la quantità giusta di acqua?

La risposta a questa domanda non dipende direttamente né solamente dalla quantità di acqua assunta durante il giorno, perché l'acqua all'interno delle cellule non è solo funzione di quella ingerita direttamente, ma l'organismo la estrae costantemente anche dagli alimenti. Se nemmeno il clinico medico più esperto può quantificare la quantità di acqua necessaria, è però vero che un'alimentazione ben calibrata, una buona attività fisica, un giusto ed equilibrato apporto di liquidi da tutti gli alimenti possono sicuramente aiutare a mantenere costante il rapporto di acqua tra interno ed esterno della cellula. C'è spesso del vero nella tradizione popolare; e, come al solito, la verità non è mai solo da una parte: l'importante è non pensare mai che la medicina sia una scienza esatta.

E questa, a pensarci bene, è la nostra fortuna.

AVVERTENZA PER LE RICETTE

Di ogni ricetta viene indicato:

- il grado di difficoltà di esecuzione, espresso da 1 a 3, da meno a più difficile;
- il potere antiossidante, calcolato a persona, espresso in unità Orac, e il valore Orac dei soli ingredienti vegetali, calcolato a porzione. Laddove l'ingrediente non è indicato in tabella, non ha valore Orac o tale valore non è significativo: ci sono infatti ingredienti con potere antiossidante che non hanno valore Orac standardizzato; altre volte le spezie, pur con elevato valore Orac, sono utilizzate in quantità talmente basse che il loro valore Orac non è calcolato;
- l'ordine di portata (antipasto, primo o secondo piatto, contorno) suggerito: molte ricette, però, possono essere servite anche in un momento diverso del pasto o come piatto unico.

Le ricette

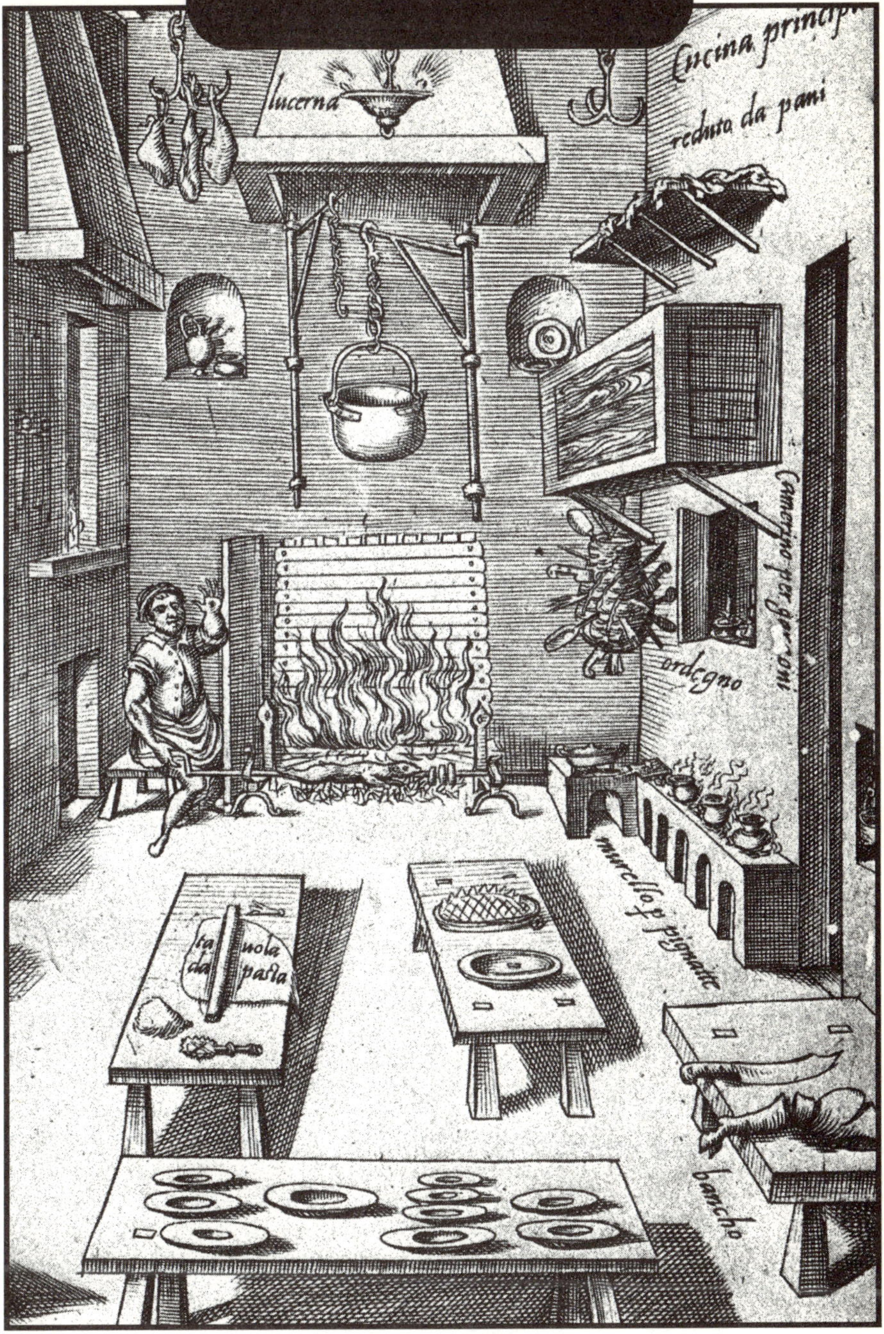

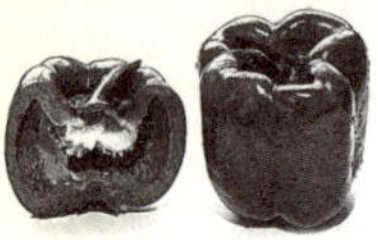

CREMA DI PEPERONI CON PANE INTEGRALE A DADINI

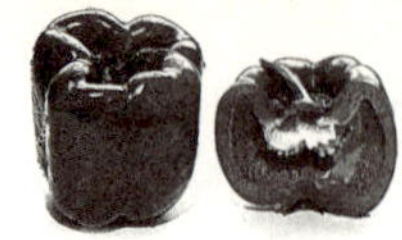

RIPASSATO IN PADELLA CON AGLIO, OLIO E PEPERONCINO

TEMPO DI PREPARAZIONE: 15 MINUTI - TEMPO DI COTTURA: 20 MINUTI

GRADO DI DIFFICOLTÀ:

INGREDIENTI PER 4 PERSONE

• 2 peperoni rossi
• 1 cipolla • 2 spicchi di aglio
• 4 pomodori maturi
• 4 fette di pane raffermo • peperoncino (fresco o secco)
• olio extravergine di oliva • sale

• Tagliare i peperoni a pezzettoni grossolani. Far rosolare a fuoco dolce una cipolla ridotta a listarelle sottili, senza farla bruciare. Aggiungere i pomodori tagliati a spicchi, salare e far ritirare il tutto per 5 minuti circa.
• Aggiungere i peperoni, coprire e lasciar cuocere a fuoco lento per 20 minuti circa. Mescolare ogni tanto, facendo attenzione a non far attaccare gli ingredienti al fondo. Se necessario aggiungere dell'acqua calda.
• Nel frattempo tagliare a dadini il pane raffermo. Scaldare un po' di olio extravergine con l'aglio e il peperoncino e far rosolare a fuoco vivace i pezzetti di pane fino a tostarli. Tenerli in caldo nella pentola.
• Passare col passaverdura i peperoni e i pomodori fino a ottenere una crema densa. Aggiustare di sale.
• Distribuire i dadini di pane in quattro terrine e versarvi sopra la crema di peperoni.
• Completare con un filo di olio extravergine a crudo.

Potere antiossidante:
2233-2433 unità ORAC

L'ingrediente da segnalare

IL PEPERONCINO

Il peperoncino (*Capsicum annuum*) è stato importato in Europa da Cristoforo Colombo al ritorno dal secondo viaggio nelle Americhe (1493).

Gli italiani sono grandi consumatori di peperoncino, al punto che esiste anche un'Accademia che ne studia le varietà. Si può ipotizzare che la caratteristica sensazione di "piccante", indotta dalla capsaicina, stimoli il cervello a produrre endorfine, un oppiaceo naturale in grado di agire da analgesico e produrre una relativa sensazione di benessere.

I benefici per la pelle

Nella forma essiccata, la concentrazione di capsaicina aumenta, così come la piccantezza.

Ed è proprio la capsaicina il principio attivo da cui dipendono le tante proprietà benefiche del peperoncino: il potente effetto sul microcircolo cutaneo e la sua azione vasodilatatrice possono rendere più elastici i capillari sanguigni e assicurare bellezza alla pelle delle mani, anche in età avanzata; per questa sua proprietà, viene impiegata anche nelle formulazioni topiche contro i geloni.

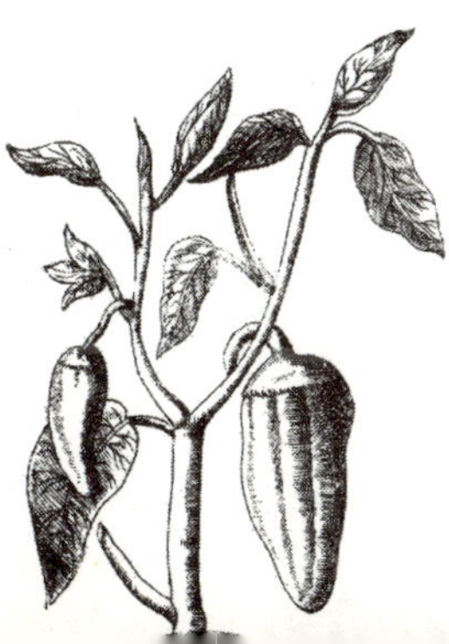

UN PIZZICO DI

AGLIO

L'aglio (*Allium sativum*) proviene dall'Asia centrale; già nell'antico Egitto era considerato un alimento dalle proprietà terapeutiche, in grado di migliorare la resistenza e la forza degli schiavi che costruivano le piramidi.

I benefici per la pelle

Come il peperoncino, anche l'aglio ha effetti positivi sul sistema circolatorio e, grazie all'allicina, anche un buon potere antiossidante.

La ricetta qui proposta è particolarmente indicata alla fine dell'inverno, quando la nostra cute impegna al massimo l'apparato circolatorio e appare asfittica e giallastra: peperoncino e aglio costituiscono una sferzata di vitalità che può contribuire a togliere qualche segno dal volto.

Ingredienti	Quantità indiv.	unità ORAC
Peperoni rossi	150 g	1232
Aglio	2 g	114
Peperoncino	1 g	197
Pomodori maturi	100 g	387
Cipolla bianca	40 g	366
Olio extravergine di oliva	1 cucchiaio (10 g)	37

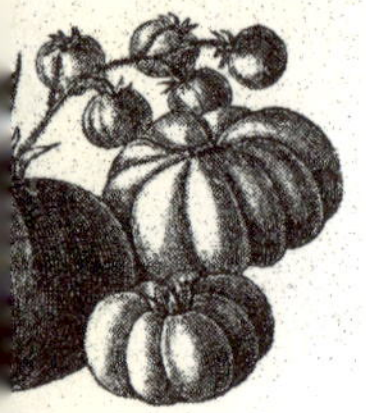

CREMA DI POMODORI CON CIPOLLA (O AGLIO) E BASILICO

E DADINI DI TOFU AFFUMICATO

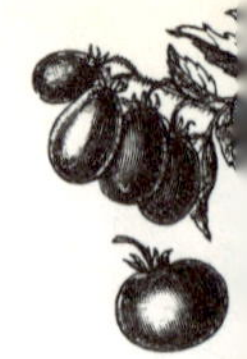

TEMPO DI PREPARAZIONE: 15 MINUTI - TEMPO DI COTTURA: 30 MINUTI
GRADO DI DIFFICOLTÀ: • INGREDIENTI PER 4 PERSONE

16 pomodori maturi ma belli sodi
(varietà: Datterini di media grandezza o San Marzano)
• 1 cipolla o 2 spicchi di aglio • olio extravergine di oliva
• peperoncino (fresco o secco) • basilico fresco abbondante • sale
• 200 g di tofu affumicato (oppure formaggi caprino, primo sale, feta)

- Scottare in acqua bollente i pomodori, spellarli e tagliarli a pezzettoni. Far rosolare la cipolla (o l'aglio, a seconda del gusto preferito) con il peperoncino, aggiungere i pomodori e una puntina di zucchero, per contrastarne l'acidità; salare.
- Far cuocere il sugo per 30 minuti circa a fuoco dolce, rimestando ogni tanto e facendo attenzione che non si attacchi al fondo.
- Nel frattempo tagliare a dadini il formaggio scelto, tenendo presente che: il tofu ha un sapore più particolare e meno di "formaggio"; il caprino e il primo sale vanno scolati bene dal loro siero residuo (meglio farlo prima); la feta deve essere bella fredda perché i dadini vengano integri. È possibile anche combinare insieme i vari formaggi, ovviamente mantenendo il peso totale di 200 g.
- Rimuovere l'aglio (se lo si è scelto) dal sugo, aspettare che si raffreddi un po' e passare il tutto con il passaverdura insieme al basilico fresco. Aver lasciato raffreddare il sugo permette al basilico di non "cuocersi" con il calore di quello, e di conservare pertanto intatte le sue proprietà e il suo meraviglioso profumo. Tenerne da parte qualche foglia intera.
- Versare la crema in coppette e aggiungere i dadini di formaggio a galleggiare. Guarnire con un filo d'olio extravergine di oliva a crudo e con le foglie di basilico intere.

Potere antiossidante:
1551-1751 unità ORAC

L'ingrediente da segnalare

IL TOFU

Il tofu è un alimento diffuso in quasi tutto l'estremo Oriente, che si ricava dalla cagliatura del latte di soia e dalla sua successiva pressatura.

Il tofu ha avuto grande diffusione grazie al buddhismo, che lo riteneva importante come sorgente di proteine per la dieta vegetariana.

Il suo alto valore proteico, paragonabile a quello della carne o dell'uovo, ma di migliore qualità, è caratterizzato da proteine vegetali e da dieci amminoacidi essenziali tra cui: lisina, metionina e cistina.

Il tofu è ricco di minerali, in special modo di potassio, ferro e fosforo.

È anche un alimento ipocalorico (100 g apportano dalle 70 alle 130 kcal) e contiene pochi grassi, prevalentemente non saturi.

Recenti studi hanno dimostrato che, grazie al suo alto contenuto in lecitina, nota soprattutto per essere "grande amica della memoria", il tofu è l'alimento ideale per una dieta che miri alla riduzione del colesterolo e della pressione arteriosa.

I benefici per la pelle

Le importanti quantità di calcio contenute nel tofu (20% in più rispetto al latte vaccino) insieme alla sua ricchezza in isoflavoni, sostanze simili agli estrogeni, lo rendono un alimento particolarmente importante nell'alimentazione della donna in menopausa, per contrastarne gli effetti sulla pelle dalla disidratazione e riduzione di elasticità fino alla comparsa di discromie, ossia di macchie scure, nelle zone esposte al sole.

Ugualmente, anche gli annessi cutanei, ossia le unghie e i capelli, che a 50 anni non hanno più la forza di una volta, possono trarre benefici importanti dalla ricetta qui proposta: l'alta percentuale di cistina e l'alto valore proteico, difatti, possono assicurarci "in un sol boccone" unghie dure e resistenti e capelli voluminosi e seducenti come li avevamo quando eravamo giovani.

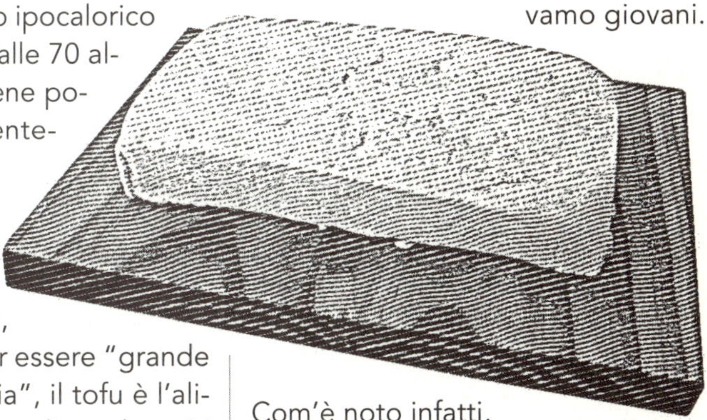

Com'è noto infatti, unghie e capelli sono costituiti prevalentemente da una proteina (la cheratina), il cui quantitativo e la cui struttura conferiscono sia resistenza alle unghie sia dimensione al fusto del capello.

Questa proteina è composta da un amminoacido (appunto la cistina),

la cui quantità diventa per essa fondamentale.
Garantire all'organismo un giusto apporto di cistina significa rinforzare la cheratina di unghie e capelli, e di conseguenza dare salute agli annessi, tanto importanti per l'aspetto esteriore sia negli uomini sia nelle donne: unghie fragili e macchiate da carenza di minerali, così come una capigliatura rada, sono un sintomo chiaro dell'età che avanza.
Preserviamoli allora finché possiamo!

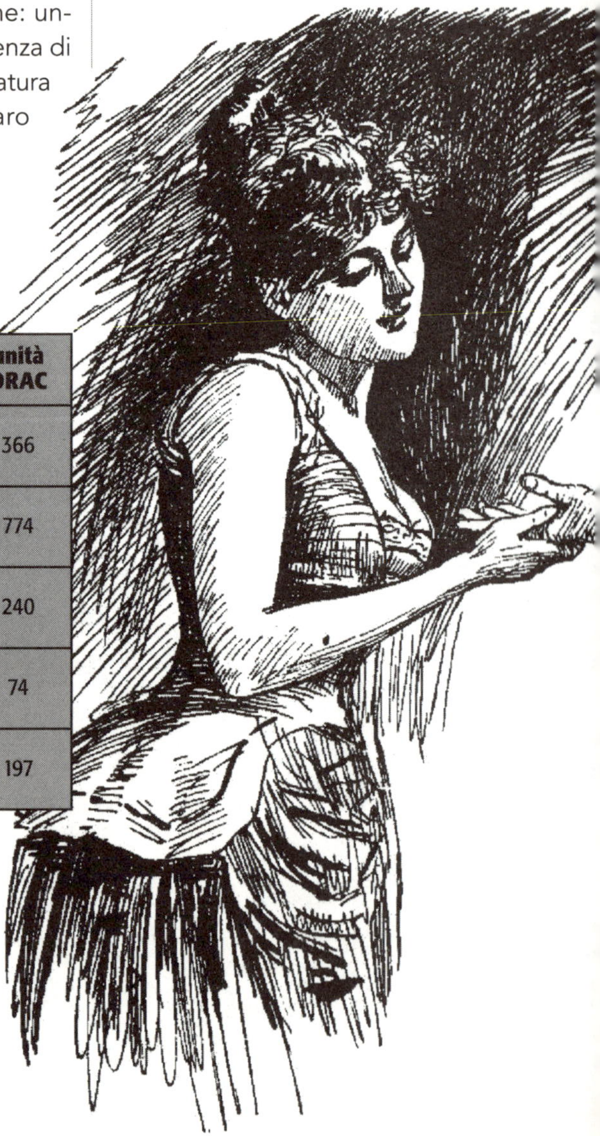

Ingredienti	Quantità indiv.	unità ORAC
Cipolla bianca	40 g	366
Pomodori maturi	200 g	774
Basilico fresco	5 g	240
Olio extravergine di oliva	2 cucchiai (20 g)	74
Peperoncino	1 g	197

E se mangiassimo solo antipasti?

Non sarebbe un'avventura. E neppure una splendida illusione. Se davvero la moda dell'happy hour finisse per suggerirci una semplice, ma fondamentale legge di buona alimentazione?

Mi rendo conto di aver posto domande troppo vaghe, e non sempre la somma di più punti interrogativi aumenta la curiosità. È quindi giunto il momento di spiegarmi un po' meglio. Diciamo che ho osservato con una certa indifferenza, in questi anni, il trasformarsi del momento dell'aperitivo in qualcosa di molto più impegnativo, sia per la durata che per il costo.
Se un tempo l'accento cadeva sul "cosa bere", e i tradizionali salatini, olive, noccioline erano una specie di piccolo benefit, un accompagnamento di cortesia, oggi quando si parla di aperitivo la nostra mente corre a lunghe tavole imbandite, a giochi di luci soffuse, scelte musicali impegnative, camerieri che celebrano il rito come ministri di un culto ipermoderno.
L'aperitivo è prima di tutto una sfilata di cibi e anche il giudizio che se ne dà ("in quel locale fanno un buon aperitivo") riguarda la scenografia, l'atmosfera, le portate, le porzioni, le invenzioni culinarie e le sorprese, e solo in un secondo tempo (quando c'è) la qualità della proposta di aperitivi inediti o sapientemente realizzati. Per molti giovani (ma non solo) l'aperitivo da preliminare della cena che era ne è diventato un vero e proprio sostituto. L'happy hour ha glamour (l'uso di tante parole straniere è volutamente un po' ironico).
L'aperitivo era un modo di consumare un'attesa. Nel tempo in cui l'attesa sembra essere una parola proibita, l'aperitivo non prelude più alla cena, ma, anticipandola, la rende in fondo inopportuna, superflua, addirittura improponibile. Ma proprio qui c'è il lato positivo, che estrapolerei dal contesto in cui nasce e trasformerei in una buona e semplicissima regola alimentare.
I migliori locali propongono tra gli "assaggi" gustosissimi primi, originali secondi di carne e pesce in microporzioni; ricordo deliziose melanzane alla parmigiana e ottimi piatti di pesce. Ecco, le miniporzioni potrebbero essere un'ottima indicazione per tutti noi: un pasto di microporzioni è una piccola festa del gusto, che non compromette la linea e l'equilibrio del nostro corpo (che si riflette immediatamente sulla nostra pelle, sentinella del nostro star bene).

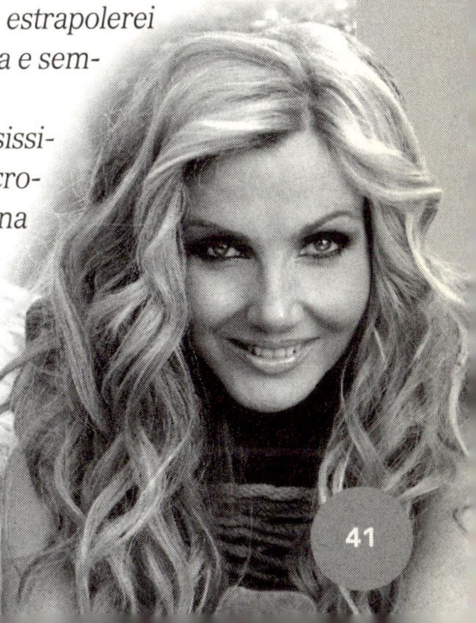

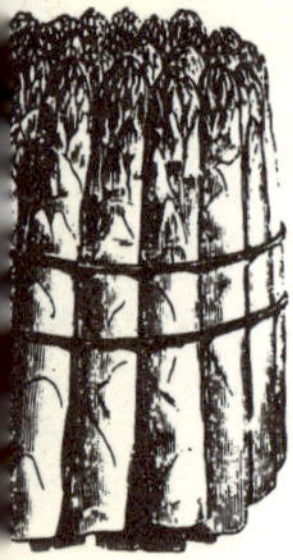

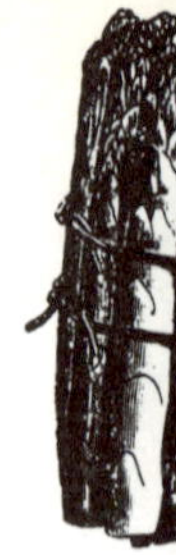

FRITTATINA DI UOVA DI QUAGLIA

CON ASPARAGI E MAGGIORANA

TEMPO DI PREPARAZIONE: 10 MINUTI - TEMPO DI COTTURA: 15 MINUTI

GRADO DI DIFFICOLTÀ: • INGREDIENTI PER 4 PERSONE

16 uova di quaglia
• 400 g di asparagi
(o un'altra verdura tenera a foglie verdi
oppure a piacere tra spinaci, zucchine e fiori di zucca)
• 2 cucchiai di Parmigiano Reggiano grattugiato
• 1 cipollina • una manciata di foglie di maggiorana
• olio extravergine di oliva • pepe • sale

• Scottare per qualche minuto in pochissima acqua bollente la verdura dopo averla ridotta a pezzetti (si possono anche combinare insieme più verdure, mantenendo invariato il peso totale). Far rosolare la cipolla tagliata a dadini in poco olio extravergine di oliva. Aggiungere la verdura e rosolare bene. Salare e pepare.
• Far cuocere per 5/7 minuti (a seconda che siano presenti o meno le zucchine, che cuociono prima degli asparagi); in ogni caso, le verdure non vanno stracotte perché continueranno a cuocere con le uova.
• Sbattere sommariamente in una terrina le uova di quaglia con il Parmigiano, un pizzico di sale e di pepe e una manciata abbondante di maggiorana. Aggiungere un cucchiaio di acqua (rende più soffice la frittata).
• Amalgamare le verdure alle uova e nel frattempo scaldare una padella piccola, unta d'olio extravergine d'oliva (versare un filo d'olio nella padella e stenderlo con un foglio di carta da cucina: la padella sarà unta uniformemente e l'eccesso di olio eliminato). La scelta della padella piccola è importante: la frittata verrà alta e morbida.
• Perché la frittata riesca, deve cuocere lentamente: rimestare continuamente fino a quando non si forma la crosticina da un lato; quindi, con l'aiuto di un piatto o di un coperchio, rivoltarla e farla cuocere anche sull'altro lato.

Potere antiossidante: 3130-3330 unità ORAC

- Lasciar raffreddare e tagliare a dadini. Guarnire con foglioline di maggiorana fresca e servire.

Le uova di quaglia sono molto più leggere e delicate delle uova di gallina, pur mantenendo un alto contenuto nutritivo. Si trovano facilmente nei supermercati, insieme alle altre uova.

L'ingrediente da segnalare

L'UOVO DI QUAGLIA

L'uovo di quaglia si può usare come quello di gallina, ma è più leggero, di sapore più delicato e meno ricco di colesterolo.
Una sua proprietà molto importante è infatti quella di contenere colesterolo HDL, cosiddetto "buono", e non contenere il colesterolo "cattivo" LDL. Rispetto all'uovo di gallina, l'uovo di quaglia ha anche proprietà nutrizionali maggiori in termini di proteine e vitamine.

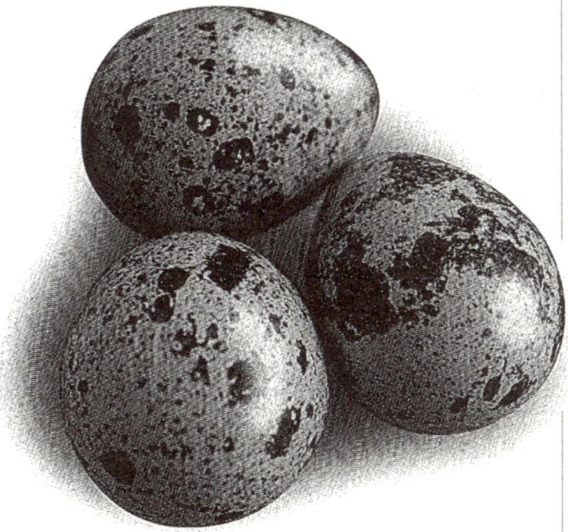

I benefici per la pelle

La pelle è uno degli organi che più necessita di vitamine del gruppo B, perché ne richiede grandi quantità per mantenere l'omeostasi (l'equilibrio) dei meccanismi di proliferazione e differenziazione cellulare.
In particolare la pelle del volto, delle mani e delle gambe è cronicamente esposta ai raggi solari, e per contrastarne i danni si serve anche di queste preziose vitamine: possiamo dire che, in un certo senso, il sole demolisce l'impalcatura, mentre le vitamine del gruppo B ci aiutano a sistemare nuovi mattoni.
È infatti stato dimostrato, in esperimenti *in vitro*, che una quantità non sufficiente di tali nutrienti porta a un blocco del normale *turn-over* dei cheratinociti (le cellule dell'epidermide), con conseguente invecchiamento cellulare precoce – che si traduce in: cute ispessita, secca, con macchie scure – che può diventare anche l'anticamera dei tumori indotti da esposizioni solari selvagge (basaliomi e spinaliomi).
La biotina, poi, come tutte le vitamine del gruppo B, può entrare nella rigenerazione di cute e capelli, dando loro tono e contrastandone la fragilità.

Grazie al suo alto valore proteico, l'uovo di quaglia, con i suoi 140 microgrammi di vitamina B1, diventa perciò un "caricabatteria" importante: è noto infatti che la pelle è il primo organo a soffrire negli stati di denutrizione, e quindi di carenza anche di vitamine di questo tipo, palesando secchezza e desquamazione.

In definitiva, la credenza popolare che da sempre attribuisce all'uovo grandi proprietà energetiche trova particolare riscontro nell'uovo di quaglia che, avendo in sé anche i grassi buoni, può essere utilizzato per i suoi effetti antietà senza troppi timori.

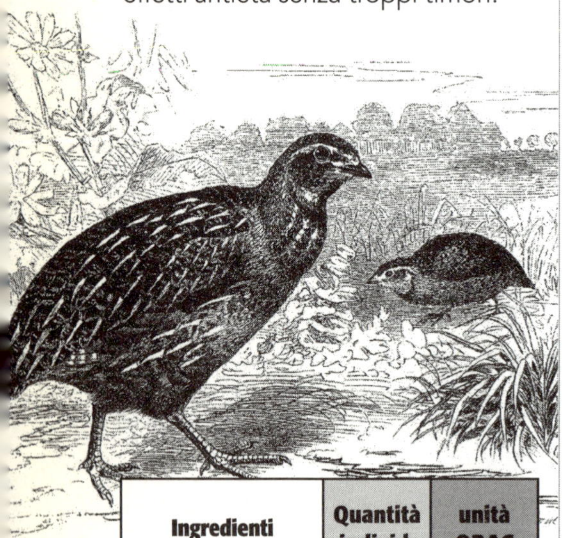

Ingredienti	Quantità individ.	unità ORAC
Asparagi	100 g	2252
Cipollina	15 g	138
Olio extravergine di oliva	1 cucchiaio (10) g	21
Maggiorana fresca	3 g	819

UN PIZZICO DI MAGGIORANA

La maggiorana (*Origanum majorana*), originaria dell'Africa nord-orientale, somiglia molto all'origano, ma ha un profumo più delicato; per le sue sommità fiorite è una delle erbe aromatiche più utilizzate in Europa.

Utile come calmante negli stati d'ansia, grazie alle sue qualità sedative favorisce anche la secrezione dei succhi gastrici, aiuta la digestione e attenua le contrazioni intestinali dolorose legate a fermentazioni.

I benefici per la pelle

Numerosi sono stati nel tempo gli impieghi cosmetici dell'olio a base di maggiorana, dall'attività decongestionante a quella tonificante, ma è l'alto contenuto in polifenoli a donare un tocco di gioventù alla nostra pelle attraverso piatti insaporiti con questa spezia.

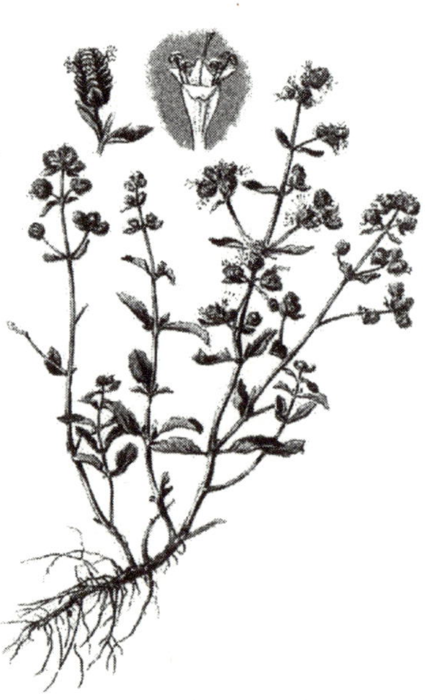

Cinque: il numero perfetto

No, non mi sono sbagliata: a tavola il numero perfetto non è il tre ma il cinque.

*Cinque devono essere i pasti quotidiani. L'ho provato sulla mia pelle.
Per molti anni ho pensato che fosse importante rispettare i pasti tradizionali: una buona colazione, il pranzo e la cena. Qualche anno fa, quando ho iniziato ad avere piccoli problemi di peso (per via del metabolismo rallentato a causa di un'operazione alla tiroide), ho ridotto il numero di calorie per ogni pasto.
Risultato: non riuscivo più a dimagrire, senza comprenderne il motivo.
Dentro di me non volevo accettare la possibilità che forse, dopo i quaranta anni, non avrei più potuto inseguire (e ritrovare) la linea degli anni passati.
Così ho chiesto aiuto a un medico dell'alimentazione. Per prima cosa mi ha misurato il metabolismo basale (un dato che stabilisce il personale consumo calorico quotidiano a riposo): era bassissimo. Il mio corpo era andato "in protezione", ovvero erano così poche le calorie che immettevo che lui le immagazzinava. Era come se improvvisamente ci fosse stata una carestia; tutta la riserva di grassi che c'era non veniva assolutamente intaccata. Risultato: non perdevo neanche un etto. Qual era a quel punto l'unica soluzione?
Mangiare cinque volte al giorno: oltre ai tre pasti principali avrei dovuto fare anche due spuntini, a metà mattina e a metà pomeriggio.
All'inizio non volevo crederci. Avevo paura di ingrassare, anziché dimagrire... Poi, con un pizzico di timore, ho cominciato a mettere in pratica questa nuova regola.
Naturalmente gli spuntini si chiamano così perché basta un frutto, un cappuccino, un pacchetto di cracker...
Sembrano niente, ma sono importanti perché tolgono lo stimolo della fame nei momenti più critici e ti permettono di arrivare ai pasti principali con meno appetito.
Sorpresa: nell'arco di pochi giorni ho ricominciato a perdere peso come prima.
Ed è stato bellissimo scoprire che il problema non era legato all'età né alla mancanza della tiroide, ma semplicemente a un mio banalissimo errore alimentare.
Oggi, nella mia borsa, non mancano mai le barrette ipocaloriche per le piccole pause, piacevoli e salutari.*

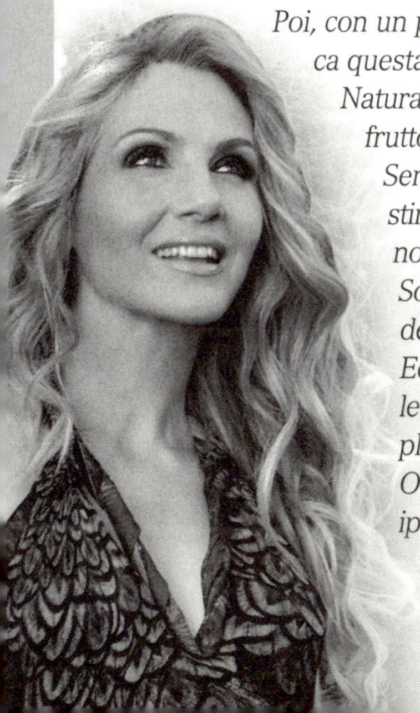

TABULÈ DI BULGUR

CON POMODORINI, CIPOLLA ROSSA DI TROPEA E MENTA FRESCA

TEMPO DI PREPARAZIONE: 15 MINUTI + 1 ORA DI RAFFREDDAMENTO
TEMPO DI COTTURA: 25 MINUTI
GRADO DI DIFFICOLTÀ:
INGREDIENTI PER 4 PERSONE

200 g di bulgur
• 16 pomodorini (varietà Pachino, Datterino, Piccadilly) metà maturi e metà acerbi
• 1 cipolla rossa di Tropea • 1 limone • 1 lime
• 2 cucchiai di aceto di vino rosso • un mazzetto di menta fresca
• olio extravergine di oliva • sale • pepe

PER IL BRODO VEGETALE: 1 carota • 1 gambo di sedano • 1 cipolla bianca • 1 ciuffo di prezzemolo • 1 bicchiere di vino bianco

• Mettere a bollire in acqua fredda la carota, il sedano, una cipolla di Tropea, il prezzemolo e il vino bianco per 15 minuti circa, quindi togliere le verdure dal brodo, salarlo e cuocervi il bulgur per 10 minuti. Scolarlo e metterlo a raffreddare in una terrina, sgranandolo con la forchetta.
• Tagliare a dadini la cipolla bianca e i pomodorini, aggiungere la menta tagliata a listarelle (conservare qualche foglia intera per guarnire), il succo di mezzo lime e di mezzo limone, l'aceto, sale, pepe e olio extravergine di oliva.
• Condire il bulgur con le verdure nella sua terrina, quindi spianarlo in un piatto basso da portata, guarnendolo con fettine del mezzo limone e del mezzo lime avanzati, alternate a foglioline di menta.
• Far raffreddare in frigo per un'ora circa prima di servire, aggiustando di olio e sale.

Il tabulè può essere fatto anche con cous cous di media grandezza. Rispetto alla semola, il bulgur "gonfia" meno e assorbe minor condimento.

Potere antiossidante:
3944-4144 unità ORAC

L'ingrediente da segnalare
IL BULGUR

Il bulgur (*Triticum aestivum*) è un alimento originario del Nord Africa. È un frumento integrale lavorato in maniera particolare: i suoi chicchi, cotti al vapore, sono prima lasciati essiccare e poi macinati e ridotti in pezzetti di varie dimensioni; ha perciò le medesime qualità nutrizionali del frumento, con elevato contenuto di amido e carboidrati e vitamine del complesso B e A, potassio e magnesio.

I benefici per la pelle

Perché il bulgur potrebbe rivelarsi importante per combattere le rughe?
Perché con il suo alto potere energetico, dovuto all'amido e ai carboidrati, assicura alle cellule della pelle una grande vitalità e quindi la capacità di espellere le tossine. E una pelle purificata reagisce meglio alle offese dell'età. È molto indicato soprattutto in estate, quando le alte temperature stressano la nostra pelle: è un alimento che, garantendoci energia, può aiutare il nostro sistema di termoregolazione cutanea.

Ingredienti	Quantità indiv.	unità ORAC
Bulgur	50 g	710
Pomodorini	80 g	310
Cipolle rosse	25 g	380
Succo di limone	5 g	60
Succo di lime	3 g	16
Olio extravergine di oliva	1 cucchiaio 10 g	37
Aceto di vino rosso	4 g	36
Menta fresca	3 g	419
Carota	10 g	70
Sedano	30 g	55
Cipolla bianca	40 g	360
Prezzemolo	2 g	1473
Vino bianco	30 g	118

UN PIZZICO DI
MENTA

La menta appartiene alla famiglia delle Lamiaceae ed è presente in tutto il nostro continente. Le specie più diffuse sono la *Menta piperita* e la *Menta aquatica*, spontanee in tutta Italia; la *Menta arvensis*, caratteristica della Toscana, la *Mentha pulegium* e la cosiddetta Mentuccia (*Calamintha nepeta*).

I benefici per la pelle

L'uso della menta per la nostra pelle ci ricorda le preparazioni topiche (locali) a base di mentolo, dalle ottime proprietà antipruriginose contro le punture degli insetti, nonché per decongestionare stomatiti e afte, ma sono state messe a punto anche maschere al mentolo con effetto purificante e decongestionante per aiutare la bellezza della pelle. È perciò particolarmente indicata in estate, quando l'esposizione al sole può accelerare i processi di invecchiamento.
Un piatto contenente ben due principi purificanti assicura una discreta luminosità alla pelle!

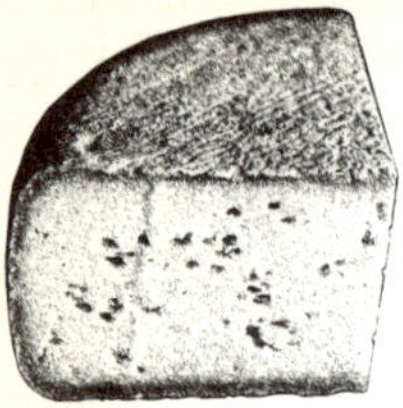

TARTARE DI SEDANO, CAPRINO E POMODORINI

CON ORIGANO E PEPERONCINO

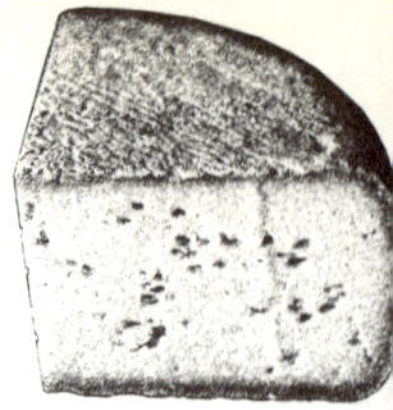

TEMPO DI PREPARAZIONE: 15 MINUTI

GRADO DI DIFFICOLTÀ:

INGREDIENTI PER 4 PERSONE

1 sedano bianco
• 4 caprini
• 12 pomodorini (varietà Pachino, Datterino, o Piccadilly) maturi ma ben sodi
• 1 cucchiaio di origano secco
• 1-2 peperoncini freschi
• olio extravergine di oliva • sale

• Tagliare a dadini più o meno uguali il sedano, i pomodori e 3 caprini ben scolati dal loro siero. Condire con sale, olio e peperoncino.

• A parte, mantecare con la forchetta il quarto caprino con l'olio fino a ottenere una crema di media consistenza.

• Aggiungere la crema alla tartare e amalgamare delicatamente, facendo attenzione a non rovinare i dadini dei componenti. Regolare di olio e sale se necessario.

• Questa tartare è molto bella servita su un letto di foglie di insalata belga disposte a raggiera, composta al centro in forma di piramide.

Il peperoncino fresco ormai si trova tutto l'anno, sia nei supermercati sia nei mercati rionali.
La presenza nel nostro Paese di etnie che ne fanno tradizionalmente largo uso permette di poterlo reperire sempre, e di diversa provenienza. Il nostro peperoncino, il tipo calabrese per l'esattezza, è forse il più buono tra tutti: piccante e profumato al punto giusto.
Fresco ha un profumo e una fragranza molto diversi da quello secco.

Potere antiossidante:
2302-2502 unità ORAC

L'ingrediente da segnalare
IL SEDANO

Il sedano è un ortaggio di ampio utilizzo e dal tipico odore e sapore aromatico, dovuto a una sostanza denominata sedanina. Citato come pianta medicinale anche nell'*Odissea*, se ne utilizza il succo per ridurre la pressione arteriosa.

Il consumo in pinzimonio ci consente di godere appieno dei suoi preziosi principi nutritivi: è ricco di vitamine, come i carotenoidi, nonché di altre sostanze ad azione antiossidante come ad esempio la quercetina.

I benefici per la pelle

Una ricetta formulata come quella qui proposta è una grande riserva di antiossidanti.

Dare della quercetina alle cellule cutanee significa assicurare loro l'aiuto di un potente spazzino dei radicali liberi, perché la quercetina è un flavonoide antiossidante naturale di grande potenza, tanto da essere capace di riformare la vitamina E dopo che questa è stata trasformata in un radicale libero, il tocoferil-radicale: una sorta di ricostruzione proprio dove la degenerazione ossidativa sta attivando il processo di invecchiamento.

Le doti della quercetina come antiossidante si concentrano nella sua capacità di chelare (catturare) gli ioni metallici, che favoriscono i processi ossidativi e quindi l'invecchiamento cutaneo.

La quercetina, che è stata anche individuata come molecola capace di prevenire la leucemia grazie alle sue capacità di inibire la trasformazione cellulare, ha infatti un ruolo cruciale nella morte programmata della cellula, perché ne assicura il "normale" ricambio.

Creare una sorta di semaforo rosso per questo processo significa guadagnare un po' di tempo.

Ingredienti	Quantità indiv.	unità ORAC
Sedano	150 g	275
Pomodori	60 g	140
Peperoncino	1 g	197
Origano essiccato	1 g	1753
Olio extravergine di oliva	1 cucchiaio (10 g)	37

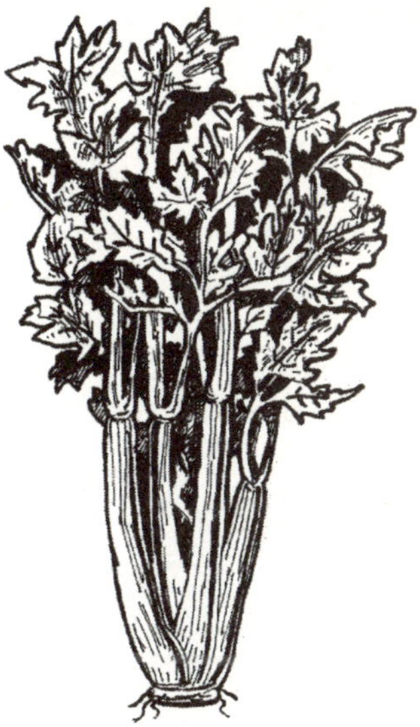

La bambina che sembrava spezzarsi

Sono l'ultima di tre figli. Ho una sorella e un fratello più grandi. Siamo sempre stati molto uniti, e il legame si è fatto ancora più forte da quando i miei genitori sono scivolati via dalla nostra vita.

Ho molti ricordi di noi tre con la mamma (mio padre ha lasciato la famiglia quando ero ancora piccola) intorno alla tavola, all'ora di cena.
In quei momenti, non sapevo quanto li avrei rimpianti.
Da bambina avevo un fisico davvero esile, minuto. Mia madre aveva sempre paura che mi "spezzassi", tanto ero gracile. Anche per questo – oltre che per una questione di educazione – pretendeva che non lasciassi nulla nel piatto. Mangiavo tutto, alla fine, ma solo per ubbidienza. C'era un solo piatto che non richiedeva imposizioni: pollo e patatine. L'ho così amato che gli dedicherò un capitolo a parte.
Il fatto è che io non avevo molto appetito. Consideravo il mangiare una vera perdita di tempo; che rubava tempo al gioco. Invece dovevo restare a tavola e mangiare tutto prima di alzarmi...
E di tempo ne consumavo tanto perché ero lentissima. A volte mi sembrava che il cibo ricrescesse nel piatto. Era una disperazione! Così rischiavo di essere sempre l'ultima a lasciare la tavola.
Per fortuna, a un certo punto ho cominciato a contare su di un alleato: mio fratello. Lui era l'esatto mio opposto. Era sempre il primo a finire la sua porzione. In pieno sviluppo adolescenziale, aveva la fame di Arlecchino: le porzioni che si trovava nel piatto erano solo un antipasto per lui e i nostri interessi si sono incastrati perfettamente. Vedendomi un po' titubante, mi dava un piccolo aiuto. Senza farsi vedere da mia madre, andava all'attacco. Ed era capace di finire il mio piatto in un battibaleno. Chiaramente all'inizio mia madre si accorgeva dell'accaduto e non gli risparmiava rimproveri.
Poi Roberto cominciò a farsi furbo: mi faceva mangiare per un po'... poi terminava l'operazione, secondo i nostri taciti accordi. Sapeva che in alcuni casi non doveva azzardarsi, come quando c'era il fiordilatte, uno dei miei formaggi preferiti, oppure la pasta burro e Parmigiano.

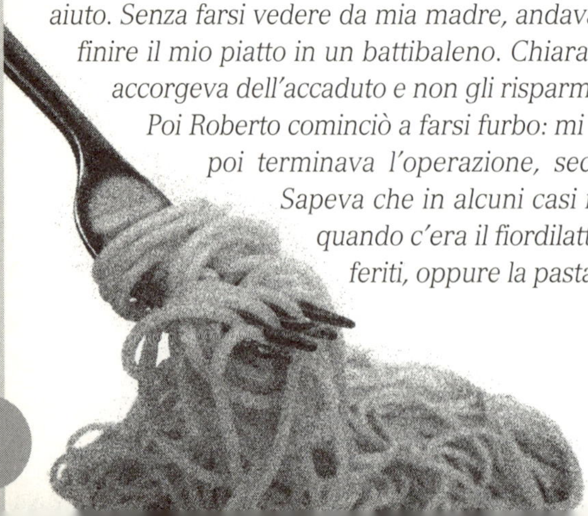

Erano questi i nostri piccoli segreti. Di cui mia madre credo fosse complice non dichiarata.
Infatti, pensandoci bene, mi sembra impossibile che non sapesse.
Le mamme sanno sempre tutto, ma a volte fanno finta di niente e, magari, ridono "sotto i baffi" per non perdere la loro autorevolezza.
Sono cresciuta benissimo, anche mangiando poco e solo poche cose.
E capita spesso tra noi fratelli di sorridere insieme nel ricordare questo episodio della nostra infanzia.
Oggi ritrovo in mio figlio Giovanni la stessa foga e lo stesso piacere di Roberto per il cibo.
Con la differenza che per lui preparo anche duecentocinquanta grammi in più di pasta per il bis, senza che debba dipendere da accordi più o meno segreti con i suoi fratelli...

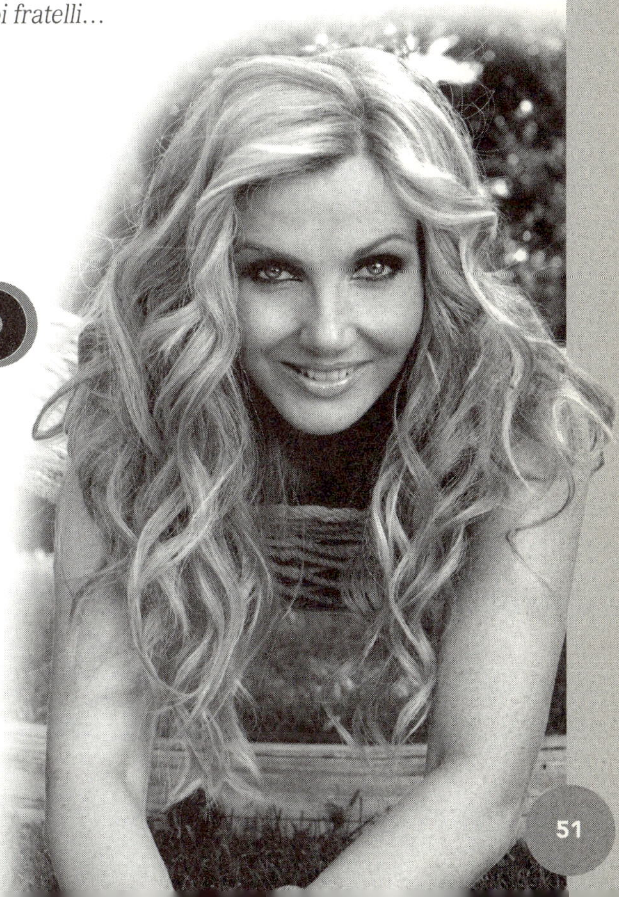

MUSICA CONSIGLIATA

Somethin' stupid
Robbie Williams e Nicole Kidman

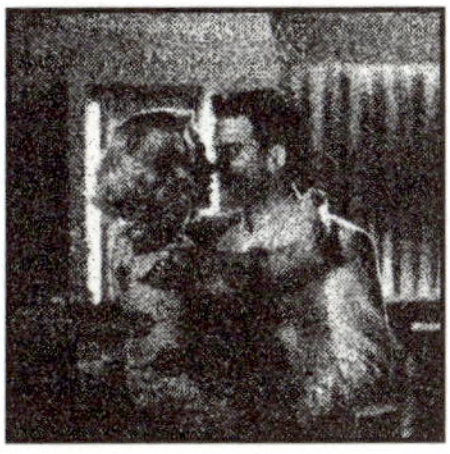

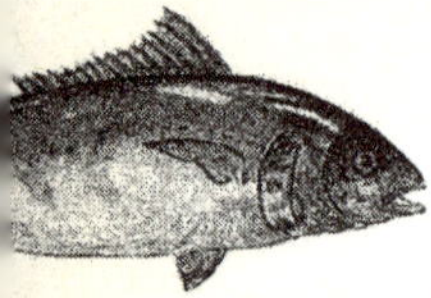

Tartare di tonno fresco, avocado e pomodorini

CON CORIANDOLO E CIPOLLA ROSSA DI TROPEA

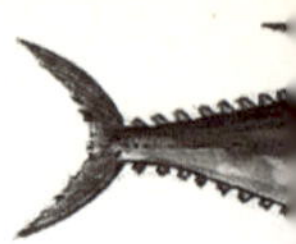

TEMPO DI PREPARAZIONE: 20 MINUTI + 1 ORA DI MARINATURA
GRADO DI DIFFICOLTÀ: • INGREDIENTI PER 4 PERSONE

250 g di tonno (o salmone) freschissimo, in un'unica fetta
• 8-10 pomodorini (varietà Pachino, Datterino o Piccadilly) maturi ma ben sodi
• 1 avocado maturo • il succo di 1 limone e di 1 lime
• 1 cipolla rossa di Tropea piccolina (o solo il cuore di una più grande)
• una manciata di semi di coriandolo (o di foglioline fresche)
• olio extravergine di oliva • aceto di vino bianco • qualche goccia di Tabasco
• un pizzico di peperoncino fresco (a piacere) • sale • pepe

• In una terrina tagliare a dadini, di dimensioni più o meno uguali, il pesce (solo la polpa, senza pelle né lische), i pomodori e l'avocado; aggiungere la cipolla tagliata a pezzetti finissimi, il succo del lime e del limone, l'olio, uno spruzzo di aceto, le gocce di Tabasco, i semi di coriandolo schiacciati o le foglioline fresche; sale, pepe e peperoncino se gradito. Mescolare il tutto e riporre in frigorifero per un'ora circa prima di servire.
• Comporre la tartare in forma di hamburger in uno stampo, adagiandola su una foglia di lattuga e guarnendo il piatto con foglioline o semi di coriandolo, goccioline di olio extravergine di oliva e una fettina di lime, o secondo la fantasia e la creatività della cuoca.

La riuscita di questo piatto dipende dalla materia prima: la freschezza del pesce è fondamentale. Il tonno (o il salmone) fresco si trova ormai in filettoni anche al supermercato; certo, poter contare su un pescato più DOC – tonno a pinna gialla, palamita – renderebbe la ricetta più gustosa e delicata, ma in mancanza di tali prelibatezze (legate anche alla stagionalità), il filettone del supermercato va benissimo.
Il coriandolo fresco ha forma uguale al nostro prezzemolo, ma un profumo e una fragranza completamente diversi.

Potere antiossidante:
1444-1644 unità ORAC

L'ingrediente da segnalare
L'AVOCADO

Un frutto anomalo rispetto alla frutta fresca, povero di zuccheri semplici e ricco di grassi "buoni", che lo hanno fatto definire frutto "salvacuore".

I benefici per la pelle

L'avocado può nutrire la pelle perché rappresenta una buona fonte di sostanze antiossidanti come vitamina E e vitamine del gruppo B.
Recentemente alcuni autori americani hanno identificato nei suoi estratti una quota significativa di PFA (alcoli poliidrossilati grassi) che hanno dimostrato di poter proteggere i fibroblasti (le cellule del collagene, la proteina che assicura alla pelle tonicità ed elasticità) dai raggi UV. Grazie al loro potente effetto antinfiammatorio, i PFA nelle cellule della nostra pelle possono inibire molecole quali l'interleuchina 6 e le prostaglandine (proinfiammatorie), e riparare il DNA della pelle.

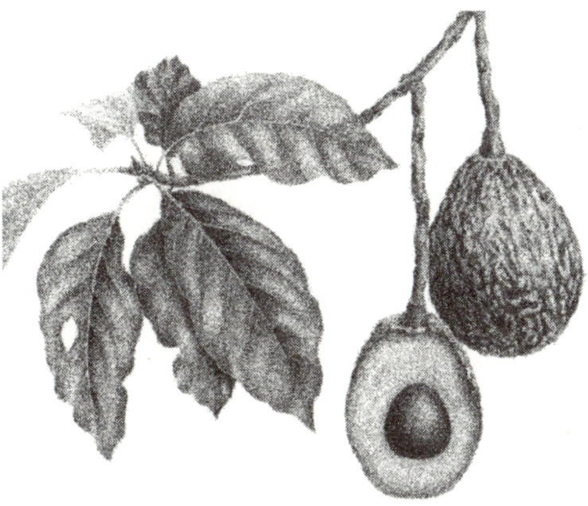

UN PIZZICO DI
CORIANDOLO

Originario dell'Europa e del Medio Oriente, il coriandolo (*Coriandrum sativum*) è una pianta erbacea ricca di vitamina C appartenente alla famiglia delle Ombrellifere.
È considerata una delle spezie più antiche ed è un ingrediente fondamentale della cucina indiana; entra anche nella composizione del curry.

I benefici per la pelle

Chi avrebbe mai detto che un solo pizzico di coriandolo può assicurarci quella quota di vitamina C che è particolarmente indicata per difendere la nostra pelle dallo stress ossidativo dei raggi UV?
Sole sì allora, ma senza ritrovarsi la pelle di un marinaio!

Ingredienti	Quantità indiv.	unità ORAC
Avocado	50 g	555
Pomodorini	50 g	194
Cipolla rossa	25 g	380
Succo di limone	5 g	60
Succo di lime	3 g	16
Aceto di vino bianco	4 g	54
Coriandolo	1 g	51
Peperoncino	1 g	197
Olio extravergine di oliva	1 cucchiaio (10 g)	37

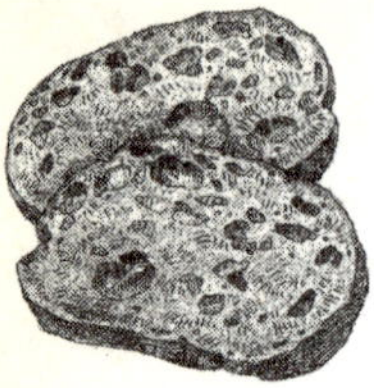

TARTARE DI VERDURE

CON ZENZERO E CROSTINI DI PANE TOSTATO

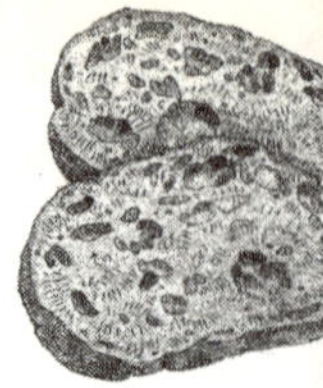

TEMPO DI PREPARAZIONE: 20 MINUTI
GRADO DI DIFFICOLTÀ:
INGREDIENTI PER 4 PERSONE

1 peperone rosso intero
• 1 cuore di sedano bianco • 1 cipolla rossa di Tropea media
• 1 carota • 1 zucchina (varietà Romana)
• 4 fette di pane raffermo
• 1 pezzo di zenzero fresco (50 g circa)
• aceto balsamico • aceto di vino rosso
• olio extravergine di oliva • salsa di soia • sale • pepe
• foglie fresche di lattuga per guarnire

• Tagliare a julienne tutte le verdure tranne la cipolla e lo zenzero. È possibile utilizzare l'apposita mandolina per ottenere striscioline più o meno uguali, ma anche con un buon coltellino da cucina raggungerete ugualmente un buon risultato, specialmente se le verdure sono fresche e non di frigorifero: del resto, saranno saporite anche se non perfettamente sottili e uguali tra loro. La sottigliezza è comunque importante per le verdure che di solito mangiamo cotte, come peperoni e zucchine.
• Mettere a macerare per 5-6 minuti la cipolla a dadini in un po' di aceto balsamico e di aceto di vino rosso (¼ di bicchiere scarso di ognuno).
• Unire la cipolla, ben scolata dall'aceto (si può asciugare tra due fogli di carta da cucina), alle altre verdure. Salare, pepare, condire con olio extravergine di oliva e qualche goccia di salsa di soia (preferibilmente a basso contenuto di sale).
• Tostare in una padella antiaderente, appena unta, le fette di pane raffermo e quindi strofinarle con lo zenzero. Tagliarle a dadini e mescolarle al resto delle verdure.
• Aggiungere il resto dello zenzero tagliato a fettine sottili. Servire su un letto di foglie di lattuga.

Potere antiossidante:
3204-3404 unità ORAC

L'ingrediente da segnalare

LO ZENZERO

Il nome scientifico dello zenzero è *Zingibar officinalis*; è un'erbacea perenne appartenente della famiglia delle Zingiberacee.

Originaria dell'India, pur non essendo una spezia troppo diffusa come coltivazione, è sempre stata una delle piante officinali più utilizzate in fitoterapia per combattere le infiammazioni dei tessuti, come reumatismi e mal di denti.

Gli si riconoscono anche notevoli proprietà afrodisiache e, se assunto in quantità elevate, può avere effetti simili a una droga. Viene inoltre somministrato in associazione a FANS (farmaci antinfiammatori non steroidei) per ridurre il rischio di gastriti.

Ingredienti	Quantità indiv.	unità ORAC
Cipolla rossa	25 g	380
Peperone rosso	75 g	616
Carota	10 g	70
Sedano	30 g	55
Olio extravergine d'oliva	1 cucchiaio (10 g)	37
Zucchina	50 g	90
Zenzero	10 g	1484
Pane raffermo	40 g	572

I benefici per la pelle

Lo zenzero ha alte quantità di flavonoidi (tra i quali la quercetina, la rutina, l'epicatechina e la narigenina), già presenti nella pianta otto settimane dopo la semina, e che gli hanno fatto attribuire elevate proprietà antiossidanti.

Come sappiamo, la formazione delle rughe è strettamente correlata alla perdita di elasticità della cute: l'Ultravioletto, soprattutto quello B, attraverso la *upregulation* (sovraregolazione) di un enzima (l'elastasi), degrada le fibre elastiche, facilitando così la comparsa delle rughe.

È stato identificato un estratto dello zenzero, *L. Rose*, che ha dimostrato una potente attività inibitoria su questo enzima e il suo utilizzo ha dimostrato di riuscire a ritardare l'alterazione a carico delle fibre elastiche e quindi la formazione di rughe; studi clinici hanno anche provato un beneficio a carico delle rughe intorno agli occhi (perioculari) in applicazioni locali (topiche) di questo estratto. Non è perciò azzardato immaginare che l'assunzione regolare (e moderata!) della spezia possa rivelarsi un antirughe potente.

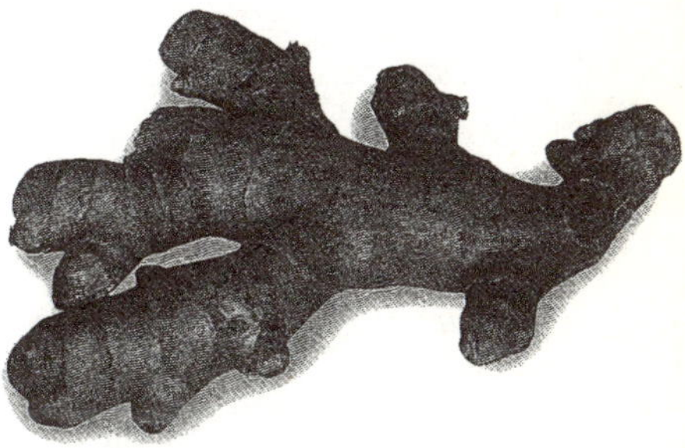

Pane, olio, zucchero e un pizzico d'infanzia

Pensiamoci bene, la colpa è sempre degli altri. Gli errori vengono da lontano e li ha sempre commessi qualcun altro, prima di noi. Il che, in qualche modo, attenua le nostre colpe. O i nostri sensi di colpa.

Prendete l'obesità dei bambini: è un problema che riguarda tutti noi, in Italia e in Europa. Ma ci piace pensare che si tratta di un "problema americano", grazie (si fa per dire) allo junk food (il cosiddetto cibo spazzatura) ricco di grassi...
Anche se in Italia il fast food non è l'unica meta di chi esce a pranzo, la verità è che siamo spesso vittime del consumismo e schiavi, insieme ai nostri figli, della pubblicità di prodotti a loro dedicati: merendine sofisticatissime, tentazioni dolci e salate, tutto cibo spesso conservato e ricco di grassi idrogenati. Mi capita a volte di vedere la mattina, a scuola dei miei figli, ragazzi che fanno colazione con pacchetti di patatine.
Rifletto spesso su quanto fosse meno difficile essere in forma venti, trenta anni fa: era veramente difficile trovare un bambino sovrappeso. Ancora meno nell'epoca dei nostri genitori, ma quelli erano i periodi della guerra ed è tutta un'altra storia.
Da bambini noi non abbiamo sofferto la fame come la generazione che ci ha preceduti. Sì, magari in famiglia non ci si poteva permettere spesso la carne o il pesce, si sceglieva il prosciutto cotto e la mortadella e non il crudo. Però c'era tutto quello di cui avevamo bisogno.

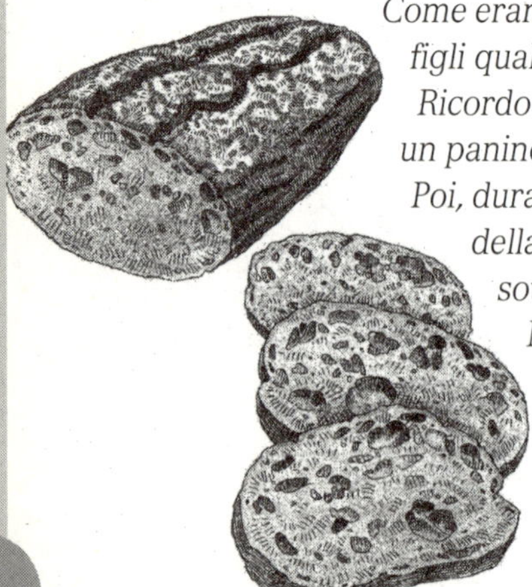

Come erano le nostre merende? Ne parlavo con i miei figli qualche tempo fa...
Ricordo che nel mio cestino dell'asilo avevo sempre un panino farcito, che mi portavo da casa.
Poi, durante le scuole elementari, c'è stato il periodo della pizzetta rossa appena sfornata dal fornaio sotto casa. La portavo a scuola ancora calda...
Ma un momento molto dolce era quando, finiti i compiti e prima di buttarmi a giocare

in cortile dove ci aspettavano gli altri bambini, la mamma ci preparava una delle merende più gustose che esistano: una bella fetta di pane con un po' di olio e tanto zucchero.
Di solito si pensa alla versione più comune e popolare: la tipica bruschetta salata, con l'aggiunta di un po' di aglio per gli intenditori. Invece la versione dolce era per me estremamente più appetitosa. Sarà perché sono sempre stata una golosona. Il pane più idoneo per questa leccornia era la pagnotta casereccia.
Mamma la comprava ogni giorno, sempre fresca (il pane che non si consumava lo lasciava seccare e lo triturava per farci quello grattato).
Ne tagliava delle belle fette, le metteva su un piatto grande e le condiva con qualche goccia di olio e lo zucchero. Mi divertivo a vedere l'effetto della fusione dello zucchero con l'olio. Dove "si incontravano", lo zucchero si condensava e si scuriva leggermente...
In fondo, basta veramente poco per far felice un bambino.
E per nutrirlo in maniera sana.

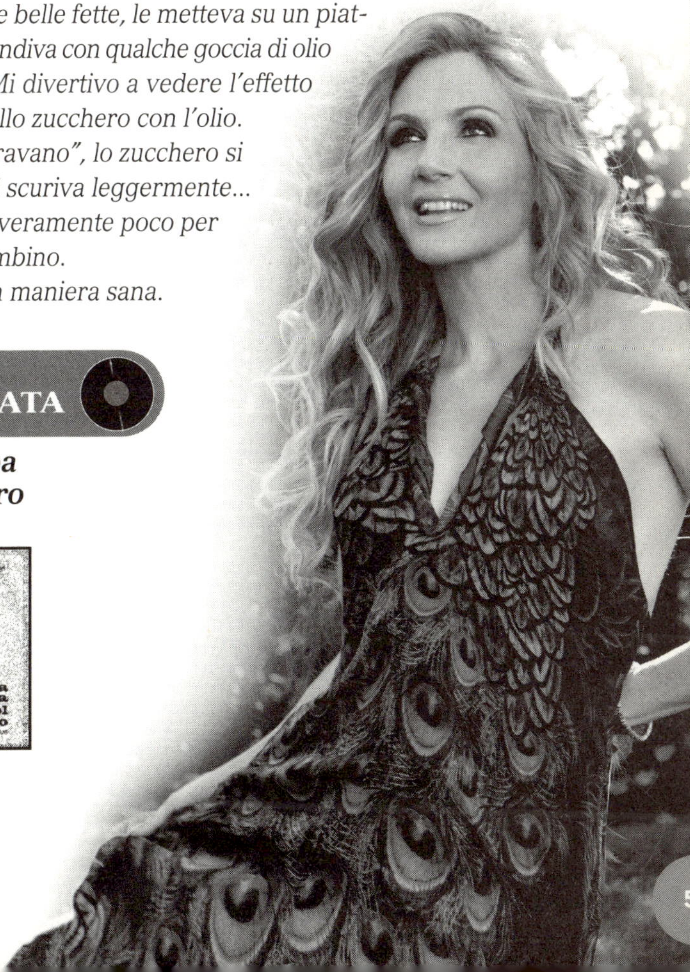

MUSICA CONSIGLIATA

Viva la pappa col pomodoro
Rita Pavone

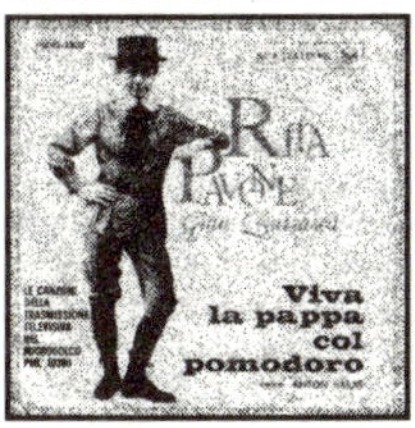

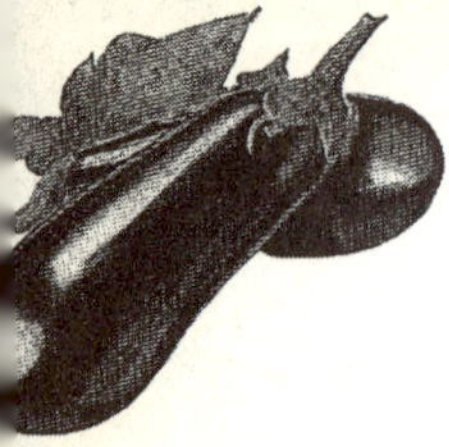

TARTINE ALLA CREMA DI MELANZANE

E POMODORINI

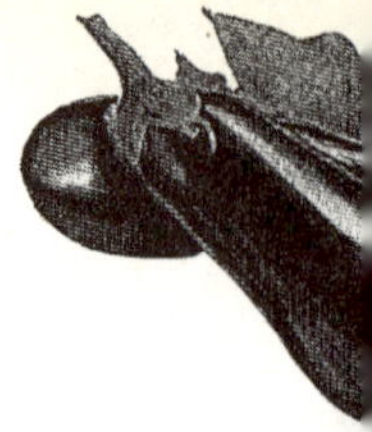

TEMPO DI PREPARAZIONE: 20 MINUTI - TEMPO DI COTTURA: 20 MINUTI
GRADO DI DIFFICOLTÀ: • INGREDIENTI PER 4 PERSONE

2 melanzane nere belle sode
• 400 g di pomodorini
(varietà Pachino o Datterini)
• 1 spicchio di aglio • 4 fette di pane integrale o di segale
• peperoncino (se gradito) • olio extravergine di oliva • sale • pepe
• un mazzetto di basilico fresco

• Tagliare a pezzetti grossolani le melanzane e i pomodorini (lasciarne circa una metà da parte per guarnire il piatto) e metterli sul fuoco in un tegame alto, insieme alla mollica di una fetta di pane sbriciolata, aglio, olio extravergine di oliva, peperoncino (se gradito), sale e una spruzzata di pepe.
• Cuocere a fuoco lento e a tegame coperto, rimestando ogni tanto per evitare che le melanzane si attacchino al fondo. Aggiungere acqua calda se necessario, ma veramente poca: bisogna ottenere un sugo denso e vellutato; a questo contribuisce anche la mollica di pane. Lasciar cuocere per 20 minuti circa (le melanzane debbono sciogliersi in bocca), assaggiando e regolando di sale e pepe.
• Tagliare in quattro parti le fette di pane rimaste e rosolarle per qualche minuto a fuoco vivace con aglio, olio ed eventualmente peperoncino. Rigirarle 2-3 volte per renderle belle croccanti ma non bruciate. Toglierle dal fuoco, poggiarle sulla carta da cucina per far assorbire il condimento in eccesso e tenerle in caldo (un buon modo è avvolgerle nel foglio d'alluminio e rimetterle nella padella non ancora lavata: si potranno riscaldare al volo e scartarle al momento di servirle in tavola).
• Passare le melanzane al passaverdure per ridurle a una crema morbida e densa. Aggiungere ancora un po' di olio extravergine di oliva e le foglie di basilico fresco.

Potere antiossidante:
3017-3217 unità ORAC

- Spalmare la crema sulle fettine di pane caldo e servire insieme a una dadolata a crudo dei pomodorini avanzati, condita con olio e sale.

Il basilico va aggiunto sempre fresco e mai in cottura: anzi, ancora meglio se la pietanza da insaporire non è troppo calda, perché col calore il basilico non solo perde i suoi componenti migliori, ma sprigiona sostanze non proprio salutari. Questo vale anche per quello surgelato, ma per fortuna il basilico fresco, anche se di serra, si trova ormai tutto l'anno.

L'ingrediente da segnalare
LA MELANZANA

La melanzana (*Solanum Melongena*) appartiene alla famiglia delle Solanacee, come i pomodori e le patate. La sua origine non è mediterranea, nonostante si trovi in moltissimi piatti tipici dell'area, bensì asiatica. Ha viaggiato molto attraverso l'Arabia e l'Africa prima di arrivare nei nostri piatti; per il suo colore vivace inizialmente veniva usata soprattutto come ornamentale, anche perché si riteneva che il suo consumo potesse alterare il sistema nervoso. Questa credenza popolare le ha fatto attribuire anche il nome di "mela insana", dal quale deriva quello di "melanzana". L'imputata è la solanina, in realtà in essa contenuta in piccole quantità, e che si perde a seguito di una buona maturazione e di una cottura attenta. Un basso contenuto calorico (soltanto 18 kcal per 100 g) e una notevole quantità di magnesio e di potassio (184 mg/100 g) la rendono uno degli alimenti da inserire nelle diete sia ipocaloriche sia salvacuore.
A tal proposito si consiglia di salare la melanzana prima della cottura e tenerla per almeno mezz'ora sotto un peso in modo da eliminare le sostanze che contribuiscono al sapore amarognolo, e poi di tamponarla con un po' di carta per evitare che la sua particolare polpa porosa si impregni troppo di grassi durante la cottura.
La forma può essere tonda o allungata e il colore variare dal violetto al porpora scuro. Ed è proprio il colore (i pigmenti che lo determinano) a essere importante per la nostra salute.

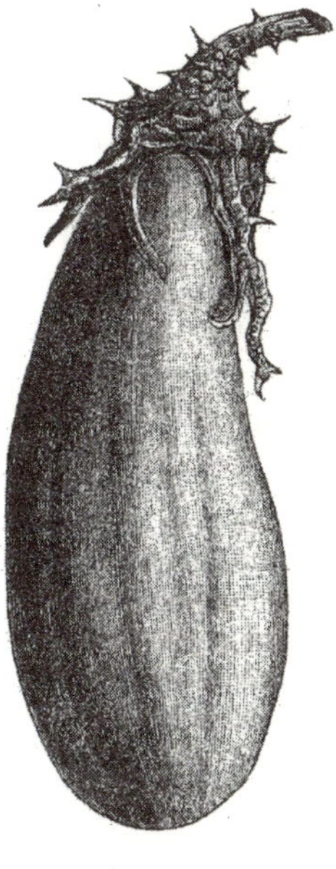

I benefici per la pelle

La melanzana è particolarmente ricca di antocianine: ben 750 mg su 100 g di parte edibile. Questi pigmenti, con il loro potere antiossidante, la rendono un'importante difesa contro i danni provocati dai radicali liberi e un aiuto fondamentale per combattere i processi di invecchiamento e per proteggere i capillari.

Le antocianine sono infatti delle potenti molecole antiossidanti del gruppo dei flavonoidi e, secondo le moderne ricerche, potrebbero rappresentare realmente l'elisir di lunga vita.

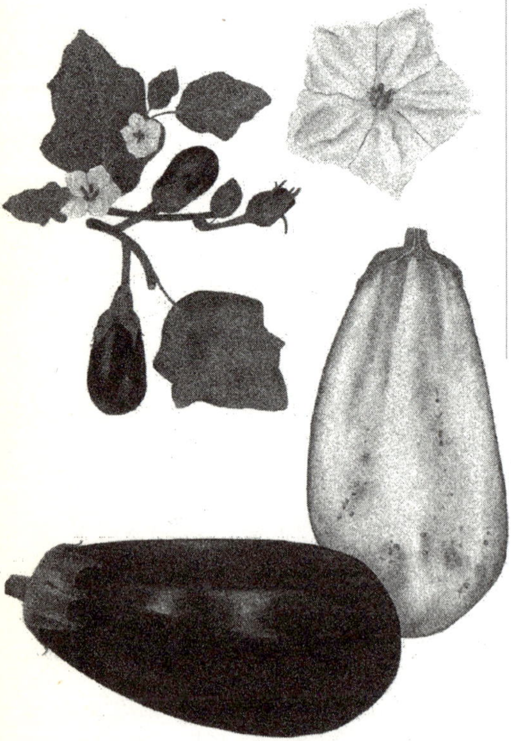

Ad esempio, un esperimento recentemente condotto su animali ha dimostrato che una dieta ricca di alimenti geneticamente modificati con le antocianine può addirittura allungare la vita media di circa 40 giorni rispetto a quella di chi ha seguito una dieta "normale".

Grazie alle antocianine, l'ombrello contro i danni sulle cellule cutanee si irrobustisce e ci consente di prolungare la sopravvivenza e la vitalità dei fibroblasti (le cellule del collagene, la proteina strutturale della nostra pelle) e dei cheratinociti (le cellule dell'epidermide), posticipando forse così la comparsa della prima ruga.

Ingredienti	Quantità indiv.	unità ORAC
Melanzane	150 g	1398
Aglio	2 g	114
Basilico	3 g	144
Peperoncino	1 g	197
Pomodorini	100 g	387
Pane integrale	40 g	840
Olio extravergine d'oliva	1 cucchiaio (10 g)	37

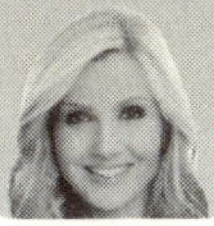

Vogliamo cominciare da un bell'antipasto?

Non vi sarà difficile immaginare la scena, perché l'avrete vissuta tante volte, da una parte o dall'altra del "fronte".

Proiettatevi in un ristorante, in compagnia di una o meglio più persone (con una sola è ancora più imbarazzante). Il cameriere vi propone la lista degli antipasti e voi non avete nessuna intenzione di ordinarne. Ma i vostri commensali come reagiranno? Il vostro rifiuto potrebbe condizionarli e "costringerli" a una rinuncia (soprattutto in quei locali dove l'antipasto è un vanto e una specialità) forzata, dettata da criteri di opportunità.

Pensate al mio caso: non ho mai fatto, nella mia vita, un pasto completo. La mia attenzione alimentare e il rigore con me stessa mi concedono un'unica eccezione riconosciuta (e descritta anche per voi): il Santo Natale. Per tutto il resto dell'anno alterno carboidrati e verdure a proteine e verdure.

Mi capita spesso però, per esigenze di lavoro, di dover pranzare o cenare fuori, anche con persone con le quali intrattengo rapporti di semplice conoscenza.

Con gli amici non mi faccio scrupoli, perché so che si sentono liberi di fare le proprie scelte senza alcun imbarazzo. Ma con persone che conosco meno – lo confesso – un po' di difficoltà nel mantenere i miei principi (che non prevedono pressoché mai di consumare un antipasto) la provo. Quella che è la mia limitazione non deve diventare quella degli altri. Come risolvo il dilemma?

Vi suggerisco un semplice escamotage, che vi permetterà di equilibrare il numero delle vostre ordinazioni con quello dei vostri vicini di tavolo, facendo felici anche i camerieri (sempre in imbarazzo, in caso contrario).

Ordinate – in corrispondenza dell'antipasto dei vostri commensali – una ricchissima insalata verde. La più varia che c'è, ma sempre di vegetali (quelle che vi propongono con maionese, uova, tonno, pane tostato, Parmigiano sono assolutamente proibite).

Se i vostri amici e conoscenti non intendono prendere il dessert (o se a fine pranzo gli scrupoli pensate non ci saranno più) ordinate un bel piatto di frutta di stagione come apertura. È un modo fantastico di iniziare il pasto. Ma niente agrumi, mi raccomando: quelli vanno sempre consumati da soli.

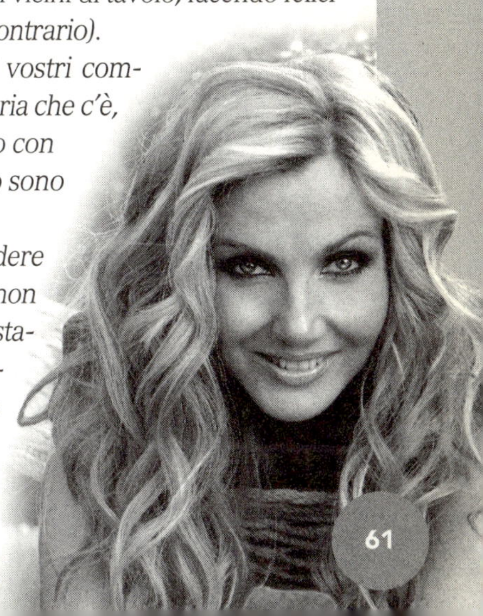

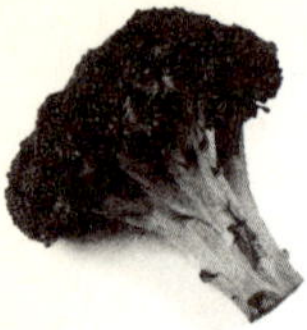

VELLUTATA DI BROCCOLI, OLIVE E ACCIUGHE

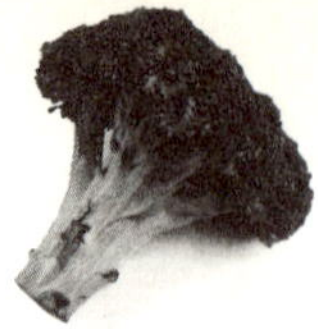

SU BASE DI PANE TOSTATO

TEMPO DI PREPARAZIONE: 15 MINUTI - TEMPO DI COTTURA: 20 MINUTI

GRADO DI DIFFICOLTÀ:

INGREDIENTI PER 4 PERSONE

1 broccolo verde (o 1 cavolfiore)
di medie/piccole dimensioni (mezzo se grande)
• 20 tra olive verdi e nere, snocciolate
• 4 filetti di acciuga sott'olio
• 2 spicchi di aglio • olio extravergine di oliva
• peperoncino (se gradito) • sale
• 4 fette di pane integrale raffermo

● Tagliare a pezzi il broccolo (o il cavolfiore) e metterlo a bollire in una pentola con poca acqua. Nel frattempo far rosolare l'aglio con l'olio extravergine di oliva, il peperoncino (se gradito) e le acciughe.
● Quando l'aglio è imbiondito, rimuoverlo e aggiungere le olive. Salare e far andare per qualche minuto, quindi aggiungere anche il broccolo scottato e dell'acqua di cottura (tenerne un po' da parte per amalgamare il tutto anche alla fine); far cuocere a fuoco basso e tegame coperto per una decina di minuti. Rimestare ogni tanto, schiacciando con il cucchiaio di legno la verdura man mano che si cuoce.
● Aggiungere la rimanente acqua di cottura del broccolo e frullare tutto con un frullatore a immersione in modo da ottenere una crema densa ma fluida. Regolare di sale.
● Tagliare a dadini il pane (solo la mollica) e tostarlo nella stessa padella dove è stato ripassato il broccolo con le acciughe e le olive.
● Servire in terrine con la base di dadini di pane tostato e la vellutata sopra. Aggiungere ancora un filo di olio extravergine di oliva a crudo.

La verdura così ripassata, ma non mixata, può essere anche un ottimo condimento per una pasta corta.

Potere antiossidante:
3353-3553 unità ORAC

L'ingrediente da segnalare

IL BROCCOLO

Il broccolo, una Crucifera di origine europea, come la verza e il cavolfiore ha un elevato quantitativo di vitamine e sali minerali, che lo rendono indispensabile per la nostra salute: contiene ferro, fosforo e magnesio; è un'ottima fonte di vitamina K, importante anche per mantenere la buona salute delle ossa. È anche un'eccellente fonte di acido folico, riconosciuto essenziale, tra le altre cose, nella prevenzione delle malformazioni neonatali.

Il broccolo è considerato inoltre il nuovo vegetale "anticancro", alla ribalta delle cronache, perché svolge un ruolo nella prevenzione di alcuni tumori, come quello al seno, grazie alla presenza di indolo-3-carbinolo; questo componente, dal nome tanto difficile, blocca i recettori cui si attaccano alcune sostanze tossiche procancerogene, come la terribile diossina.

Ingredienti	Quantità indiv.	unità ORAC
Broccoli	150 g	2265
Aglio	2 g	114
Olio extravergine d'oliva	1 cucchiaio (10 g)	37
Peperoncino	1 g	197
Pane integrale	40 g	840

I benefici per la pelle

Grazie all'elevato contenuto di vitamina C e di acido pantotenico, il broccolo ci può assicurare quell'insieme di antiossidanti quotidiani necessari a contrastare i processi di invecchiamento.

Sappiamo che la vitamina C è utilizzata sotto forma di creme nel trattamento delle macchie scure; l'assunzione di integratori orali che la contengono può aiutare altrettanto efficacemente la sintesi del collagene, precisamente come cofattore degli enzimi che stabilizzano la struttura di questa meravigliosa proteina tanto importante per la salute della nostra pelle.

Per essere semplici: un rinforzo notevole del tono e dell'elasticità della pelle.

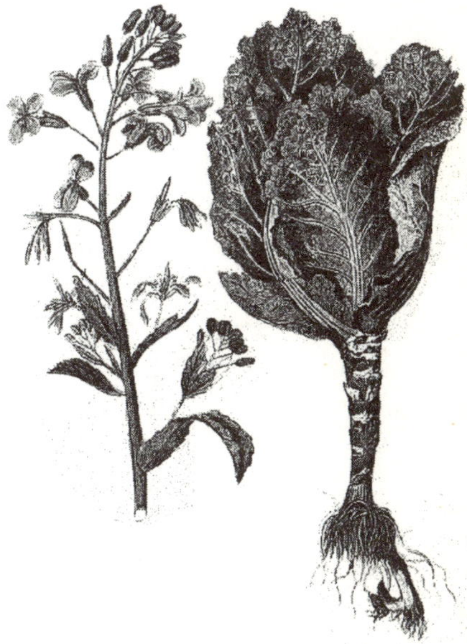

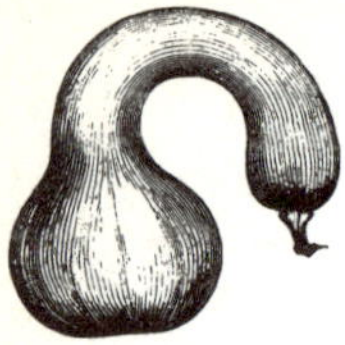

VELLUTATA DI ZUCCA E GAMBERETTI SCOTTATI

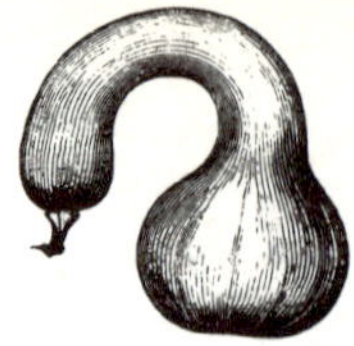

AL PREZZEMOLO

TEMPO DI PREPARAZIONE: 20 MINUTI - TEMPO DI COTTURA: 20 MINUTI
GRADO DI DIFFICOLTÀ: • INGREDIENTI PER 4 PERSONE

400 g di zucca gialla
• 200 g di gamberetti freschi sgusciati (o anche surgelati)
• 1 spicchio di aglio • un ciuffo di prezzemolo fresco
• 1 lime • ½ bicchiere di vino bianco
• olio extravergine di oliva • peperoncino (se gradito) • sale

• Tagliare la zucca a pezzetti grossolani. Far rosolare l'aglio con l'olio e il peperoncino, quindi aggiungere la zucca. Far andare a fuoco forte per qualche minuto, poi abbassare la fiamma, regolare di sale, coprire e far cuocere a fuoco dolce per 15 minuti circa. Rimestare ogni tanto e, se necessario, aggiungere acqua calda. Controllare la cottura con la forchetta: la zucca dovrà quasi disfarsi nell'impatto con la posata.
• Mettere a bollire in un pentolino un po' di acqua, il vino bianco, i gambi del prezzemolo e il lime tagliato a fettine. Salare, pepare e far sobbollire. In questo brodetto cucineremo per qualche minuto, e aggiungedoli solo all'ultimo momento, i gamberetti sgusciati.
• Ridurre la zucca cotta a vellutata con un frullatore a immersione e allungare con un po' di acqua calda se necessario: la vellutata dovrà essere sufficientemente densa ma non acquosa. Regolare di sale e olio extravergine di oliva. Versare la vellutata in ciotoline individuali e adagiarvi sopra i gamberetti caldi scottati nel brodetto di acqua, vino, lime e prezzemolo.
• Aggiungere un filo di olio extravergine di oliva e guarnire con foglioline di prezzemolo a crudo.

Questo piatto si valorizza molto se i gamberetti sono freschissimi, ma in mancanza di materia prima sicura è consigliabile utilizzare quelli surgelati, preferendo comunque quelli congelati crudi (hanno meno conservanti),

Potere antiossidante:
2852-3052 unità ORAC

che si potranno tra l'altro lessare nel brodetto anche senza scongelarli. In questo caso i tempi di cottura saranno leggermente più lunghi rispetto a quelli del prodotto fresco.
La vellutata si può fare anche con fagioli o ceci, precedentemente lessati e ripassati in padella con uno spicchio di aglio, olio extravergine di oliva e peperoncino (sempre se gradito). In questo caso invece del frullatore a immersione, per ottenere la crema usare il passaverdura.

L'ingrediente da segnalare
LA ZUCCA

La zucca (*Cucurbita maxima*) ha una storia molto antica: quella che mangiamo oggi è ovviamente un'evoluzione di quella del 1500, anno in cui fa la sua comparsa nelle citazioni.
Versatile e generosa, la zucca si presta sia per la cucina "salata" sia come ingrediente di ottimi dolci. Quella classica ha una scorza dura che isola la polpa arancione dalla luce, mantenendone intatte le qualità nutrizionali.
Come tutte le Cucurbitacee è poco energetica: per il 94,6% è composta di sola acqua.

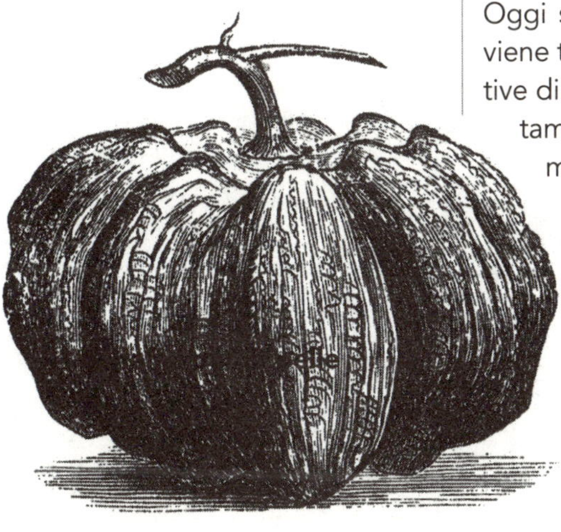

La zucca è ricca di betacarotene, vitamina E, vitamina C, acido folico, acido pantotenico, potassio; è un coadiuvante per le terapie delle patologie cardiovascolari, rappresenta una buona difesa dai radicali liberi e, grazie alla presenza del betacarotene, ha anche un effetto positivo sulla vista.
I carotenoidi sono derivati della vitamina A, le cui proprietà *anti-aging* sulla pelle sono ben note. Molto in passato si è detto sulle capacità antiossidanti del betacarotene, ma poi tale composto è caduto in disuso perché è risultato inefficace nel ridurre lo stress ossidativo.
Oggi sappiamo che il betacarotene viene trasformato in due subunità attive di vitamina A ed esplica, indirettamente, un potente effetto di stimolo alla proliferazione dei fibroblasti, le cellule che assicurano l'impalcatura cutanea la cui funzionalità è strettamente correlata al grado di elasticità e di vitalità della cute.

UN PIZZICO DI PREZZEMOLO

Pianta aromatica originaria dell'Europa meridionale, fu imposta come coltura da Carlo Magno; da allora il prezzemolo è un aroma ampiamente diffuso in cucina.

È infatti utilizzato moltissimo per tutti i tipi di pietanza, dagli antipasti alle salse di condimento, tanto che si ritrova in diversi detti popolari: "prezzemolino in ogni minestra", "essere come il prezzemolo"...

I benefici per la pelle

È ricco di vitamina A, vitamina B, vitamina C, ferro, potassio, calcio, fosforo e manganese.

Non a caso nella nostra ricetta lo abbiamo affiancato alla zucca: per esaltare ancora di più il contenuto in vitamina A, che sappiamo essere la molecola antietà per eccellenza, sia per uso locale sia sistemica (cioè che agisce sull'intero sistema cellulare); l'alto contenuto in sali minerali può assicurare la ricostituzione di tutti i depositi di cheratina, la proteina che conferisce resistenza alle unghie e dimensione al fusto del capello.

Una ricetta così formulata è particolarmente indicata a fine estate, quando occorre reintegrare le perdite di acqua tipiche del periodo estivo e allo stesso tempo affrontare lo stress da rientro.

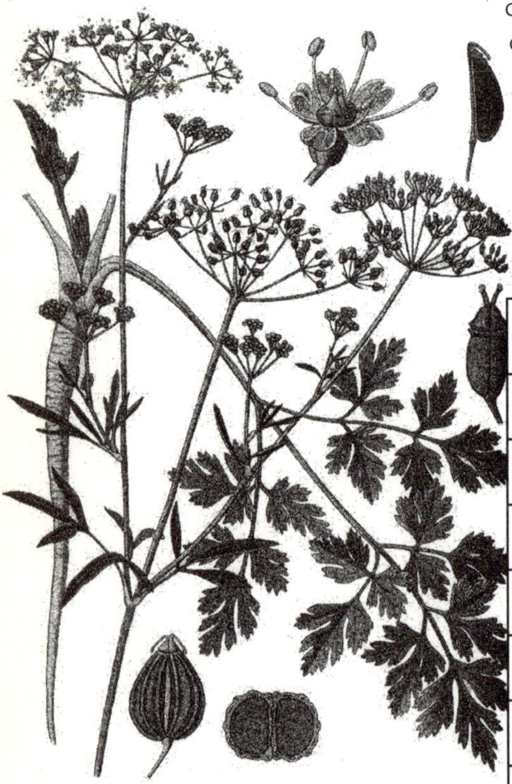

Ingredienti	Quantità indiv.	unità ORAC
Zucca	100 g	396
Prezzemolo fresco	3 g	2210
Aglio	2 g	114
Vino bianco	15 g	19
Peperoncino	1 g	197
Succo di lime	3 g	16
Olio extravergine di oliva	1 cucchiaio (10 g)	37

Preziosa come l'acqua c'è solo l'acqua

Anche se non ha nulla a che fare con gli antipasti, mi sembra doveroso dedicare un piccolo capitolo all'acqua.

Per il benessere del nostro corpo e della nostra pelle è importante comprenderne l'importanza (è anche grazie all'acqua che la pelle si mantiene elastica e luminosa). Naturalmente l'apporto di liquidi passa anche attraverso gli alimenti, ma è bevendo che si contribuisce in maniera più significativa alla giusta reidratazione. Per un atleta è fondamentale reintegrare i liquidi, soprattutto nei momenti di massimo sforzo fisico. Questo non significa che bere sia fondamentale solo per chi fa attività sportiva: chi conduce una vita sedentaria deve comunque avere cura di sé e ingerire quotidianamente una buona dosa di liquidi.

Quanta acqua bere ogni giorno? Almeno dieci bicchieri, ma due litri sono la dose ideale. Naturalmente parlo di acqua naturale, senza additivi aggiunti, chc la renderebbero forse più gradevole, ma ne annullerebbero in gran parte i vantaggi (come vedrete, ci sono però anche delle varianti consentite. Anzi consigliate).

I dietisti consigliano di bere preferibilmente al di fuori dei pasti. Io penso si debba semplicemente bere quando abbiamo sete, senza aspettare di provare il senso di arsura. D'estate è tutto più semplice: sono molte le occasioni in cui abbiamo sete. D'inverno, invece, bere obbligatoriamente può diventare una tortura. Il freddo frena lo stimolo del bere.

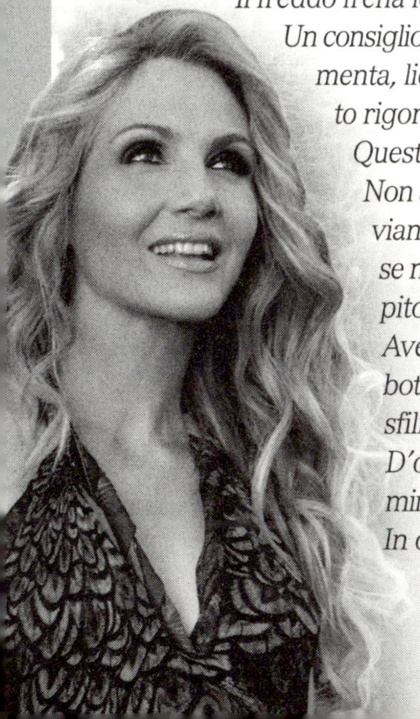

Un consiglio? Sostituite la semplice acqua con tisane di vario tipo: menta, liquirizia, camomilla, melissa, tè verde e rosso. Il tutto rigorosamente senza zucchero.

Questi sono gli additivi che vi posso concedere.

Non abbiate paura: l'acqua non ingrassa. Anche se ne beviamo quattro litri. Non può esserci ritenzione di liquidi se non eccediamo con il sale (più avanti dedicherò un capitolo anche a questo).

Avete presente le modelle che girano sempre con una bottiglietta di acqua dentro la borsa? Ecco, anche se non sfiliamo su una passerella dovremmo fare come loro. D'ora in avanti portiamo con noi una bottiglia di acqua minerale. L'acqua è un'alleata trasparente e molto fedele. In ogni occasione.

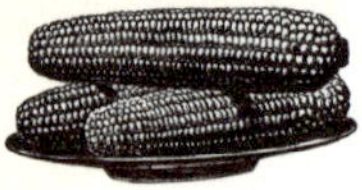

CREMA DI MAIS, ZUCCHINE E PEPERONI

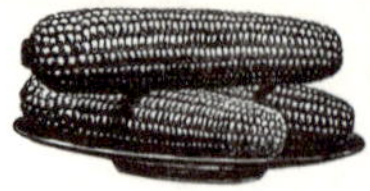

TEMPO DI PREPARAZIONE: 20 MINUTI - TEMPO DI COTTURA: 30 MINUTI

GRADO DI DIFFICOLTÀ:

INGREDIENTI PER 4 PERSONE

2 peperoni (1 giallo e 1 rosso) • 500 g di zucchine (varietà Romana) • 200 g di pomodorini (varietà Piccadilly o Pachino) • 2 tazze di mais sgranato crudo (o 300 g di mais in scatola, sgocciolato) • 1 cipolla bianca • 1 spicchio di aglio • trito di sedano (1 costa) e carota (1) • olio extravergine di oliva • peperoncino (se gradito) • basilico fresco • pepe macinato • sale

• Tagliare a pezzetti i peperoni e a dadini le zucchine. Far rosolare l'aglio con l'olio extravergine di oliva ed eventualmente il peperoncino, e far saltare a fuoco forte le verdure per qualche minuto. Aggiungere la metà dei pomodorini tagliati in due. Regolare di sale e di pepe. Abbassare la fiamma e cuocere a fuoco medio per 20 minuti circa.

• Nel frattempo, mettere a rosolare la cipolla tagliata a fettine in un po' d'olio extravergine di oliva insieme al trito di sedano e carota. Quindi aggiungere l'altra metà dei pomodori e il mais sgranato. Aggiungere acqua calda a mestoli, come per preparare un risotto, fino a portare il mais a cottura. Mantenere la pietanza un po' brodosa. Per accorciare i tempi, si può anche usare il mais precotto; in questo caso la cottura è molto più rapida e la quantità di acqua necessaria decisamente inferiore. Regolare di sale.

• Con il passaverdure passare zucchine, peperoni e pomodori fino a ottenere una crema densa.

• Impiattare versando la crema di verdure come base e con la minestra di mais aggiunta sopra. Condire con altro olio extravergine di oliva a crudo e tanto basilico.

**Potere antiossidante:
2536-2736 unità ORAC**

Se si vuole rendere questa crema più "corposa", si può rosolare il trito per il mais con un po' di lardo o di guanciale.
Una spolverata di Parmigiano completa il piatto molto bene.

L'ingrediente da segnalare
LA ZUCCHINA

La zucchina (*Cucurbita Pepo*) appartiene alla famiglia delle Cucurbitacee, come la zucca. Le origini perciò sono parallele: arriva dal Centroamerica importata da Cristoforo Colombo, grazie al quale l'Europa impara ad assaporare una molteplicità di cibi fino ad allora sconosciuti.

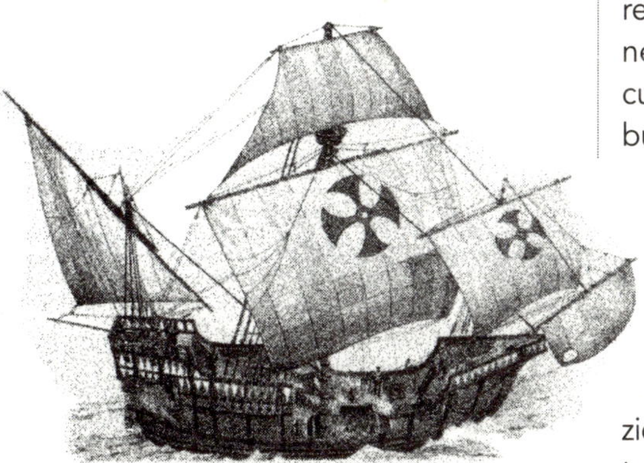

Dalla caratteristica polpa bianca, ha una scorza commestibile, generalmente verde e sottile. Si mantiene in frigorifero al massimo per 4 giorni. Ne esistono più di una decina di varietà, che differiscono per l'intensità del colore verde esterno e per la forma; quelle tondeggianti sono particolarmente adatte a essere mangiate ripiene.

Le zucchine lunghe (15, massimo 20 cm) possono essere anche mangiate crude: con 100 grammi avremmo soddisfatto un quarto del nostro fabbisogno giornaliero di acido folico. E tutto in pochissime calorie poiché, come tutte le Cucurbitacee, con il 93,6 % di acqua e un basso contenuto di amidi, sono indicate anche per i diabetici. Cotte hanno un sapore piuttosto neutro, che si abbina bene a molti cibi. Meno diffuso nella cucina mediterranea, ma comunque buono, è il dolce a base di zucchine.

La cottura è molto importante per non perderne i valori nutrizionali e con essi le proprietà salutari.

Buona come antinfiammatoria, disintossicante e lassativa, la zucchina è consigliata in caso di affezioni intestinali. Grazie all'elevato contenuto di acqua e allo scarso apporto di sodio, è indicata anche per chi soffre di ritenzione idrica, e per i suoi effetti diuretici è inoltre un buon aiuto per chi tende alla formazione di calcoli renali.

Le zucchine contengono anche proteine, calcio, ferro, potassio, fosforo, vitamina C, vitamina E, riboflavina, vitamina PP o niacina.

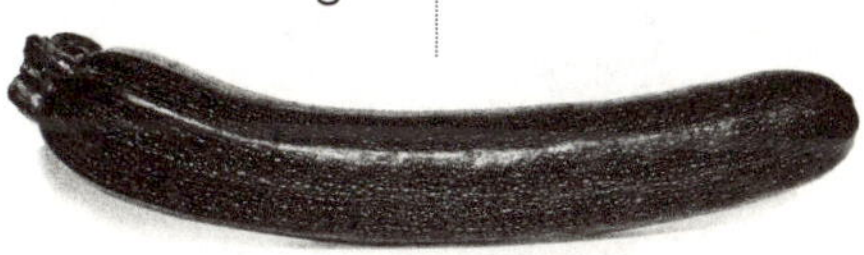

I benefici per la pelle

È molto importante consumare le zucchine con la scorza, perché è qui che risiedono gran parte delle sostanze nutritive, come luteina e zeaxantina, due carotenoidi (pigmenti organici) che, oltre a essere importanti per gli occhi, sono fondamentali per la difesa dai danni arrecati alla nostra pelle dai radicali liberi.

La zucchina, da sempre considerata un vegetale non troppo dinamico, in realtà risulta essere un cocktail di antiossidanti prezioso appunto grazie all'alto contenuto di queste due molecole. La presenza all'interno della membrana cellulare della zeaxantina attribuisce a questo composto un'attività antiossidante superiore alla vitamina E. Inoltre, la presenza di luteina, l'altro carotenoide, cui sono state attribuite capacità di assorbire la luce che emette l'ultravioletto B, potenzia tali effetti e ci protegge intensamente dai danni ambientali, soprattutto quelli legati alle radiazioni solari.

Ingredienti	Quantità indiv.	unità ORAC
Peperone giallo	75 g	520
Peperone rosso	75 g	616
Pomodorini	50 g	194
Mais	75 g	546
Zucchine	125 g	225
Cipolla bianca	40 g	366
Aglio	2 g	114
Sedano	30 g	55
Carote	10 g	70
Basilico fresco	3 g	144
Peperoncino	1 g	197
Olio extravergine di oliva	1 cucchiaio (10 g)	37

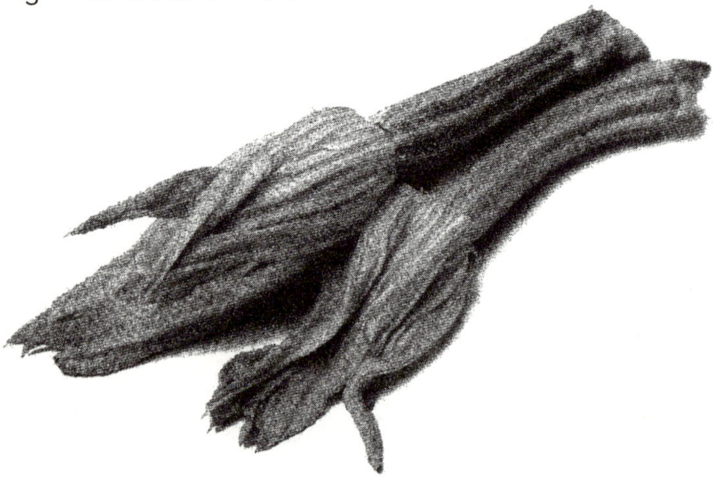

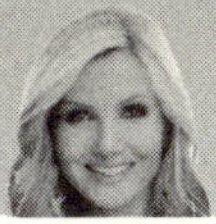

Tremila passi

Tra un piatto di spaghetti appetitosi e un ragù di gamberi, che ne dite di una piccola pausa con un salto in palestra?

No, non vi spaventate per così poco. Aspettate almeno un attimo: giusto il tempo di sottolineare l'importanza dell'attività fisica per tutti noi.
Abbiamo già detto che per mantenere attivo il nostro metabolismo è fondamentale fare cinque pasti al giorno (tre pasti principali e due spuntini). Non basta. Al nostro corpo serve anche un po' di movimento.
Non si tratta di frequentare una palestra tutti i giorni, ma semplicemente di trasformare alcune azioni comuni in occasioni per "fare ginnastica", soprattutto se un lavoro sedentario costringe alla scrivania per buona parte della giornata.
Avete un percorso consueto per raggiungere il posto di lavoro, la scuola dei vostri figli, il mercato dove fate la spesa? Non perdete l'occasione di camminare. Quando è possibile, andate rigorosamente a piedi. Ogni volta che potrete, evitate la macchina o l'autobus, e il vostro fisico vi ringrazierà.
Acquistate un piccolo contapassi e portatelo sempre con voi.
Se riuscite a fare almeno tremila passi ogni giorno, potete ritenervi soddisfatte. Sembrano moltissimi, in realtà vi renderete conto che è possibile anche raddoppiarli. L'importante è farli consecutivamente. Per intenderci: lo shopping non vale. Tra una vetrina e l'altra ci sono troppe pause, tra soste brevi o fermate lunghe. È fondamentale che la camminata sia continua, senza interruzioni.
Tremila passi si fanno tranquillamente in mezz'ora di tempo.
Altra possibilità: abitate ai piani alti? Prendete l'abitudine di salire a piedi e di scendere in ascensore. I gradini in salita fanno lavorare intensamente le gambe e i glutei. Perché rinunciare a quella che sembra una iattura e invece è una bella opportunità?
Se seguirete questi piccoli consigli, vi renderete conto che si può essere in forma e avere una buona muscolatura semplicemente affrontando le piccole azioni quotidiane che quasi automaticamente tendiamo a evitare.
Non potrete più dire di non avere tempo per la palestra, perché si tratta di occasioni che vi vengono letteralmente incontro, giorno per giorno, senza rubarvi tempo prezioso.
Vi assicuro che, sentendovi meglio, la voglia di mettere piede in palestra vi verrà da sola!

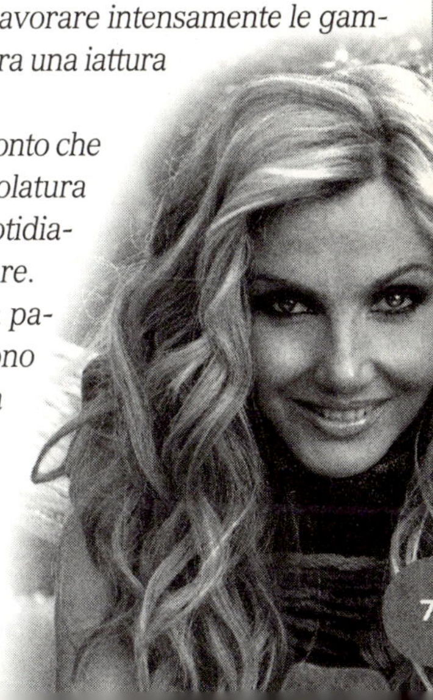

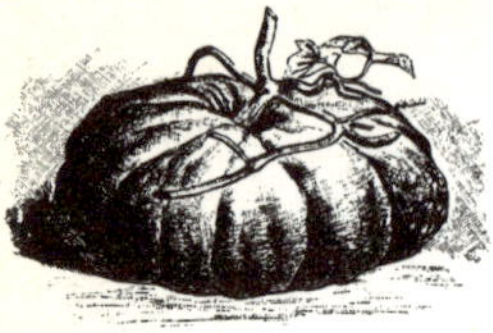

CREMA DI ZUCCA, PATATE, PORRO, SEDANO E ORZO

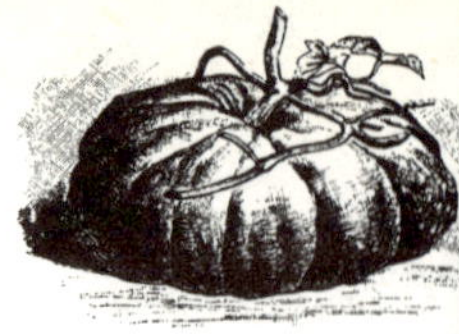

TEMPO DI PREPARAZIONE: 10 MINUTI - TEMPO DI COTTURA: 20 MINUTI

GRADO DI DIFFICOLTÀ:

INGREDIENTI PER 4 PERSONE

500 g di zucca mantovana
• 2 patate • 1 porro
• 1 cuore di sedano bianco (o 1 sedano rapa)
• una manciata di orzo perlato (o di farro o di lenticchie)
• Parmigiano Reggiano grattugiato
• olio extravergine di oliva
• pepe nero • sale

- Mettere in una pentola a filo d'acqua tutte le verdure tagliate a pezzettoni grossolani e la manciatina di orzo (o di lenticchie o di farro), e portare a cottura (20 minuti circa).
- Regolare di sale, quindi frullare il tutto con il frullatore a immersione, fino a ottenere una crema di media densità. Aggiungere a crudo l'olio extravergine di oliva e una grattata di pepe nero.
- Una spolverata di Parmigiano Reggiano completa la crema.

Se è possibile reperirlo (in base alla stagione), il sedano rapa è senz'altro da preferire per questa preparazione, sia per la sua consistenza (che favorisce la cremosità della ricetta) sia perché profuma molto più del sedano comune.
La presenza, anche se in piccola quantità, di un cereale o legume (orzo, farro o lenticchie) conferisce alla crema una consistenza leggermente diversa da una vellutata che invece non li contenga: una sorta di "collosità" data dagli zuccheri complessi in essi contenuti. Il tutto, pur senza caricare il piatto dal punto di vista calorico, lo rende molto più gustoso e appetitoso.

Potere antiossidante:
2971-3171 unità ORAC

L'ingrediente da segnalare

L'ORZO

La pianta dell'orzo (*Hordeum Vulgare*) è stata una delle prime graminacee alimentari a essere coltivate. Fin dall'antichità si riconoscevano a questo cereale capacità lenitive e antinfiammatorie, soprattutto per quanto riguarda l'apparato respiratorio. A tal scopo è molto utilizzato ancora oggi per tisane o decotti. L'orzo trova un ampio utilizzo anche nella produzione di birra e nella distillazione del whisky.
Dal punto di vista nutrizionale rappresenta una fonte preziosa di carboidrati (72,2 g/100 g) e di fibra solubile (9,2 g/100 g).
L'errore più comune che si commette nel consumare le creme è quello di aggiungervi sempre pasta o riso, non considerando invece che l'orzo e il farro hanno un valore nutritivo e soprattutto un contenuto di carboidrati del tutto sovrapponibile a quegli alimenti. In associazione con i legumi, come tutti i cereali, l'orzo fornisce proteine di buona qualità biologica e quindi può rappresentare una valida alternativa al consumo di proteine di origine animale (carne, pesce, uova e formaggio).

I benefici per la pelle

Studi scientifici recenti hanno attribuito all'orzo un elevato potere anticancerogeno e antiossidante, grazie alla presenza dell'enzima superossidodismutasi, la cellula spazzino per eccellenza, che "ripulisce" la nostra pelle dai radicali liberi permettendole di non accumulare tossine.
Questa sostanza inoltre aiuta a mantenere umide le mucose ed elastici i tessuti cutanei: tutte situazioni che contrastano i processi di invecchiamento.

Ingredienti	Quantità indiv.	unità ORAC
Zucca	125 g	495
Patate	100 g	1058
Porri	20 g	114
Sedano	150 g	275
Olio extravergine di oliva	1 cucchiaio (10 g)	37
Lenticchie secche	15 g	1092

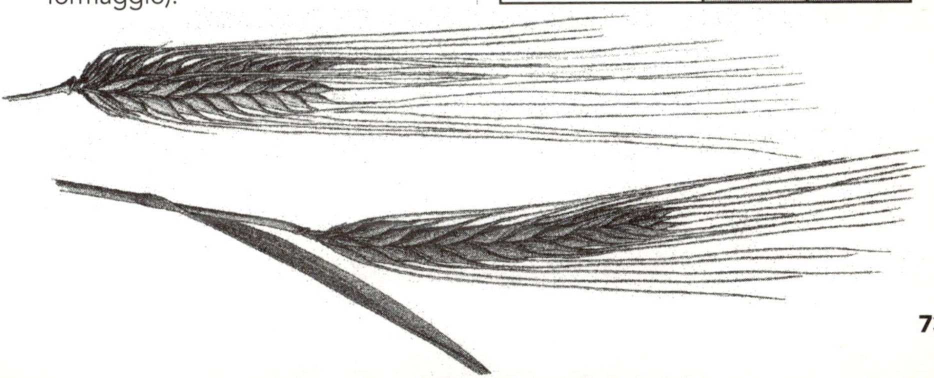

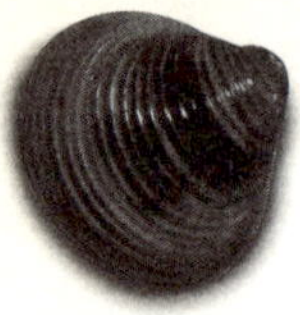

FREGOLA SARDA CON VONGOLE E BROCCOLO VERDE

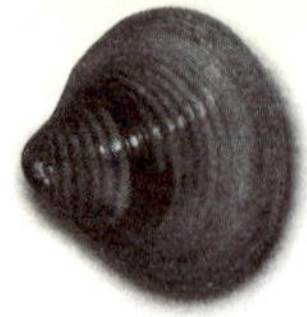

TEMPO DI PREPARAZIONE: 30 MINUTI + 30 MINUTI PER LO SPURGO DELLE VONGOLE

TEMPO DI COTTURA: 40 MINUTI

GRADO DI DIFFICOLTÀ:

INGREDIENTI PER 4 PERSONE

250 g di fregola sarda
• 500 g di vongole fresche
• 1 broccolo verde • 2 spicchi di aglio
• ½ bicchiere di vino bianco secco
• olio extravergine di oliva
• peperoncino (se gradito) • pepe nero • sale

● Scottare il broccolo verde dopo averlo diviso in cimette. Scolarlo e conservare l'acqua di cottura: servirà per cucinare la fregola.

● Lavare bene le vongole e, se necessario (chiedendolo al rivenditore che le ha fornite), metterle a spurgare in acqua e sale grosso per mezz'ora circa prima di cucinarle.

● Far rosolare l'aglio e l'olio con il peperoncino, quindi, mantenendo la fiamma alta, aggiungere le vongole ben lavate e scolate. Coprire e rimestare ogni tanto, fino a quando i molluschi non si saranno aperti tutti. Sfumare con il vino bianco, sempre a fuoco vivo, quindi spegnere e scoprire il tegame (per evitare che le vongole continuino a cuocersi con il loro vapore, e si induriscano); aggiungere una spruzzata di pepe nero. Quando si sono raffreddate, sgusciarle e raccoglierle in un piatto.

● Filtrare l'acqua di cottura con un colino, aggiungerla a quella dei broccoli e portare a ebollizione. Buttare la fregola sarda e farla cuocere per 15 minuti circa. Regolare di sale.

● Mentre la fregola cuoce, far rosolare in una padella aglio, olio e peperoncino e ripassarvi poi le cime del broccolo scottate. Regolare di sale.

Potere antiossidante:
2572-2772 unità ORAC

● A cottura ultimata, mantecare nella padella dei broccoli la fregola scolata con un mestolo bucato, e per ultime aggiungere le vongole. Mescolare il tutto per far insaporire insieme i vari ingredienti. Mantenere il piatto leggermente brodoso (con l'acqua di cottura). Completare con un filo di olio extravergine di oliva a crudo.

È possibile acquistare vongole o lupini di ottima qualità anche nei supermercati. Certo, le famose "vongole di mare", non coltivate (ma pressoché impossibili da trovare) o coltivate in mare, avrebbero tutt'altro sapore!

L'ingrediente da segnalare

LA FREGOLA

La fregola (chiamata anche "fregula" o "pistizone") è un prodotto tipico della cucina artigianale sarda. Ma molti sono gli indizi che ne fanno un piatto arabo: pare sia in realtà arrivata con la prima incursione araba nell'Isola di Sant'Antioco, e poi riletta in chiave sarda. Il suo nome deriva dal verbo "frisare", cioè sminuzzare: in italiano significa infatti briciolina, piccolo frammento.

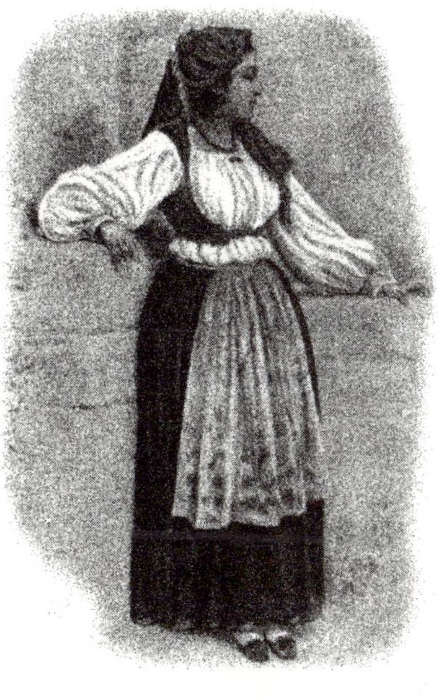

Questa speciale tipologia di pasta secca si presenta alla vista come il cous cous, ma di dimensioni lievemente più grandi; la sua granulometria è comunque diversa a seconda delle zone di produzione.

Si tratta di sfere irregolari ricavate con una procedura lunga e faticosa, vanto delle donne sarde: la semola grossa di grano duro viene lavorata a mano con poco sale, prima strofinandola contro la parete di una pentola di coccio, poi essiccandola naturalmente e infine tostando il tutto. Il colore finale è piacevolmente dorato. La lunga lavorazione artigianale oggi è effettuata a macchina, rendendo più facile (ed economico) reperire questo prodotto.

Si cucina dopo averla lessata per una quindicina di minuti: tipica è la preparazione con pecorino e pomodoro fresco (la classica "incasada") oppure con lumache o ancora, ottima, nelle minestra o nei brodi di carne o pesce.

Parlando in termini di apporto energetico, 100 g di prodotto equivalgono a 350 calorie.

Un piatto di fregola accompagnata da verdure assicura un buon equilibrio tra carboidrati, proteine e vitamine. Il contenuto di proteine è nettamente superiore a quello riscontrato nella farina di frumento. Notevole infine è l'apporto di ferro, fosforo e vitamine come tiamina e niacina.

I benefici per la pelle

Un alimento "povero", ma una grande sorgente di antiossidanti: se consideriamo il suo contenuto in luteina (carotenoide ad alta potenza), lo ritroviamo in quantità cinque volte superiori che nella farina di frumento (5,88 ppm – parti per milione – nella semola contro 0,88 ppm nel frumento); di qui l'elevata capacità salutare di questo cibo per la nostra pelle. La luteina e il betacarotene in essa contenuti assicurano quella quantità di *scavengers* (enzimi che combattono i radicali liberi) superiore anche a quello esplicato dalle uve rosse, prese come antiossidanti di riferimento.

Il tutto è ulteriormente potenziato dalla presenza di flavonoidi, tocoferoli e fitati, nonché di acido ferulico, utilizzato anche in preparazioni cosmeceutiche (ovvero in creme a metà tra il farmaco e il cosmetico), per la sua elevata efficacia antietà.

Un po' come dire che possiamo mangiare e "incremare" la pelle con lo stesso principio attivo.

Ingredienti	Quantità indiv.	unità ORAC
Broccoli	150 g	2265
Aglio	2 g	114
Peperoncino	1 g	197
Vino bianco	15 g	59
Olio extravergine di oliva	1 cucchiaio (10 g)	37

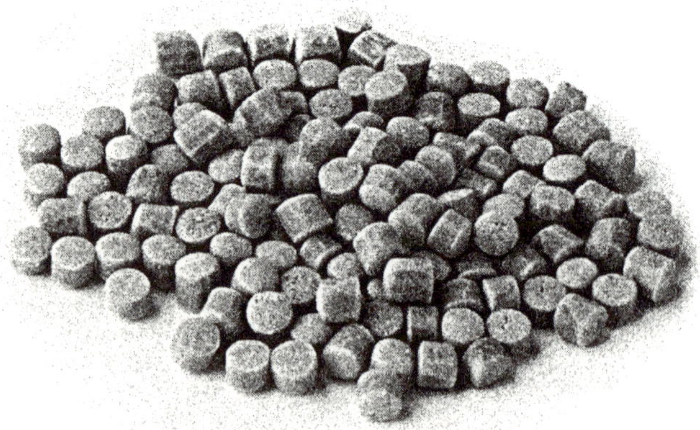

Riprendiamoci il tempo e le zuppe di legumi

Vi svelerò ora qualcosa di più della mia adolescenza, legato al ricordo di mia madre e delle fantastiche minestre che mi preparava la sera, al rientro dopo le tante ore che passavo in palestra.

Molte volte l'ingrediente principale di quei pasti sostanziosi erano i legumi, allora considerati tra i cibi più accessibili per chi non era davvero ricco, come noi. C'è molta dolcezza in quei ricordi, ma non è solo la nostalgia a farmi considerare quei piatti ancora ricchi di qualità importanti.
Con il passare del tempo abbiamo perso la sana abitudine di consumare legumi. Colpa soprattutto della compressione del tempo, che ci impone (anche quando non ce ne sarebbe motivo) di fare della velocità la parola d'ordine di ogni gesto quotidiano. Prima di tutto il cucinare. E i legumi, si sa, richiedono una preparazione complessa, con tempi lunghi.
Ma grazie a una tendenza inversa, dopo tanti anni in cui abbiamo consumato soprttutto proteine animali, oggi stiamo tornando ad apprezzare tutte le qualità di quelle vegetali, così fagioli, lenticchie, fave, ceci, soia, piselli sono tornati protagonisti – o tra gli interpreti principali – di gradevolissime zuppe e minestre.
I legumi sono un'ottima fonte di proteine: ne contengono quasi quanto la carne (soprattutto se consideriamo quelli secchi). Inoltre sono ricchi di fibre, amminoacidi, sali minerali, vitamine e fosforo. Sono molto energetici ma contengono pochi grassi, quindi risultano un alimento ottimo anche in un regime dietetico rigoroso.

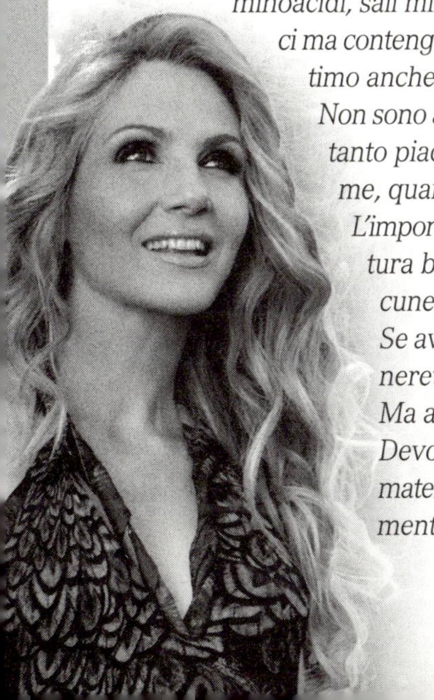

Non sono alimenti adatti solo alle temperature fredde: sono tanto piacevoli caldi d'inverno, in zuppe, minestre e creme, quanto graditi freddi in insalata, d'estate.
L'importante è cuocerli bene. Per diminuire i tempi di cottura basta lasciarli prima in ammollo in acqua per alcune ore, anche un giorno intero.
Se avete problemi di digestione, passateli (così eliminerete le bucce) e otterrete delle gustose creme.
Ma attenzione: non utilizzateli come contorno.
Devono rigorosamente sostituire le proteine: consumateli da soli o con una manciata di carboidrati per aumentarne il potere saziante.

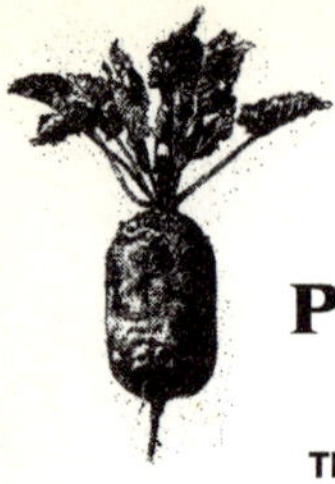

PANCOTTO CON BIETA, POMODORINI E UOVA DI QUAGLIA

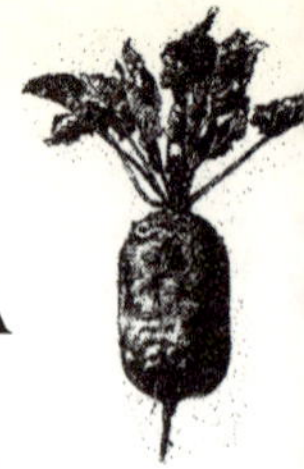

TEMPO DI PREPARAZIONE: 10 MINUTI - TEMPO DI COTTURA: 20 MINUTI

GRADO DI DIFFICOLTÀ:

INGREDIENTI PER 4 PERSONE

4 fette di pane raffermo (preferibilmente di segale, ma anche di mais, di farro o più semplicemente integrale) • 500 g di bieta • 1 cipolla bianca • 12 pomodorini Pachino • 16 uova di quaglia • olio extravergine di oliva • pepe bianco • sale

- Scottare la bieta in una pentola riempita per metà di acqua. Scolarla e tagliuzzarla (anche con le forbici da cucina: si fa rapidamente!). Conservare l'acqua di cottura.
- Far rosolare la cipolla tagliata a fettine finché non imbiondisce, ma senza farla bruciare. Aggiungere i pomodorini tagliati a metà, regolare di sale e lasciar cuocere fino a ottenere un sughetto, nel quale riversare poi la bieta e la sua acqua di cottura. Regolare di sale e far insaporire, mantenendo comunque una certa brodosità.
- In questo brodetto, a fuoco lento, adagiare le fette di pane (il pancotto è pane raffermo ammollato nel brodo della verdura) e le uova di quaglia, aperte precedentemente e delicatamente in un piatto. La difficoltà di questo piatto sta proprio in questo: il guscio delle uova di quaglia è molto sottile e bisogna aprirle con molta attenzione per evitare che si rompano. Può essere d'aiuto un coltello a seghetto, con il quale esercitare una pressione leggerissima sul guscio.
- Far riprendere un solo bollore a tegame coperto, spegnere e servire subito, per evitare che le uova si rassodino: devono infatti rimanere rapprese solo nell'albume, mentre il tuorlo deve essere liquido.
- Distribuire una fetta di pane e quattro uova per commensale: le verdure faranno da base al piatto, sopra ci sarà la fetta di pane, infine le uova.
- Completare con una spolverata di pepe bianco.

Potere antiossidante:
3904-4104 unità ORAC

L'ingrediente da segnalare
LA BIETA

Originaria del bacino del Mediterraneo, è una varietà di barbabietola da orto. Della bieta (o bietola) da coste (*Beta vulgaris* var. *cycla*), si utilizzano sia le foglie che le coste, della bieta da foglie, o erbetta, si utilizzano invece prevalentemente le foglie, piccole e molto simili a quelle degli spinaci.
Il suo uso in cucina è molto diffuso in Italia, essendo molto versatile e quindi adatta a numerose preparazioni: all'agro, saltata in padella, come ripieno di sformati e frittate, o ancora nei minestroni e nelle zuppe.
Va acquistata freschissima e consumata dopo breve tempo: è infatti molto deperibile e, tra l'altro, la cottura distrugge parte del suo contenuto vitaminico, soprattutto per quello che riguarda la vitamina C. È ricca di acqua e di fibre. Le vitamine maggiormente rappresentate sono la vitamina A, presente anche come betacarotene, e la K. Discrete sono anche le quantità di vitamina C presenti.

I benefici per la pelle

La vera ricchezza della bieta è rappresentata dal suo contenuto in sali minerali, tra i quali spicca il potassio, ma anche il ferro (il cui assorbimento viene facilitato dall'utilizzo del limone, per esempio nella bieta all'agro) e il magnesio; per questo motivo risulta utile quando si vogliono affrontare le cadute di capelli dovute all'invecchiamento o lo sfaldamento delle unghie, anch'esso conseguenza inevitabile dell'invecchiamento.
È infine molto ricca di luteina e zeaxantina, due carotenoidi ad azione antiossidante, che troviamo anche in tutte le verdure a foglie verdi, importantissimi per il corretto funzionamento dei meccanismi *anti-aging*.

Ingredienti	Quantità indiv.	unità ORAC
Pane raffermo	40 g	840
Bieta	125 g	2220
Cipolle bianche	40 g	268
Pomodorini	60 g	232
Pepe bianco	1 g	407
Olio extravergine di oliva	1 cucchiaio (10 g)	37

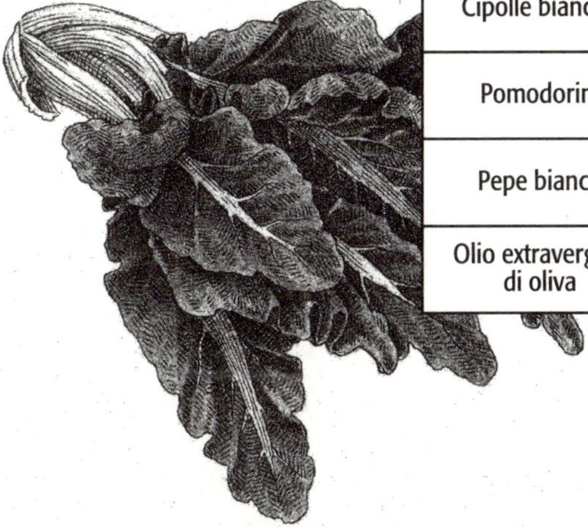

PASTA AI FAGIOLINI E POMODORINI

CON PEPERONCINO FRESCO

TEMPO DI PREPARAZIONE: 10 MINUTI - TEMPO DI COTTURA: 20 MINUTI

GRADO DI DIFFICOLTÀ:

INGREDIENTI PER 4 PERSONE

320 g di pasta corta tipo penne, mezze maniche o tortiglioni • 500 g di fagiolini verdi, teneri e sottili • 300 g di pomodorini (varietà Pachino o Piccadilly) • 1 peperoncino fresco • 1 cucchiaino di concentrato di pomodoro • 2 teste di aglio fresco, se è stagione (altrimenti 1 spicchio di aglio) • olio extravergine di oliva • basilico fresco • sale

- Lessare i fagiolini in una pentola capiente: nella loro acqua di cottura cucineremo poi anche la pasta. Scolarli e tagliarli a pezzetti da 2 cm circa ciascuno.
- Far rosolare in un tegame largo il peperoncino tagliato a dadini con l'aglio e aggiungere i pomodorini e il concentrato di pomodoro insieme a 2 cucchiai di acqua di cottura dei fagiolini. Far ritirare il sughetto, quindi aggiungere i fagiolini e farli insaporire.
- Nel frattempo cucinare la pasta nell'acqua di cottura dei fagiolini e regolare di sale: l'acqua non va salata quando si cucinano le verdure, soprattutto se dopo vogliamo utilizzarla per cucinare altro, pasta compresa.
- Scolare la pasta al dente con un mestolo forato (meglio ancora uno scolagnocchi) e mantecarla a fuoco vivace nel sugo di fagiolini.
- Alla fine aggiungere un filo di olio extravergine di oliva, il basilico e l'aglio fresco, se è stagione, tagliato a fettine sottili.

L'aglio fresco è molto più delicato e profumato di quello secco, per questo è piacevole da mangiare anche crudo. Lo si può reperire in primavera, ma

Potere antiossidante:
3456-3656 unità ORAC

solo per pochissimo tempo: poche settimane ed è già sparito dai banchi di verdura.
Un buon espediente per goderne più a lungo è surgelarlo dopo averlo lavato e pulito dalle foglie in eccesso, per utilizzarlo al bisogno, direttamente dove occorre, senza scongelarlo.

L'ingrediente da segnalare
I FAGIOLINI

I fagiolini, o *Phaseolus vulgaris*, hanno la stessa origine dei fagioli. Sono disponibili in diverse varietà, che si distinguono tra loro per la grandezza e per il colore; sono gli unici legumi che si consumano con il baccello.
I loro valori nutritivi sono leggermente inferiori rispetto agli altri legumi, perciò, pur facendo parte di quel gruppo alimentare, sono considerati una verdura. Sono ricchi di acqua e sono una buona fonte di vitamine, potassio e calcio.

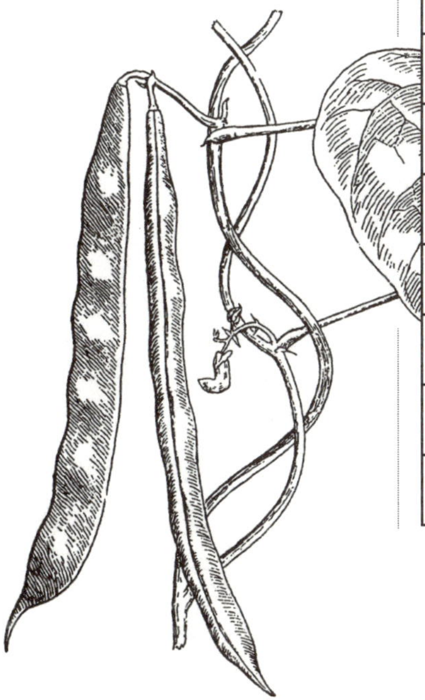

I benefici per la pelle

I fagiolini, grazie anche la stagionalità dell'alimento fresco, sono un ottimo cibo estivo che, in virtù dell'alto contenuto di vitamine A e C, possono contrastare i danni dei bagni di sole e rallentare i processi dell'invecchiamento cutaneo. L'alto contenuto di vitamina A li rende particolarmente indicati per difendere la pelle dai danni del fumo.

Ingredienti	Quantità indiv.	unità ORAC
Fagiolini	125 g	999
Pomodorini	75 g	290
Olio extravergine di oliva	1 cucchiaio (10 g)	37
Peperoncino	1 g	197
Aglio	2 g	114
Basilico fresco	3 g	144
Concentrato di pomodoro	3 g	15
Pasta	80 g	1760

La mamma, una minestra e una macchina da cucire

Ed eccolo, il ricordo centrale della mia adolescenza: una minestra calda. E la mamma, stanca, che mi aspettava alla macchina da cucire.

Per molti bambini, la minestra è un incubo. Per me, una speciale madeleine, *che mi riporta immediatamente alle mie cene solitarie di quando il futuro era uno spazio bianco da riempire.*
Dopo le scuole medie ho frequentato un corso come operatrice turistica. Passavo tutta la mattina a scuola, tornavo a casa intorno alle quattordici – ma allora dicevo "alle 2" – in tempo per mangiare qualcosa davanti alle mie telenovelas preferite: Dancin' Days *e* Ciranda de Pedra.
Smaltivo velocemente i compiti per il giorno dopo e poi, borsa in spalla, volavo in palestra, dove passavo il resto della giornata.
Nella vita ogni giorno interpretiamo molti ruoli, a seconda delle circostanze e dei luoghi in cui ci troviamo; in famiglia, per esempio, sono madre, moglie, datrice di lavoro... Poi c'è la vita pubblica, il mio lavoro...
In quella palestra, cioè in un unico luogo, ho svolto tutti i ruoli possibili. Ho iniziato come segretaria, ho continuato come insegnante alle bambine più piccole e infine sono diventata l'assistente del maestro. Quella palestra è un po' il mio "posto delle fragole". Il luogo dove si concentrano più ricordi.
Per me, è come se ne fossi uscita ieri. Uno spazio piccolo in cui riuscivamo a ballare almeno in trenta. A metà lezione non potevamo più guardarci allo specchio, che copriva un'intera parete, perché era tutto appannato.
Ogni sera tornavo a casa tardi, intorno alle ventitré. Un orario strano, per una cena in famiglia. Infatti non c'era volta in cui cenassi in compagnia.
Quando aprivo la porta, molto spesso, trovavo mia madre ancora alle prese con l'inseparabile macchina da cucire. Era una sarta instancabile e con il suo lavoro ha portato avanti da sola la famiglia. Come molte donne italiane di quegli anni. Le volte in cui l'ho trovata addormentata nel suo letto si contano sulle dita di una mano. Un saluto veloce e puntavo dritto in cucina; sapevo che sui fornelli avrei trovato quello che mi sembrava un piccolo tesoro: una bella pentola di minestra ancora calda. Io arrivavo con un appetito incredibile e quel piatto in quelle notti mi sembrava il più buono del mondo. Pensandoci bene, mia madre era proprio brava a prepararlo. C'era anche un piccolo elemento di curiosità e di attesa, perché ogni sera era una minestra diversa: con i fagioli, le patate,

i ceci, le lenticchie... Tutte cremose, gustose e soprattutto calde: quello che ci voleva per placare la mia fame dopo sei ore di palestra. E per scaldarmi nel freddo delle notti invernali.
Ripensandoci oggi, quel piatto era ricco di proprietà nutritive (carboidrati e legumi altamente proteici) e allo stesso tempo economico.
Nell'infanzia e nell'adolescenza non mi è mai mancato nulla, ma sapevo che non c'era spazio per i capricci o le voglie inutili. Mamma era una capofamiglia fantastica, sapeva gestire il budget mensile con grande sapienza. Fare la spesa era un'arte: la carne si mangiava al massimo una volta alla settimana, e naturalmente la pasta era uno degli alimenti più frequenti.
Rientrando sempre tardi, mamma preferiva prepararmi le minestre, perché più "riposavano", più erano saporite. Quindi lei poteva prepararle anche un po' di tempo prima. La pasta invece andava preparata al volo e tante volte la mia fame non poteva aspettare neanche i sette minuti dello spaghetto al dente!
In quelle minestre c'era tutto il suo amore.
Oggi quei momenti mi mancano tanto.
E quando ci ripenso, sale una dolce e calda nostalgia.

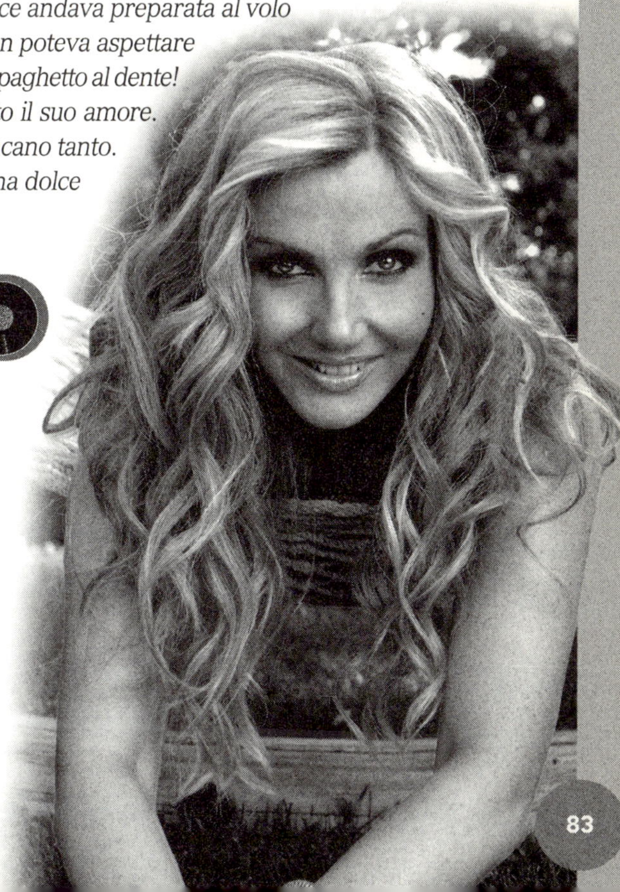

MUSICA CONSIGLIATA

Merry Christmas Mr. Lawrence
Ryuichi Sakamoto

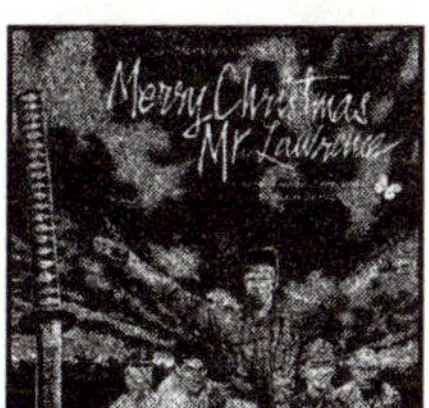

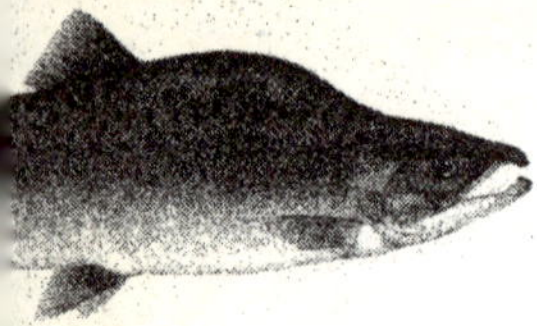

PASTA AL SALMONE

IN SALSA DI YOGURT, CETRIOLI, ERBA CIPOLLINA E ANETO

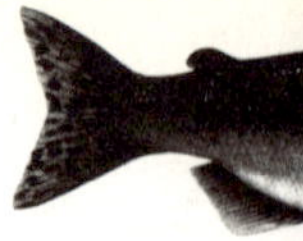

TEMPO DI PREPARAZIONE: 10 MINUTI + 20 MINUTI DI MARINATURA
TEMPO DI COTTURA: A SECONDA DELLA PASTA SCELTA
GRADO DI DIFFICOLTÀ: 🍲
INGREDIENTI PER 4 PERSONE

350 g di pasta tipo farfalle
• 200 g di salmone fresco in un unico pezzo (senza spine e senza pelle)
• 1 vasetto di yogurt bianco magro da 125 g • 1 cetriolo piccolo
• un mazzetto di erba cipollina • un mazzetto di aneto
• olio extravergine di oliva • aceto di vino • pepe • sale

● Tagliare a dadini il più piccoli possibile il salmone e metterlo in una terrina con lo yogurt, l'erba cipollina e l'aneto sminuzzati (tenete però qualche fogliolina da parte per guarnire il piatto alla fine), sale e pepe abbondanti, olio extravergine di oliva. Amalgamare il tutto e lasciare marinare in frigorifero per 20 minuti circa.
● Tagliare a fettine sottili il cetriolo e condirlo con sale, pepe, olio e una goccia di aceto.
● Lessare le farfalle al dente e scolarle. Condirle con la marinata di salmone mescolando velocemente e facendo amalgamare bene tra loro gli ingredienti. Regolare di sale, quindi aggiungere il cetriolo e il resto delle erbette a guarnire.

Questo è un piatto prevalentemente estivo, non a caso è buonissimo anche freddo. L'importante è che il salmone sia freschissimo e tagliato in dadini piccolissimi, in modo che, oltre alla marinatura, in pratica lo cuocia il calore della pasta appena scolata. Se la consistenza del piatto risulta troppo densa, si può aggiungere qualche cucchiaio di acqua calda di cottura della pasta. Il cetriolo deve essere condito a parte per evitare che acidifichi troppo lo yogurt, e aggiunto solo alla fine.

Potere antiossidante:
2492-2692 unità ORAC

L'ingrediente da segnalare
IL SALMONE

Il salmone è un pesce tipico dei mari freddi del Nord. Il migliore è quello che cresce libero perché, grazie al movimento continuo, la carne è compatta e la quantità di grassi inferiore a quella del salmone di allevamento.

I benefici per la pelle

I salmoni sono considerati pesci "grassi", in realtà sono costituiti principalmente da acidi grassi Omega 3, che hanno un effetto positivo sui livelli di colesterolo. Sono anche una buona fonte di acido eicosapentaenoico (EPA), protettore dei grandi vasi, oltre che di proteine ad elevato valore nutrizionale, di vitamina A e D, di fosforo e di ferro. La presenza di acidi grassi essenziali significa riuscire a idratare in profondità, rendendo sani pelle, capelli e unghie. La vitamina C aiuta le cellule cutanee a riparare i tessuti rapidamente e a sostenere il tessuto connettivo, l'impalcatura che evita i cedimenti dell'età.

Ingredienti	Quantità indiv.	unità ORAC
Pasta	80 g	1760
Cetriolo	25 g	35
Erba cipollina fresca	20 g	419
Pepe nero	1 g	341
Olio extravergine di oliva	1 cucchiaio (10 g)	37

UN PIZZICO DI
ERBA CIPOLLINA

L'erba cipollina (*Allium schoenoprasum*) appartiene alla famiglia delle Alliacee, la stessa di aglio e cipolla, rispetto ai quali ha però un aroma più delicato, che la rende un'erba molto amata in cucina, dov'è utilizzata su burro, zuppe e pesce. Contiene vitamina C e fosforo.

I benefici per la pelle

Principio attivo comune a tutte le erbe aromatiche sono gli oli essenziali, che conferiscono loro il caratteristico profumo: anche l'erba cipollina ne è ricca, e recenti studi hanno confermato le sue proprietà di garantire una difesa importante contro lo stress ossidativo.

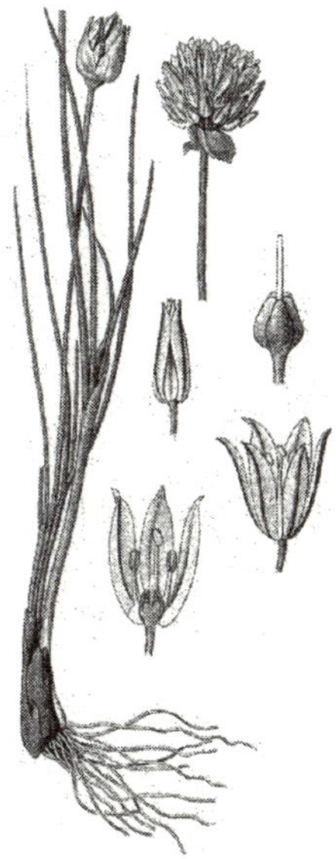

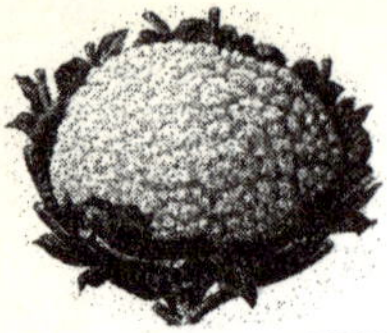

PASTA CON CAVOLFIORE

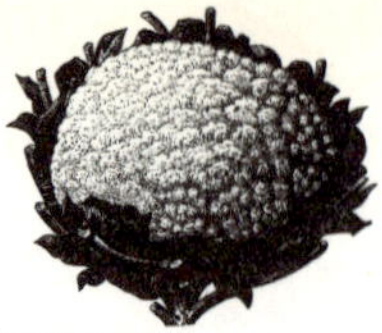

TEMPO DI PREPARAZIONE: 10 MINUTI - TEMPO DI COTTURA: 15 MINUTI

GRADO DI DIFFICOLTÀ:

INGREDIENTI PER 4 PERSONE

400 g di pasta fresca (orecchiette, fusilli, trofie)
• 1 cavolfiore medio-grande (o 1 broccolo verde o siciliano)
• 2 spicchi di aglio • olio extravergine di oliva
• peperoncino fresco • sale
• pecorino romano grattugiato

• Dividere il cavolfiore a cimette, anche la parte fogliacea che lo caratterizza, e lasciarlo a bagno con acqua fredda e 1 cucchiaio di bicarbonato per 3-4 minuti. Sciacquare bene e metterlo in una zuppiera in modo da non scolarlo dall'acqua completamente.

• Far rosolare in un tegame largo i 2 spicchi di aglio e il peperoncino fresco tagliato a pezzetti (assaggiarlo prima con la punta della lingua per valutarne la piccantezza e regolarne la quantità).

• Rimuovere l'aglio quando è imbiondito e aggiungere le cime di cavolfiore con la loro acqua trattenuta. Rimestare a fuoco vivo per pochi minuti, quindi abbassare la fiamma, coprire, regolare di sale e far cuocere a fuoco lento e tegame coperto per 15 minuti circa (il tempo potrà essere più lungo se il broccolo è più duro o se le cime sono tagliate più grandi). La cottura sarà terminata quando, affondando la forchetta nel torsolo delle cime, si percepirà la morbidezza del cavolfiore senza che sia sfatto.

• Cuocere la pasta fresca in abbondante acqua salata, scolarla e mantecarla nel tegame del cavolfiore a fuoco vivace per qualche minuto.

• Aggiungere un filo di olio extravergine a crudo e il pecorino romano grattugiato.

La cottura del cavofiore senza preventiva bollitura ne esalta il sapore e la fragranza. Inoltre ne preserva tutte le preziose proprietà.

**Potere antiossidante:
3753-3953 unità ORAC**

L'ingrediente da segnalare
IL CAVOLFIORE

L'origine di questo ortaggio si perde nel tempo. Il cavolfiore altro non è che il fiore della *Brassica Oleracea* non ancora sbocciato, che resta racchiuso tra strati di foglie verde scuro, ragione del suo colore bianco. Ha provate proprietà anticancerogene.

Pur avendo un modesto valore energetico, è una buona fonte di potassio, rame, niacina, vitamina C, acido folico e vitamine del gruppo B, soprattutto B5, che aiuta a mantenere l'equilibrio ormonale e la funzionalità del sistema immunitario.

Tra tutte le varietà di cavolo, il cavolfiore è la più digeribile.

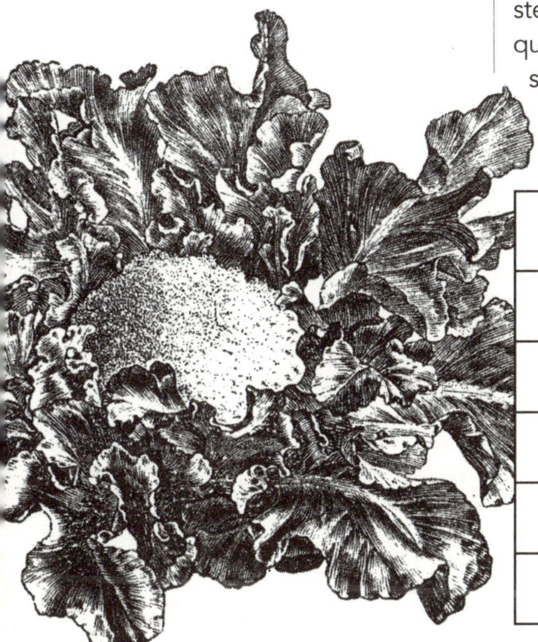

I benefici per la pelle

Le conoscenze attuali indicano che per mangiare sano bisogna colorare la tavola, prediligendo le verdure gialle, arancio e viola per il loro alto contenuto in carotenoidi; nel caso del cavolo occorre invece sfatare il mito: pur essendo bianco, difatti, contiene alte dosi di allucina ed è una buona fonte di polifenoli; è dimostrato che le cellule della pelle trattate con polifenoli e poi esposte agli ultravioletti sono più protette e, soprattutto, riducono l'attivazione delle metalloproteasi.

Cosa sono le metalloproteasi e che relazione hanno con le rughe? Semplice: sono enzimi che "mangiano" il collagene normale e quindi favoriscono l'invecchiamento.

Con un po' di cavolo nella dieta sosteniamo perciò la pelle, soprattutto quella degli adolescenti che troppo spesso si sottopongono a sedute sui lettini abbronzanti senza alcuna precauzione.

Ingredienti	Quantità indiv.	unità ORAC
Cavolfiore	150 g	1305
Aglio	2 g	114
Peperoncino	1 g	197
Olio extravergine di oliva	1 cucchiaio (10 g)	37
Pasta	100 g	2200

PASTA DI FARRO
CON VERDURE GRIGLIATE E MENTUCCIA

TEMPO DI PREPARAZIONE: 15 MINUTI - TEMPO DI COTTURA: 1 ORA
GRADO DI DIFFICOLTÀ: 🍳 • INGREDIENTI PER 4 PERSONE

320 g di pasta integrale di farro, corta o lunga a piacere
• 1 kg tra zucchine, peperoni, melanzane, cipolle rosse di Tropea
• 300 g di pomodori secchi • mentuccia fresca
• 2 spicchi di aglio • 1 cucchiaio di origano secco • olio extravergine di oliva
• peperoncino fresco o secco (se gradito) • sale
• Parmigiano Reggiano grattugiato

• Tagliare a pezzettini le verdure, lavate e asciugate. Oggi nei mercatini rionali, come anche nei supermercati, è possibile trovare tutte le verdure necessarie per questo piatto – la "peperonata" – già tagliate e lavate. L'importante è cucinarle a brevissimo tempo dall'averle comprate, altrimenti si rischia che si bagnino troppo. Portare il forno a 200-250 °C e aspettare che si scaldi bene.
• Nel frattempo far rinvenire i pomodorini secchi per 7-8 minuti circa in poca acqua bollente. Scolarli e asciugare l'acqua in eccesso con la carta assorbente da cucina.
• Disporre le verdure e i pomodori in una teglia con gli spicchi di aglio. Condire con olio, sale, pepe, peperoncino (se gradito), origano e mentuccia. Mescolare con le mani in modo che le verdure si condiscano bene.
• Infornare per 50 minuti/un'ora, avendo l'accortezza di mescolare ogni tanto le verdure e ridistenderle in piano nella teglia. Far attenzione che non si brucino o si disidratino troppo. A fine cottura le verdure si presenteranno cotte come grigliate, ma morbide e insaporite.
• Cuocere al dente la pasta di farro, scolarla e condirla con le verdure cotte, mescolando bene perché tutti i sapori si amalgamino. Rimuovere gli spicchi di aglio.
• Completare con un filo di olio extravergine di oliva e foglioline di mentuccia fresca.

Potere antiossidante:
6236-6436 unità ORAC

L'ingrediente da segnalare
IL FARRO

Il farro è una pianta della famiglia delle Graminacee che può essere considerata la più antica varietà di frumento coltivata dall'uomo. Se ne contano tre varietà principali: il *Triticum dicoccum* (il più comune in Italia; il Farro della Garfagnana è un IGP), il *Triticum spelta* e il *Triticum monococcum*, meno diffuso per la sua scarsa resa.

Oggi decisamente apprezzato sulle nostre tavole, viene ritenuto una scoperta recente; in realtà pare essere originario della Palestina, dove era l'alimento base della dieta quotidiana in virtù della sua facile coltivabilità.

Il farro è ampiamente utilizzato per la preparazione di zuppe, minestre e derivati dei cereali quali biscotti e pasta. È invece meno indicato per la preparazione di farine per dolci o pane in quanto, avendo poco glutine – una proteina che conferisce "collosità" all'impasto – lievita con più difficoltà delle farine di altri cereali. In compenso ha un tempo di cottura inferiore rispetto alla pasta di semola o al riso, e un valore nutrizionale del tutto sovrapponibile.

Il farro decorticato ha un valore nutritivo migliore rispetto al farro perlato (a cui sono stati tolti gli strati esterni della corteccia), è più ricco di fibre e durante la cottura assorbe un'ingente quantità di acqua, che porta un notevole indice di sazietà, il che lo rende particolarmente prediletto nei regimi dietetici dimagranti.

I benefici per la pelle

Il farro rappresenta una discreta fonte di proteine e vitamine del gruppo B, tra cui spicca la niacina.

Il germe, che costituisce la parte centrale del seme, contiene buone quantità di acido linoleico, della serie Omega 6, indispensabile per la salute. L'alto contenuto di Omega 3 ne fa una sorgente di idratazione e di ricostituente per la pelle. Non a caso era tradizionalmente utilizzato nelle zone soleggiate e come "ricostituente" dopo grandi fatiche agricole.

Oggi sappiamo che l'elasticità cutanea diminuisce con il passare degli anni ed è una delle cause principali di una cute invecchiata e priva di tono.

Studi recenti hanno testato estratti della varietà di farro *Triticum dicoccum* per valutare la capacità di inibire gli enzimi responsabili della degradazione di fibre elastiche e collagene, rispettivamente l'elastasi e la collagenasi.

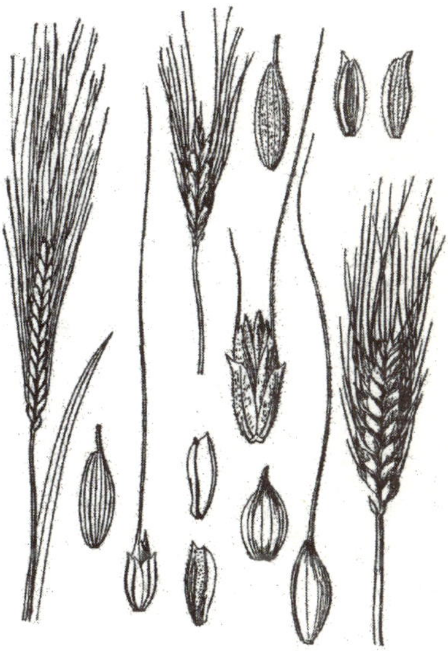

Questo estratto *in vitro* ha ridotto l'attività di tali enzimi e, successivamente impiegato in formulazioni cosmetiche, ha migliorato l'elasticità cutanea (misurata con il Cutometer®, un apparecchio che, attraverso un meccanismo di aspirazione sulla cute, rileva il grado di elasticità cutanea in base alla compattezza del collagene e del tessuto elastico) e ha ridotto la profondità delle rughe del 36% (effetto documentato attraverso la lettura dei rilievi dell'epidermide, che sono proporzionali alla profondità delle rughe, fatta su calco e non direttamente sulla persona).

Ingredienti	Quantità indiv.	unità ORAC
Zucchine	70 g	126
Peperoni rossi	60 g	493
Melanzane	60 g	559
Cipolle rosse	60 g	912
Peperoncino	1 g	197
Mentuccia fresca	2 g	280
Aglio	2 g	144
Origano secco	1 g	1753
Olio extravergine di oliva	1 cucchiaio (10 g)	37
Pasta integrale di farro	80 g	1835

UN PIZZICO DI MENTUCCIA

La mentuccia è originaria delle zone montane del Mediterraneo, ed è un aroma molto utilizzato in cucina per la preparazione di numerose ricette a base di carne, pesce e verdure.
Le foglie di mentuccia, che possono essere utilizzate sia fresche che essiccate, vengono generalmente tritate ed hanno un aroma molto simile a quello della menta.

I benefici per la pelle

Decongestionante e purificante, può essere inserita a pieno titolo in un regime antietà, perché fa respirare meglio la nostra pelle e utilizzare maggiormente l'ossigeno cutaneo. Le cellule della pelle, come d'altronde tutte le cellule di un organismo vivente, hanno infatti un loro "apparato di respirazione": i mitocondri, ovvero i polmoni di ogni cellula. Tutto quanto favorisce la funzione di questi organelli fa respirare meglio la struttura cellulare e la mantiene in forma.
La mentuccia è una delle tante spezie che favorisce questo meccanismo.

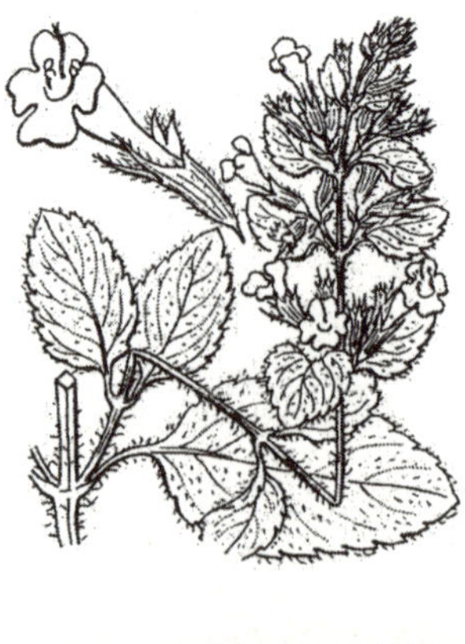

Quegli alternativi dei cereali

Sono alternativi, ma non sono snob. Anzi, la loro forza è proprio la naturalezza. Che, alla lunga, paga sempre. Anche nella vita.

Sono la prima privilegiata lettrice del libro ideato dalle mie amiche dottoresse, e ho notato con piacere che nelle ricette di Pucci affiora tra l'altro la riscoperta di cereali alternativi al granturco e che sembravano quasi dimenticati...
Mi dicono amici studiosi dei fenomeni del costume che si chiama "teoria dei risvegli" quella che spiega come marchi, prodotti, cibi dimenticati improvvisamente riaffiorino e tornino sulla cresta dell'onda. Il segreto è nella "quasi" dimenticanza: sembravano scomparsi, in realtà il loro ricordo "covava" sotto la cenere.
In questi ultimi anni sono aumentati notevolmente i casi di intolleranza alle farine bianche e agli alimenti troppo raffinati, sia negli adulti che nei bambini. Forse proprio per questa ragione sono stati rivalutati tanti tipi di cereali gustosi e altrettanto nutrienti, che evitano il pericolo di fastidiose allergie.
Farro, kamut, grano saraceno, orzo: c'è solo l'imbarazzo della scelta. Possiamo cucinare direttamente i chicchi in minestre, oppure consumarli sotto forma di pasta.
Andiamoli a conoscere meglio: il farro è il cereale integrale per eccellenza. È famoso per la sua versatilità e per essere il meno calorico in assoluto. Il kamut è un cereale antichissimo, ha un alto contenuto di selenio che è un prezioso antiossidante, inoltre è facilmente digeribile e meno allergizzante del grano. Il grano saraceno è privo di glutine e ricco di proteine di alto valore biologico, è inoltre una buona fonte di fibre e di minerali. L'orzo ha un alto contenuto di calcio e fosforo, e proprietà rinfrescanti e disintossicanti sull'intestino.

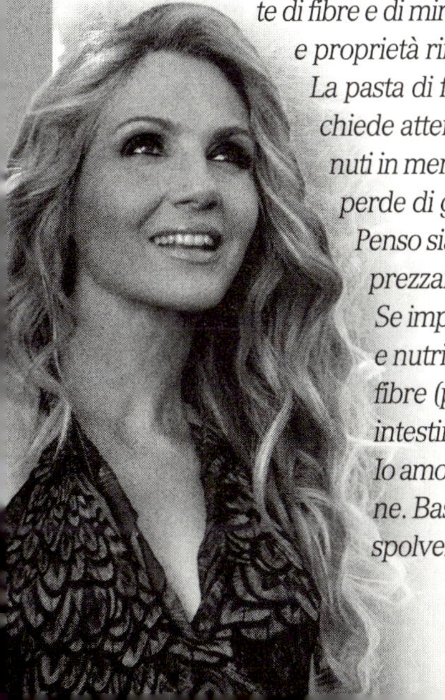

La pasta di farro e di kamut è particolarmente gustosa, ma richiede attenzione in fase di cottura: calcolate sempre due minuti in meno del tempo consigliato sulla confezione, altrimenti perde di grinta (diventa "molliccia").
Penso sia importante abituare i nostri figli a conoscere e apprezzare tutti i cereali. Il gusto si affina da piccoli.
Se imparano a gustarli, la loro dieta si arricchirà di cibi sani e nutrienti e, nel caso dei cereali "alternativi", più ricchi di fibre (particolarmente importanti per facilitare il transito intestinale e per ridurre l'assorbimento dei grassi).
Io amo mescolarli insieme e farne delle zuppe davvero buone. Basta un goccio di olio crudo macinato a freddo e una spolverata di pepe a piacimento.

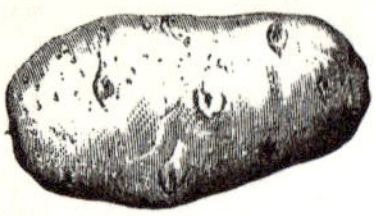

PASTA E PATATE CON PROVOLA AFFUMICATA

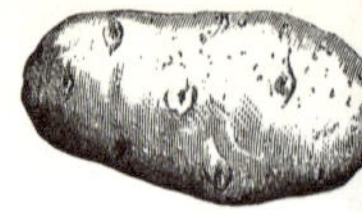

TEMPO DI PREPARAZIONE: 20 MINUTI - TEMPO DI COTTURA: 20 MINUTI

GRADO DI DIFFICOLTÀ: 🍲🍲

INGREDIENTI PER 4 PERSONE

350 g di pasta mista corta
• 4 patate piccole
• 150 g di provola affumicata fresca
• trito di carota (1), sedano (1 gambo) e cipolla (1)
• 10 pomodorini Pachino • 150 g di lardo o guanciale di maiale a dadini
• olio extravergine di oliva • peperoncino fresco (se gradito) • sale • pepe
• Parmigiano Reggiano grattugiato

● Mettere a rosolare a fuoco dolce il lardo o il guanciale insieme al trito di carota, sedano e cipolla e il peperoncino fresco (se gradito). Si può utilizzare, per fare più in fretta, anche un trito pronto surgelato, ma se si ha tempo il trito a fresco e a pezzetti un po' più grandi, specialmente per il sedano, è sicuramente più gustoso. L'importante è far appassire le verdure senza bruciarle. Aggiungere i pomodorini tagliati a spicchi e far ritirare il tutto fino a ottenere un bel sughetto.

● Aggiungere dell'acqua calda e portare a ebollizione. Tagliare le patate a dadini e buttarle nell'acqua bollente. Dopo circa 7/8 minuti versare anche la pasta e portare a cottura, rimestando ogni tanto facendo attenzione a non rompere i dadini delle patate. Regolare di sale.

● A cottura ultimata l'acqua dovrà essere quasi del tutto assorbita, l'eventuale eccesso può essere rimosso con il mestolo e tenuto da parte.

● Tagliare la provola a dadini e versarla sulla pasta ancora in pentola, coprire e lasciar riposare; trascorso qualche minuto, rimestare vigorosamente per amalgamare la provola ormai squagliata alla pasta e patate.

● Versare in una zuppiera e completare con una spolverata di pepe e il formaggio grattugiato. Se necessario, portare in tavola l'acqua di cottura avanzata e aggiungerla a piacere per rendere il piatto più brodoso.

Potere antiossidante:
3559-3759 unità ORAC

La difficoltà di questo piatto sta nel far sciogliere la provola in maniera uniforme, senza che si formi un unico "malloppone" al centro o al fondo della pentola. Ecco perché è importante l'ultimo passaggio: tenete ben coperta la pentola con tutti gli ingredienti e non rimestate il tutto se non dopo qualche minuto.

L'ingrediente da segnalare

LA PATATA

Fino al Settecento la patata ha rappresentato un cibo di élite, solo in seguito, con le carestie che afflissero l'Europa alla metà del secolo, diventò il "pane quotidiano" per le famiglie più povere, grazie al basso costo e al rendimento elevato della sua pianta (*Solanum Tuberosum*).

La parte commestibile è il tubero; ha un apporto calorico che è circa un quarto rispetto alla pasta, ma un potere saziante decisamente inferiore. L'apporto glucidico è quasi del tutto dovuto all'elevata presenza di amido, che la rende più simile ai cereali che non alle verdure.

La patata è ricca di sali minerali e vitamine importanti per i nostri tessuti e per il nostro organismo. Inaspettatamente, è una buona fonte di vitamina C, ed è per questo che è un alimento base nelle diete delle popolazioni del Nord, dove il clima non rende possibile la produzione di agrumi. Non le mancano poi vitamine del gruppo B quali tiamina, niacina, piridossina, acido folico e acido pantotenico, nonché sali minerali. Per mantenere quasi inalterato il suo prezioso valore nutritivo, si consiglia di cucinarla con la buccia, per evitare che i sali minerali si disperdano nell'acqua di cottura.

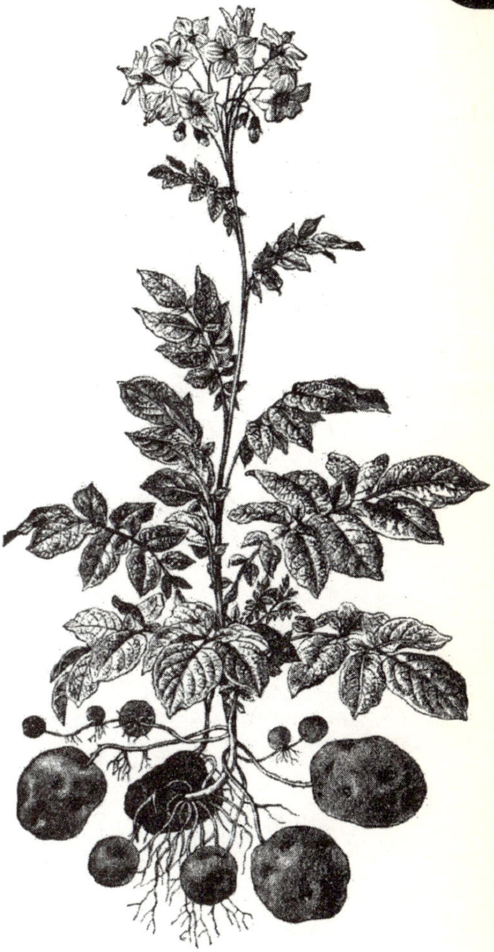

Come tutte le Solanacee (ad esempio la melanzana), anche la patata contiene solanina e deve essere consumata solo dopo adeguata cottura.

I benefici per la pelle

L'alto contenuto proteico, di sali minerali e di un amminoacido in particolare, la lisina, rende la patata un buon alimento contro la caduta dei capelli e la protezione delle unghie; ma gli aspetti più interessanti sono venuti fuori da recenti ricerche francesi, in cui si è messo in evidenza come la patata e i suoi estratti abbiano spiccate proprietà antinvecchiamento: mettendo in coltura cheratinociti – le cellule dell'epidermide – di soggetti giovani (25 anni) e di soggetti anziani (70 anni) con le proteine di un derivato di patata, si è registrato un incremento di tutti i parametri del ringiovanimento cellulare, e in particolare dei lipidi nei cheratinociti, soprattutto nelle cellule dei soggetti anziani.

Il ripristino della quantità di lipidi in tali cellule, che invece con l'età tende ineluttabilmente a ridursi, ha un effetto benefico sul mantenimento di un'efficiente barriera cutanea anche in età avanzata.

E l'integrità della barriera cutanea è uno degli obiettivi principali della moderna medicina *anti-aging*.

Ingredienti	**Quantità indiv.**	**unità ORAC**
Patate	100 g	1058
Carote	10 g	70
Sedano	30 g	55
Cipolle bianche	40 g	366
Pomodorini	50 g	116
Peperoncino	1 g	197
Olio extravergine di oliva	1 cucchiaio (10 g)	37
Pasta	80 g	1760

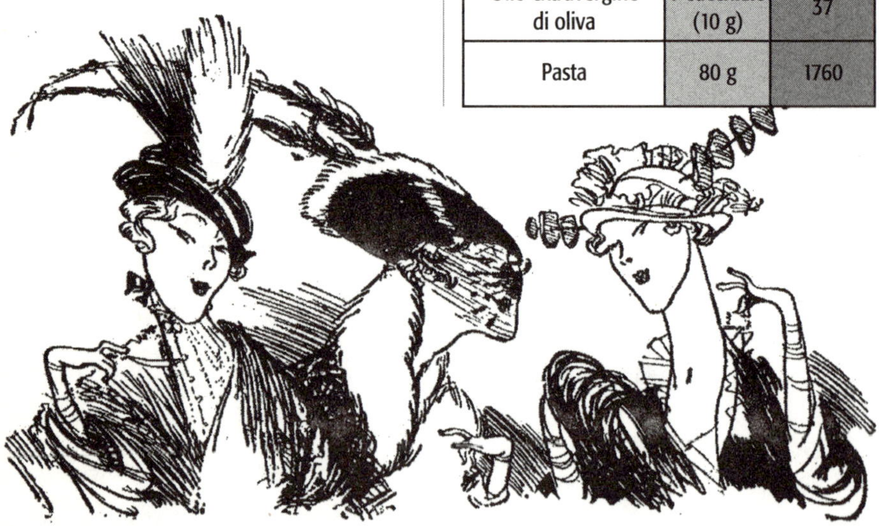

Elogio dell'umiltà

Ho un debole per un alimento molto semplice: le patate. Ogni volta che vedo penso alla loro duttilità mi meraviglio...

Avete mai pensato a quante possibilità abbiamo di sfruttare le sue potenzialità? Non mi riferisco solo all'uso alimentare, che già ha dell'incredibile.

Per citare un'esperienza personale, mi ricordo delle proprietà decongestionante e rinfrescante che aveva la patata che tagliavo a fette e mettevo sui piedi affaticati. Quando mi preparavo a saggi impegnativi (ma in fondo lo erano tutti) mi capitava di ballare sulle scarpe da punta per ore... Spesso, dopo le prove avevo le vesciche aperte, sanguinanti.

Ebbene, bastava prendere una patata, sbucciarla, lavarla velocemente e metterla sui punti più dolenti: la sensazione di sollievo era immediata e incredibile. E il giorno dopo potevo ricominciare.

Alcune ballerine mi dicevano che una bistecca sarebbe stata il rimedio migliore. A me sembrava una sciocchezza, nonché uno spreco inutile: in quel periodo, di bistecche ne vedevo poche anche nel piatto.

Successivamente le ho utilizzate per disinfiammare gli occhi quando erano un po' gonfi per la stanchezza. Non avete mai provato? Funziona alla grande. Dovete mettere le fette di patate sugli occhi e tenerle almeno quindici minuti. Una buona occasione per coccolarsi, distese sul letto.

Ma ora passiamo alla tavola. Le patate mi sono sempre piaciute.

Dal punto di vista nutrizionale sono un alimento eccellente: contengono una buona quantità di fibre, minerali come il potassio, vitamine C e B. Inoltre sono altamente digeribili. Non è un caso se ogni qualvolta ci sentiamo indisposti facciamo ricorso al riso o alle patate lesse.

E proprio lesse o al forno è il modo che vi consiglio per cucinare questo alimento semplice e tanto importante. Io le trovo ottime fredde in insalata, oppure quando si accompagnano ai secondi al posto del pane o della pasta.

Ma la parte di cuoca che è in me le utilizza anche in piatti più elaborati. Quando le trasformo in gnocchi o in gateau, ve lo confesso, strappo gli applausi di chi mi sta vicino.

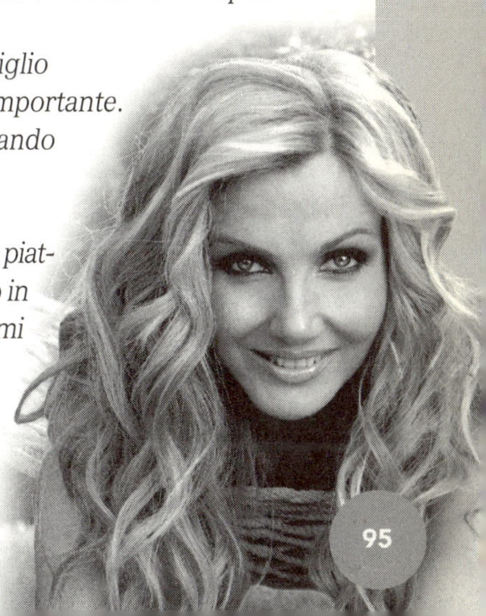

PASTA E POMODORINI GRATINATI AL FORMAGGIO

O CON VARI PANGRATTATI

TEMPO DI PREPARAZIONE: 15 MINUTI - TEMPO DI COTTURA: 15 MINUTI

GRADO DI DIFFICOLTÀ:

INGREDIENTI PER 4 PERSONE

320 g di pasta lunga tipo vermicelli
• 1 kg di pomodorini Pachino maturi ma sodi
• 2 spicchi di aglio
• 50 g di Parmigiano Reggiano grattugiato e 50 g di pecorino sardo grattugiato (oppure 100 g tra pangrattato, crackers, frise integrali e crostini grattugiati)
• olio extravergine di oliva • basilico fresco • sale

- Lavare e asciugare i pomodorini. Accendere al massimo il forno (anche solo la griglia superiore).
- Ungere di olio extravergine di oliva una teglia larga e stofinare uno spicchio di aglio sul fondo. Adagiarvi sopra i pomodorini tagliati a metà e con la parte interna rivolta verso l'alto.
- Distribuire su ogni metà un cucchiaino dei due formaggi precedentemente mescolati insieme (lo stesso procedimento vale anche se usiamo i pangrattati con l'aggiunta, in questo caso, di sale e pepe) e infornare per 15 minuti.
- In una zuppiera versare l'olio extravergine di oliva e l'altro spicchio di aglio, e mescolare.
- Cuocere al dente i vermicelli, scolarli con il forchettone (in modo che trattengano un po' d'acqua di cottura) nella zuppiera e versarvi sopra i pomodorini gratinati.
- Mescolare bene, eliminare lo spicchio di aglio, aggiungere ancora un filo di olio extravergine a crudo e basilico.

Potere antiossidante:
3349-3549 unità ORAC

La differente gratinatura conferisce al piatto due sapori completamente diversi: la variante con il formaggio è senz'altro più gustosa ma anche più calorica; quella con il pangrattato è altrettanto saporita e sicuramente più leggera. Frullando vari tipi di pane secco (cracker, frise, crostini), il sapore della panatura si arricchisce e rende i pomodori più asciutti, pertanto l'olio a crudo dovrà essere più abbondante che non con i formaggi.

L'ingrediente da segnalare
IL FORMAGGIO

I formaggi, già utilizzati dagli antichi Greci, sono prodotti ottenuti a partire dal latte intero, parzialmente o totalmente scremato, e si distinguono in freschi, a media e a lunga stagionatura. Il formaggio è un alimento molto ricco in nutrienti, la maggior parte dei quali sono rappresentati dai grassi che, essendo di origine animale, possono avere effetti negativi sulla nostra salute se consumati in eccesso.
I formaggi sono anche una buona fonte di minerali essenziali: fosforo, sodio e soprattutto calcio. Sono, infine, un'eccellente fonte di vitamina B2 e vitamina B12, oltre che di vitamina A e D.

Ingredienti	Quantità indiv.	unità ORAC
Pomodorini	250 g	968
Aglio	2 g	114
Basilico	3 g	144
Frise integrali	30 g	426
Olio extravergine di oliva	1 cucchiaio (10 g)	37
Pasta	80 g	1760

I benefici per la pelle

L'alto contenuto in vitamina del gruppo B ne fa un alimento prezioso per contrastare alcuni processi di invecchiamento cutaneo; soprattutto la capacità di tali vitamine di proteggere dall'invecchiamento vascolare rende il formaggio un alimento basilare per conservare la bellezza della nostra pelle. L'alto contenuto in lattoferrina assicura l'omeostasi (il mantenimento dell'equilibrio interno) del sistema immunitario anche a livello cutaneo, e può essere una chiave fondamentale nel mantenimento dell'integrità della struttura cutanea, che è il presupposto fondamentale perché la cute si opponga ai processi di invecchiamento.
La conclusione di un pasto con "il precipitato bianco" della Scuola Medica Salernitana voleva forse anche aggiungere un pizzico di "beltà" alla dieta.

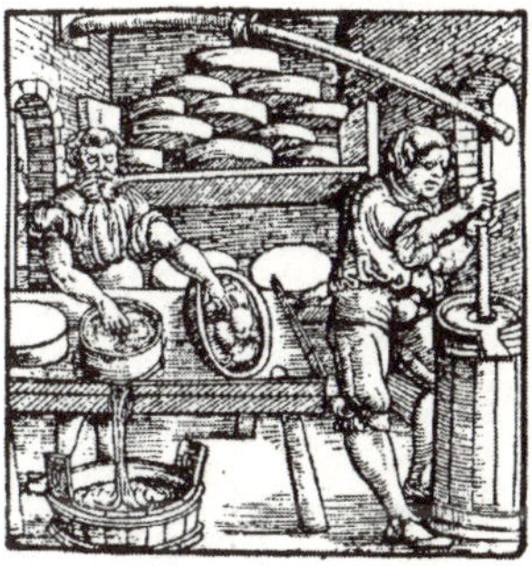

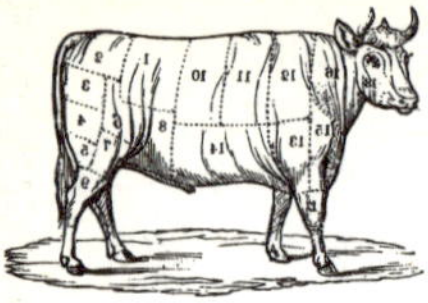

RAGÙ CLASSICO
NAPOLETANO E PASTA CORTA

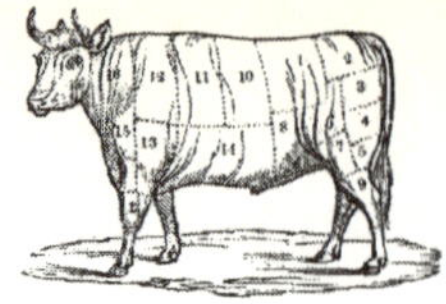

TEMPO DI PREPARAZIONE: 15 MINUTI - TEMPO DI COTTURA: 2 ORE

GRADO DI DIFFICOLTÀ:

INGREDIENTI PER 4 PERSONE

1 kg di carne mista
(tra muscolo di manzo, muscolo di vitella, spezzato magro di maiale)
• 3 kg di passata di pomodoro (piuttosto liquida, non concentrata)
• 2 cucchiai di concentrato di pomodoro
• 1 cipolla bianca • 1 bicchiere di vino rosso
• 1 cucchiaio di strutto (o di olio extravergine di oliva)
• 2 cucchiaini da caffè di zucchero semolato
• pepe nero • sale
• Parmigiano Reggiano grattugiato
• 400 g di pasta corta (tipo zite o candele)

• Mettere a rosolare la cipolla divisa a metà con il condimento scelto (olio o strutto), quindi aggiungere i tocchi di carne. Mescolare e far rosolare ben bene la carne a fuoco vivace; quando sarà ben dorata all'esterno, sfumare con il vino rosso a fuoco forte per qualche minuto.
• Togliere la cipolla (serve solo a profumare il sugo) e aggiungere la passata e il concentrato, più un mestolo di acqua calda. Salare e aggiungere i 2 cucchiaini di zucchero; questo accorgimento impedisce al sugo di inacidirsi.
• Abbassare il fuoco e far cuocere semicoperto e a fiamma debolissima per 2 ore circa (meglio mettere lo spargifiamma tra il fornello e il tegame), con un cucchiaio di legno immerso nel ragù per tutto il tempo di cottura, col quale rimestare il sugo di tanto in tanto.
Non so bene perché il cucchiaio di legno vada tenuto nel sugo per tutto il tempo di cottura. Ma mia nonna lo faceva... e lo faccio anch'io. Forse il legno assorbe l'aspro del sugo (ma dev'essere legno sano!)

Potere antiossidante:
6549-6749 unità ORAC

• A fine cottura togliere dal sugo i pezzi di carne, che dovranno essere belli teneri, e condire la pasta con questo ragù, una salsa densa e profumata.
• Completare con una bella spolverata di pepe nero e Parmigiano Reggiano grattugiato (meglio se mescolati prima insieme in un piatto).

Questa è comunque una variante del vero ragù napoletano, che prevedeva una varietà di pezzi di carne molto più ricca e al giorno d'oggi impossibile da reperire, come "l'annecchia", la mucca che ha partorito una volta sola e che ha quindi ancora la giovinezza della vitella, ma già la "sostanza" di chi ha allattato.
Lo strutto, ingrediente fondamentale per il ragù classico, è oggi prodotto in maniera industriale e non più artigianale, ragion per cui forse è meglio sostituirlo con l'olio extravergine di oliva.
Se si aggiunge alla pasta anche la carne a pezzetti, questa pietanza diventa un ottimo piatto unico.

L'ingrediente da segnalare
IL RAGÙ

Il nome ragù nasce da un'abbreviazione dell'aggettivo francese *ragoutant*, che significa "che risveglia l'appetito".
Ma chi si aspetterebbe di trovare un ragù in un libro di ricette che fanno bene alla salute?!
A prescindere dall'apporto calorico, quello che qui interessa è la qualità degli ingredienti.

I benefici per la pelle

La carne apporta sostanze nutritive di facile assimilazione come il ferro e le proteine ad elevato valore biologico; i pomodori licopene e carotenoidi, il vino rosso è importante per il suo apporto di potassio e di fenoli.
Licopene, polifenoli e sali minerali possono allungare la vita media di una pelle senza rughe.

Ingredienti	Quantità indiv.	unità ORAC
Passata di pomodoro	750 g	3645
Cipolla bianca	40 g	268
Vino rosso	30 g	124
Pepe nero	1 g	341
Concentrato di pomodoro	5 g	34
Olio extravergine di oliva	1 cucchiaio (10 g)	37
Pasta	100 g	2200

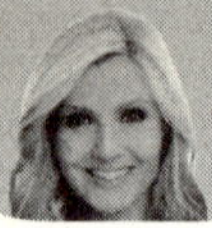

La pasta fatta in casa di mia nonna

Quando mangio un piatto di fettuccine fatte in casa, la mia memoria mi riporta lì... Accanto a mia nonna Maddalena.

Era una donna fantastica: forte e combattiva, ma a suo modo anche tenera e affettuosa. C'era tra noi una complicità speciale. Nella mia infanzia ho passato molto tempo con lei e da lei ho imparato tante cose. Una di queste è l'arte di fare la pasta in casa.
Nel pranzo della domenica il primo piatto era il momento clou e non c'era fine settimana in cui non fosse lei a prepararlo. Una preparazione che aveva tutto il sapore di un rito, per me: la montagna di farina che lei trasformava in un piccolo vulcano, le uova fresche del contadino che si tuffavano nel cratere che si veniva a creare e le mani ruvide che cominciavano a lavorare l'impasto... In pochi minuti si formava una grande palla omogenea che solo lei sapeva rendere così liscia. A quel punto, bisognava aspettare un po' perché era il momento del riposo: non per mia nonna, ma per la pasta.
L'operazione successiva era altrettanto delicata, perché stendere l'impasto richiede una grande maestria. E lei era eccezionale.
Sulla tavola di legno sul piano della cucina lavorava con il mattarello per minuti e minuti...

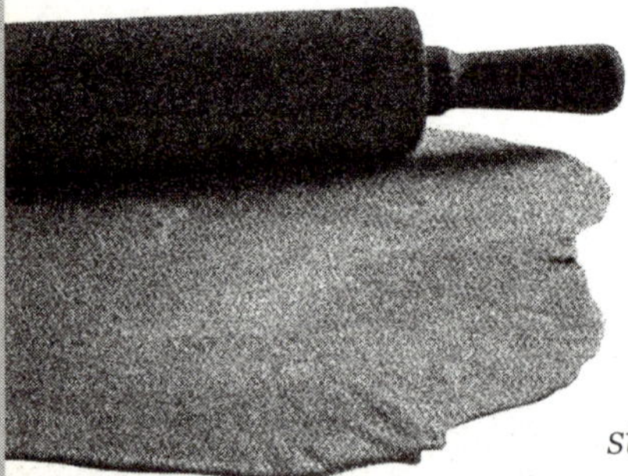

Con un pizzico di farina accarezzava la sfoglia e questa, via via, diventata più liscia e sempre più sottile.
Da un panello di pasta riusciva a creare delle sfoglie enormi (almeno così sembravano agli occhi di una bambina). Una volta pronti, questi enormi dischi venivano sistemati in camera, sul letto matrimoniale.
Finalmente arrivava il mio momento, quello che aspettavo ogni volta con la stessa intensità: nonna prendeva un coltello, arrotolava la sfoglia come un foglio di giornale e cominciava a tagliarla in tanti fili sottili. Non troppo sottili, se si volevano le tagliatelle e non i tagliolini.

Il mio compito era quello di dividere la sfoglia una volta tagliata. Era riservato a me il piacere di vedere la pioggia di fettuccine cadere sul letto...
La domenica quel letto era interamente coperto di pasta. Che spettacolo!
E il piacere si condivideva a tavola insieme a tutti gli altri, poco dopo.
Alla realizzazione di quel "capolavoro" avevo partecipato anch'io.

Quel rito si è ripetuto decine di volte nella mia vita.
Le mani di mia nonna sono diventate sempre più rugose, poi deformate dal tempo, ma la sua maestria è rimasta intatta. Anzi negli ultimi tempi le sue fettuccine erano ancora più gustose.
Nonna Maddalena non c'è più da tanti anni.
Io continuo quella tradizione, quando posso e come posso.
Non sarò mai brava come lei: la pasta non è mai così liscia e compatta, la sfoglia non è mai così fina...
Lei era un faro, e io la sua luce riflessa.

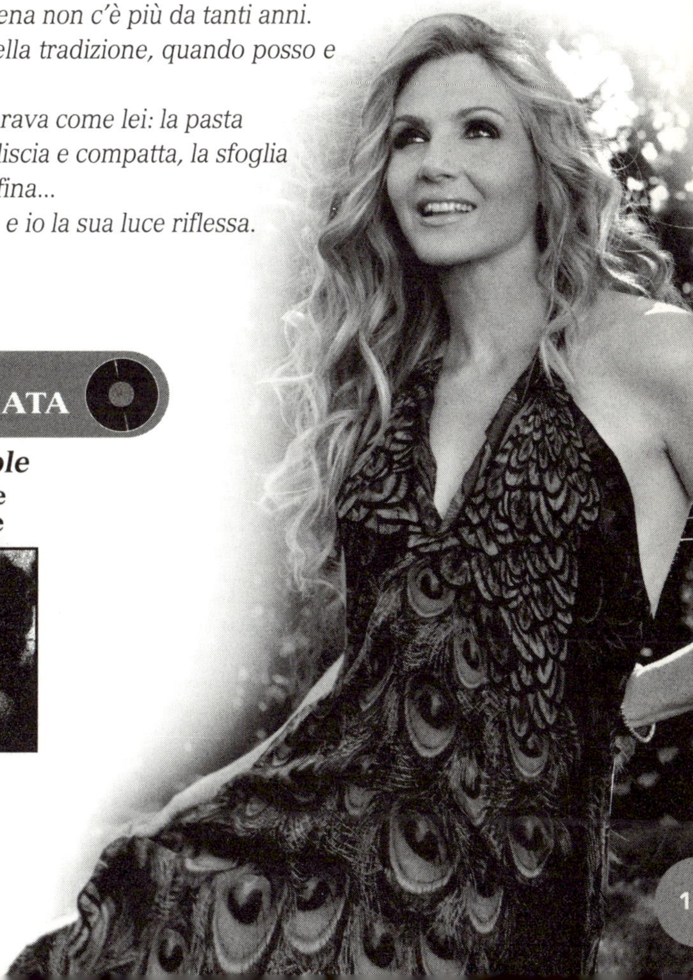

MUSICA CONSIGLIATA

Unforgettable
Nat King Cole
e Natalie Cole

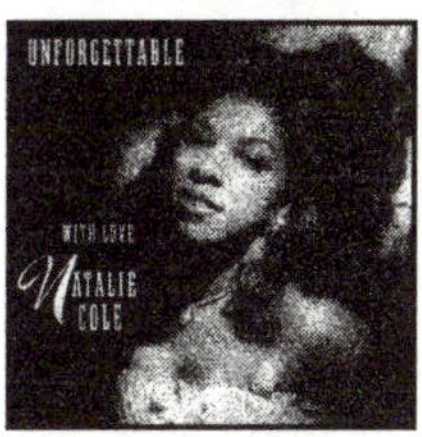

RAGÙ DI GAMBERI
E GNOCCHI FATTI IN CASA

TEMPO DI PREPARAZIONE: 10 MINUTI - TEMPO DI COTTURA: 20 MINUTI

GRADO DI DIFFICOLTÀ:

INGREDIENTI PER 4 PERSONE

500 g di gamberi freschi sgusciati
• trito di carota (1), sedano (1 gambo) e cipolla (1)
• 2 cucchiai di concentrato di pomodoro
• 1 bicchiere di vino bianco
• basilico e prezzemolo freschi • peperoncino fresco (se gradito)
• pecorino grattugiato • olio extravergine di oliva • sale

PER GLI GNOCCHI:

TEMPO DI PREPARAZIONE: 30 MINUTI - TEMPO DI COTTURA: 2/4 MINUTI

1 kg di patate
• 1 tazza di farina tipo 0 • sale

● Ridurre la polpa dei gamberi a dadini i più piccoli possibile (quasi come carne macinata). Far imbiondire nell'olio extravergine di oliva il trito di carota, sedano e cipolla (va benissimo anche il prodotto surgelato) con un pizzico di peperoncino, se gradito.

● Aggiungere la polpa dei gamberi e far rosolare a fuoco vivace. Sfumare con il vino bianco e aggiungere il concentrato di pomodoro.

PER GLI GNOCCHI:

● Mettere a bollire in acqua 1 kg di patate con un cucchiaio di sale grosso. Sbucciarle e schiacciarle con la forchetta o l'apposito schiacciapatate; lasciarle freddare bene.

● Mescolare la quantità di farina che le patate assorbono, aggiungendola poca per volta, fino a ottenere un composto morbido ma sodo.

Potere antiossidante:
4893-5093 unità ORAC

● Tagliarne delle striscioline e arrotolarle in lunghi filamenti larghi un dito; dividerli poi in tocchetti di 2 cm circa, da scavare poi con un leggero tocco delle dita indice e medio insieme.
● Spianare gli gnocchi su un letto di farina per evitare che si inumidiscano e cuocerli in abbondante acqua salata. Scolarli appena vengono a galla con l'apposito scolagnocchi e condirli con il ragù di gamberi direttamente nel piatto da portata.
● Completare con il pecorino e un trito di basilico e prezzemolo freschi.

La riuscita di questo piatto è legata soprattutto alla freschezza dei gamberi: quelli surgelati in questo caso non sono molto indicati.
Gli gnocchi di patate sono molto buoni e più leggeri anche senza l'uovo, per quanto senz'altro leghi meglio la farina con le patate. Il segreto per una buona riuscita è far freddare perfettamente le patate prima di aggiungere la farina.

L'ingrediente da segnalare
IL GAMBERO

Il gambero, o *Caridea Dana*, è un crostaceo di media grandezza di colore rosso. Può essere sia di fiume che di mare. Si distingue dal gamberetto, anch'esso crostaceo, che è invece di colore rosa e più piccolo. Il gambero di mare è più grande e con il carapace (la corazza esterna) più rigido.
I crostacei sono molto delicati in cucina e pertanto si consiglia di cuocerli e consumarli subito appena cotti.
Le cotture troppo prolungate rendono la loro carne dura e poco gradevole al palato.
Se si conservano, vanno mantenuti in frigorifero per non più di un giorno oppure congelati.
È vero: tutti i crostacei, e soprattutto i gamberi, possono avere un potere allergizzante. Ma è altrettanto vero che il gambero è facilmente digeribile, povero di acqua e di grassi, ha un discreto contenuto di colesterolo ma è anche ricco di acidi grassi insaturi e di proteine di buona qualità. È infatti una buona fonte sia di vitamine liposolubili, quali la A e la D, che idrosolubili, come quelle del complesso B.
Anche il contenuto in sali minerali è da non sottovalutare: è ricco di zinco, potassio, calcio, fosforo, magnesio, selenio e iodio.

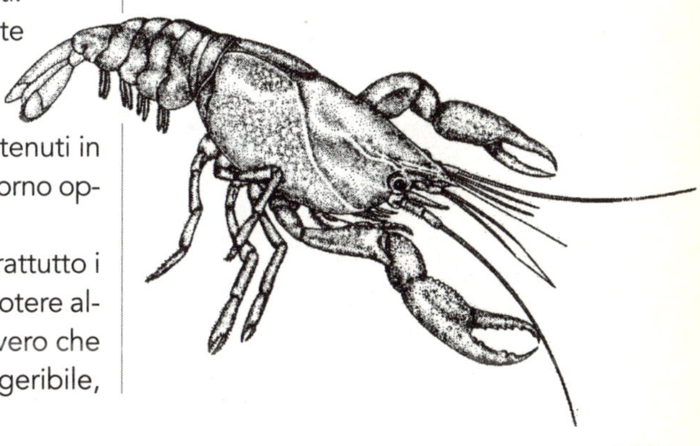

I benefici per la pelle

Ricerche recenti hanno evidenziato un potente carotenoide presente sul carapace e sulla testa del gambero, dal quale dipende anche il tipico colore rossastro in cottura. Questa sostanza, l'astaxantina, rafforza il sistema immunitario, rigenera le cellule e supporta l'elasticità dei tessuti, che può essere danneggiata dall'attività di enzimi che degradano i mattoni della nostra cute e fanno comparire le rughe.

Ma quali sono questi enzimi? Chi li attiva? Gli enzimi chiamati in causa in questo processo di invecchiamento della pelle sono metalloproteasi di tipo I, elastasi di fibroblasti cutanei e peptidasi, ed è il sole, in particolare i raggi ultravioletti di tipo UVA, l'elemento fondamentale per attivarli.

Studi recenti hanno dimostrato che la somministrazione di piccole dosi di astaxantina può ridurne l'attivazione. Questo carotenoide può inoltre ridurre la produzione di alcune molecole infiammatorie attivate dai raggi ultravioletti, in particolare l'interleuchina 6, e indirettamente rallentare la formazione della prima, tanto temuta ruga.

L'associazione con il peperoncino, una buona dose di olio extravergine di oliva e il basilico fanno di questa ricetta un piatto ipocalorico e ricco di gioventù.

Ingredienti	Quantità indiv.	unità ORAC
Patate	250 g	2645
Cipolla bianca	40 g	268
Sedano	30 g	55
Carote	10 g	70
Concentrato di pomodoro	5 g	34
Vino bianco	30 g	118
Basilico fresco	2 g	96
Prezzemolo fresco	2 g	1473
Peperoncino	1 g	197
Olio extravergine di oliva	1 cucchiaio (10 g)	37

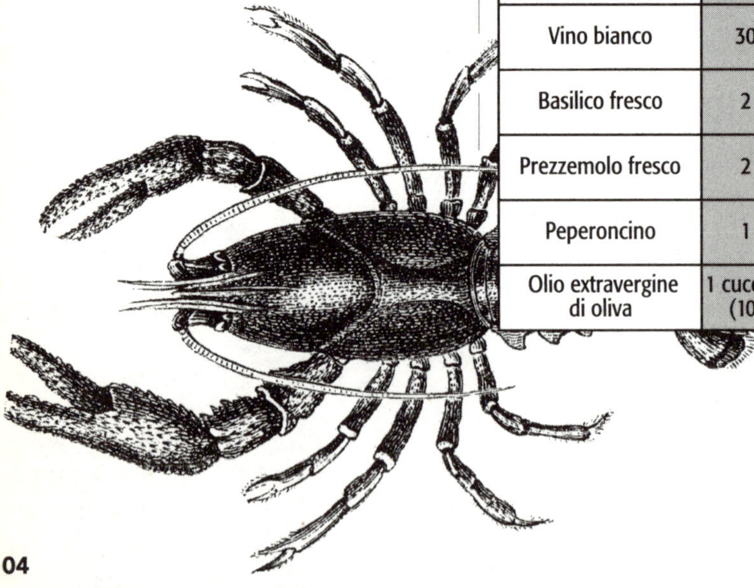

Una tentazione irresistibile

Onore ai medici che lodano la dieta mediterranea.

In qualche modo, con il loro contributo scientifico, attenuano i miei sensi di colpa (avete iniziato a farvi un'idea di quanto possa essere rigorosa, soprattutto con me stessa) riguardo all'unica tentazione salata alla quale non so resistere: la pizza. Se dovessi giocarmi un aggettivo per definirmi, "ferrea" sarebbe tra i favoriti. Ma la pizza supera tutte le barriere e i limiti che mi impongo rispetto a una dieta sana ed equilibrata. Per fortuna in pizzeria non si va tutti i giorni!
Amo la pizza in tutte le sue forme, anche se da buona romana ho sempre preferito quella bassa, un po' croccante e con la base finissima.
Essendo un alimento molto semplice, la differenza tra una buona pizza e una pizza di bassa qualità deriva da pochi, ma decisivi particolari: le farine, l'olio, il pomodoro, la mozzarella e soprattutto la lievitazione e il forno, che deve essere rigorosamente a legna.
La pizza la preparo anche a casa, per i ragazzi. E ho provato anche a fare da sola la pasta per la pizza.
La preparo perché è un altro dei nostri riti familiari, che amo molto. E perché i ragazzi amano personalizzarla: c'è chi la fa con la forma di un cuore, chi con la faccia di Topolino… Ma, sinceramente, il risultato non è eccezionale.
Io amo la quattro stagioni e anche i miei due gemelli.
Quando sto per cominciare a mangiarla, uno dei due ruba immancabilmente l'uovo e una stagione salta immediatamente.
Non per attenuare i residui sensi di colpa, ma vi dirò che in fondo la pizza di per sé non è un alimento pesante.
Ha un certo contenuto calorico, ma se sostituisce un pasto completo è perfetta.
Certo, se la accompagnate con fritti e dolci vari, allora la vostra pelle ne risentirà… e anche il vostro peso.
Ma se vi limitate a considerarla un premio alternativo, allora perché no? Magari accompagnandola con un bel calice di Panaché.

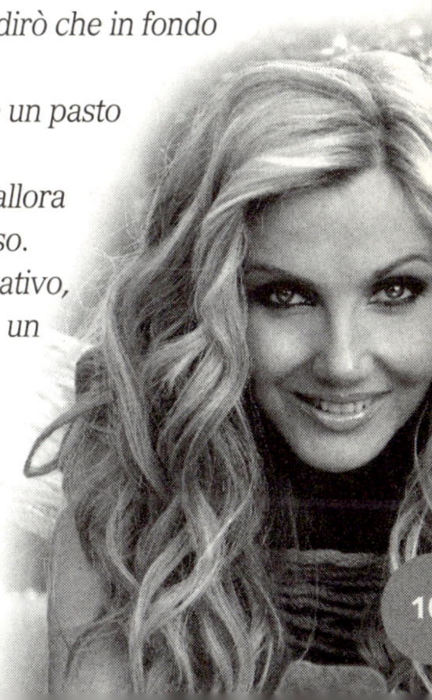

RAGÙ DI MELANZANE E PESCE SPADA

E PENNE LISCE

TEMPO DI PREPARAZIONE: 15 MINUTI - TEMPO DI COTTURA: 30 MINUTI

GRADO DI DIFFICOLTÀ:

INGREDIENTI PER 4 PERSONE

3 melanzane intere
• 250 g di pesce spada in un'unica fetta
• 300 g di pomodorini (varietà Pachino, Piccadilly o Datterini)
• 2 spicchi di aglio • olio extravergine di oliva
• basilico fresco • origano • sale • ricotta salata grattugiata
• 320 g di pasta tipo penne lisce

- Ridurre a dadini piccoli le melanzane e tenerle per una decina di minuti in acqua con una manciata di sale fino.
- Nel frattempo, tagliare a dadini il pescespada.
- Far rosolare l'aglio con l'olio di oliva e aggiungere le melanzane ben scolate. Mescolare a fuoco vivace, quindi aggiungere i pomodori tagliati in 4 spicchi. Salare, condire con un pizzico di origano, coprire e lasciar cuocere fino a ottenere un sughetto denso e le melanzane ben rosolate ma non sfatte.
- Cuocere al dente le penne lisce. A metà cottura, unire i pezzetti di pescespada al ragù di melanzane e cuocere a fuoco vivace. Il pesce cuoce in fretta e occorre fare attenzione a non farlo indurire.
- Scolare la pasta e spadellarla per qualche minuto nel tegame con le melanzane e il pescespada. Aggiungere un filo di olio di oliva e il basilico fresco. Terminare con una spolverata di ricotta salata grattugiata.

La riuscita di questo piatto richiede che il pesce sia assolutamente fresco. Un pescespada trattato per durare più a lungo è grigiastro e disidratato. Attenzione! Se il pesce non vi convince, il ragù di melanzane è buonissimo anche da solo.

Potere antiossidante: 5862-6062 unità ORAC

L'ingrediente da segnalare

IL PESCE SPADA

Il pesce spada, *Xiphias Gladius*, è un pesce molto pregiato per l'alta qualità dei principi nutritivi che apporta. Sul mercato è reperibile sia fresco sia surgelato, in genere in tranci.

È protagonista in ricette e tipi di cottura diversi: alla griglia, in padella, arrosto, affumicato, in carpaccio, oppure crudo nei piatti tipici giapponesi come il sashimi. Il pesce spada, essendo un pesce che vive a lungo, può essere però contaminato da metalli pesanti come il mercurio, anche se è stato calcolato che bisognerebbe mangiare tutti i giorni almeno 100 g di pesce spada proveniente da zone inquinate, per essere realmente a rischio!

È invece senza dubbio un'ottima fonte di proteine di alto valore e buona digeribilità; ha pochi grassi, che per oltre il 75% sono rappresentati da acidi grassi monoinsaturi e polinsaturi, i quali hanno un effetto positivo sulla salute cardiovascolare. Apporta anche vitamina B12 e vitamina B6 e sali minerali come il fosforo e il selenio.

I benefici per la pelle

L'alto contenuto di acidi grassi "buoni", comune a molti pesci, rende questo alimento il fiore all'occhiello per la nostra pelle. Ma se sono "grassi", perché fanno bene alla pelle? Perché non sono grassi che si depositano e possono provocare danni ai tessuti, ma sono acidi grassi, che grazie alla loro struttura chimica possono bloccare i processi di ossidazione e quindi contrastare la formazione di radicali liberi e rallentare i segni della vecchiaia. Nello stesso tempo molti sono gli studi che dimostrano come l'aggiunta, nell'alimentazione, di tali nutrienti possa giovare in caso di numerose malattie cutanee, come la psoriasi e la dermatite atopica, in cui la cute non conserva la sua struttura originaria.

Viene allora spontaneo concludere che se tali acidi grassi sono in grado di ripristinare la normale struttura cutanea, sono anche in grado di preservarne a lungo la giovinezza.

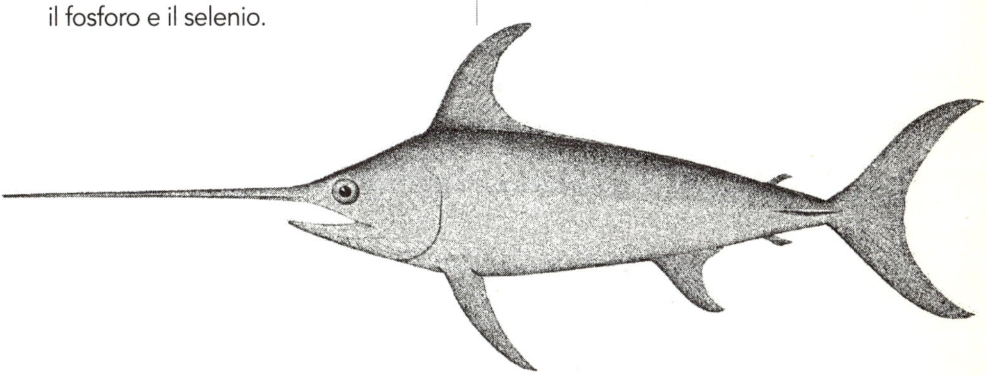

Ingredienti	Quantità indiv.	unità ORAC
Melanzane	200 g	1864
Pomodorini	75 g	290
Aglio	2 g	114
Basilico fresco	3 g	144
Origano essiccato	1 g	1753
Olio extravergine di oliva	1 cucchiaio (10 g)	37
Pasta	80 g	1760

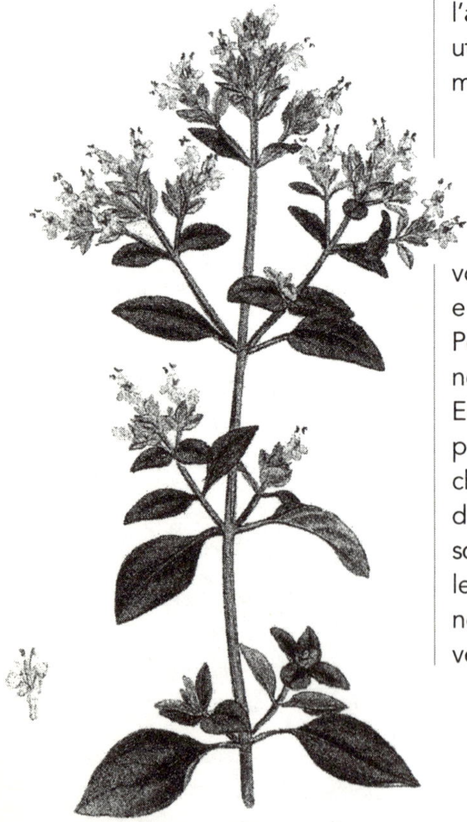

UN PIZZICO DI ORIGANO

Di origine prevalentemente mediterranea, ne esistono numerose specie originarie, ma quelle più conosciute e utilizzate sono l'origano (*Origanum vulgare*) e la maggiorana (*Origanum majorana*). L'origano è una delle erbe aromatiche più utilizzate nella cucina mediterranea soprattutto perché particolarmente profumato: il suo profumo intenso e stimolante lo rende ottimo in innumerevoli preparazioni di carne e pesce, nelle insalate e naturalmente sulla pizza.

Il suo olio essenziale – ricco di fenoli e altri bioflavonoidi come la luteolina, l'apigenina e la diosmetina – è molto utilizzato in aromaterapia per le sue numerose proprietà terapeutiche.

I benefici per la pelle

Le proprietà antiossidanti dell'origano sono da ascrivere al suo alto contenuto in fenoli ed altri bioflavonoidi come la luteolina, l'apigenina e la diosmetina.

Perché questi bioflavonoidi ci possono assicurare eterna giovinezza?

Essi, grazie alla loro struttura chimica, possono bloccare il radicale libero che il nostro organismo forma in condizioni di stress e impediscono così di scatenare reazioni a catena a carico delle strutture biologiche, e quindi di innescare a cascata il processo di invecchiamento.

La scoperta della bottarga

Ho assaggiato per la prima volta la bottarga pochi anni fa, durante una vacanza in Sardegna.

Come molti sapranno, infatti, si tratta di una specialità tipica della splendida isola italiana.

Quando ho visto per la prima volta la confezione trasparente che conteneva una polvere (posso definirla così?) di un colore molto vicino all'arancione, confesso che non sapevo cosa fosse. È stata la cucina locale a rivelarmelo.

Ed è stata una scoperta bellissima.

L'ho provata nel piatto più diffuso, tagliata in pezzetti minuti: gli spaghetti alla bottarga, e anche, in polvere, sulla pizza (che come ormai sapete è un piatto che amo molto).

Esistono diversi tipi di bottarga, le migliori sono quella di tonno e quella di muggine. Io preferisco senza dubbio la seconda, ha un gusto molto più fine e delicato.

Come tutte le cose che ci piacciono molto, anche la bottarga ha qualche controindicazione rispetto al nostro punto di vista salutista: infatti ha un alto contenuto di sodio, ragione per la quale ne va fatto un uso moderato.

Per una pelle bella e trasparente (ritornerò su questo argomento più avanti) è bene limitare il nostro rapporto con il sale.

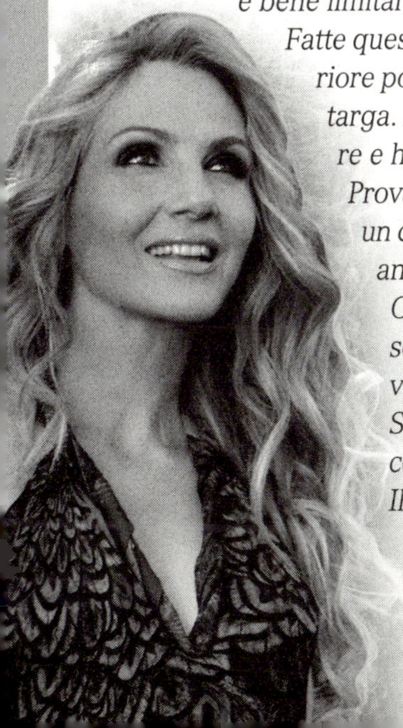

Fatte queste dovute precisazioni, vi suggerisco qualche ulteriore possibilità di sfruttare la grande versatilità della bottarga. Nell'insalata, per esempio. È semplice da preparare e ha un gusto speciale.

Provate, in particolare, ad associarla ai carciofi: otterrete un contorno veloce da fare e di gusto sorprendente (ma anche un ottimo e insolito antipasto).

Occorrono soltanto carciofi freschissimi (adatti a essere gustati crudi), bottarga di muggine, olio extravergine di oliva e succo di limone.

Se non siete appassionati di carciofi, potete sostituirli con dei finocchi piccoli e croccanti.

Il "matrimonio" è felicemente garantito!

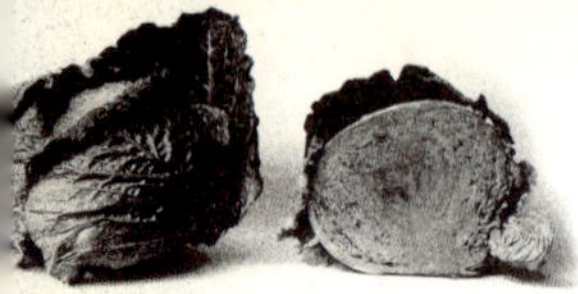

RISO E VERZA

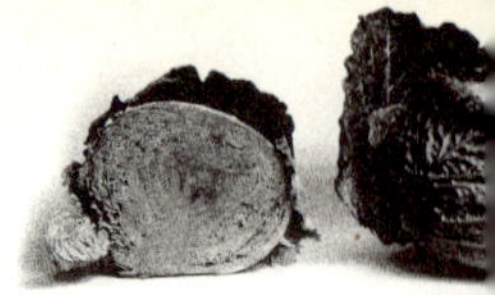

TEMPO DI PREPARAZIONE: 15 MINUTI
TEMPO DI COTTURA: 20 MINUTI
GRADO DI DIFFICOLTÀ:
INGREDIENTI PER 4 PERSONE

200 g di riso Basmati non profumato
• 1 verza
• 300 g di pomodorini (varietà Pachino o Datterini)
• 1 spicchio di aglio • 1 peperoncino fresco
• olio extravergine di oliva • sale

● Mondare la verza a striscioline medio-larghe e scottarla in poca acqua. Nel frattempo far rosolare l'aglio e il peperoncino fresco in olio extravergine di oliva.

● Aggiungere i pomodorini, regolare di sale e realizzare un sughetto un po' lento.

● Far cuocere il riso in acqua bollente salata per metà del suo tempo di cottura, quindi scolarlo sommariamente e aggiungerlo al sughetto di pomodoro insieme alla verza scottata e alla sua acqua di cottura. Far cuocere tutto insieme fino a completa cottura del riso. Regolare di sale e, se necessario, aggiungere dell'acqua calda per rendere più fluida la minestra. Lasciar riposare per qualche minuto prima di servire.

● Condire con un filo di olio extravergine di oliva a crudo e qualche altro pezzettino di peperoncino fresco crudo.

A proposito di peperoncino fresco: oggi, nei mercatini rionali o multietnici, è possibile trovarlo fresco tutto l'anno. Ma si può anche coltivare sul balcone e, a raccolto ottenuto, lavarlo, asciugarlo e surgelarlo. Al bisogno, si potrà prenderne uno alla volta e utilizzarlo esattamente come se fosse fresco.

Potere antiossidante:
2489-2689 unità ORAC

L'ingrediente da segnalare
LA VERZA

Comunemente conosciuta come cavolo verde, appartiene al genere Brassica della famiglia delle Crucifere. Di origine europea, la verza tollera poco il caldo ma resiste molto bene al freddo, e questo la rende ingrediente protagonista nei menù dei Paesi nordici. In Italia è maggiormente consumata al Nord, sotto forma di zuppe o minestre, anche se in alcune regioni del Sud, come la Campania, è molto diffuso il consumo del tipico piatto "riso e verza". Negli ultimi anni, con l'aumento del consumo di sushi si è diffuso anche quello di verza, che viene appunto utilizzata nella preparazione.

È ricca in ferro e contiene inoltre potassio, carotenoidi, clorofilla, vitamina K e vitamina C. Il succo è buono come tonico, rivitalizza e disintossica.

Ingredienti	Quantità indiv.	unità ORAC
Verza	150 g	794
Riso	50 g	1214
Pomodorini	75 g	290
Aglio	1 g	57
Peperoncino	1 g	197
Olio extravergine di oliva	1 cucchiaio (10 g)	37

I benefici per la pelle

La grande quantità in carotenoidi fa della verza un ingrediente di tutto rispetto in una strategia *anti-aging*.

I carotenoidi sono derivati della vitamina A che, come abbiamo più volte sottolineato, sono vera e propria linfa per combattere le rughe.

Questi nutrienti sono alla base della maggior parte dei cosmetici antinvecchiamento, ecco perché introdurli con gli alimenti diventa importante.

I fibroblasti sono le cellule che maggiormente beneficiano dell'alto contenuto di vitamina A della verza, perché ne stimola la produzione e il corretto funzionamento.

Ma l'effetto ancora più stupefacente è la possibilità di attuare una prevenzione efficace sul cancro della cute (basalioma e/o spinalioma), perché la vitamina A, essendo un regolatore del ciclo cellulare, ne assicura il buon funzionamento e può perciò prevenire la carcinogenesi, meccanismo legato all'invecchiamento e a un'alterata sintesi e differenziazione delle cellule cutanee.

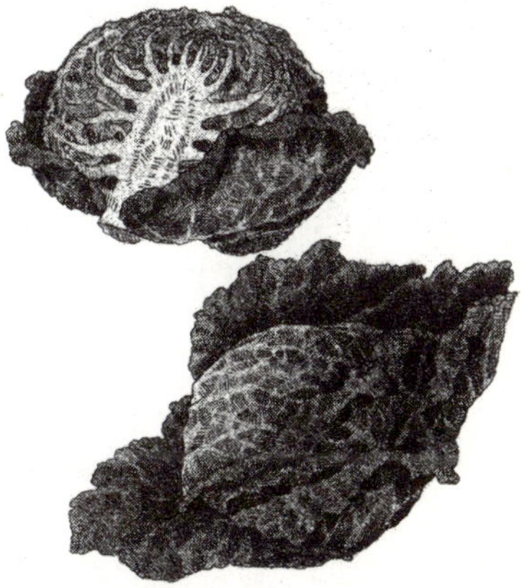

RISO INTEGRALE CON ASPARAGI, PISELLI E ZAFFERANO

TEMPO DI PREPARAZIONE: 15 MINUTI - TEMPO DI COTTURA: 30 MINUTI

GRADO DI DIFFICOLTÀ: 🍲🍲

INGREDIENTI PER 4 PERSONE

200 g di riso Carnaroli integrale
• 400 g di asparagi • 300 g di pisellini freschi (o anche surgelati)
• brodo vegetale
(carota, sedano, cipolla, ½ bicchiere di vino bianco secco, pepe nero in grani)
• 2 bustine di zafferano in pistilli • ½ bicchiere di vino bianco secco
• 1 scalogno • olio extravergine di oliva • sale
• Parmigiano Reggiano grattugiato

• Preparare un brodo vegetale mettendo a bollire in acqua fredda una carota, un gambo di sedano, una cipolla, mezzo bicchiere di vino e qualche grano di pepe nero. Al classico brodo vegetale aggiungeremo anche i gambi degli asparagi (la parte più dura). Dopo circa mezz'ora dall'ebollizione, il brodo vegetale è pronto. Si può surgelare nella vaschetta del ghiaccio e utilizzarne un pezzetto alla volta, quando serve, aggiungendolo alle pietanze direttamente dal freezer.

• Far rosolare il riso con l'olio e lo scalogno tagliato a fettine sottili, quindi sfumare col restante mezzo bicchiere di vino bianco.

• Aggiungere al riso le punte degli asparagi e parte del brodo vegetale. Se gli asparagi sono freschi, non sarà necessario lessarli prima: il tempo di cottura del riso sarà sufficiente per cuocere anche loro; in questo modo, le puntine cederanno al risotto tutto l'aroma e la fragranza degli asparagi.

• A pochi minuti dalla cottura del riso, aggiungere i pisellini (devono cuocere davvero pochi minuti, anche se surgelati) e lo zafferano sciolto in poco brodo vegetale. Mescolare fino al completo assorbimento dei liquidi. Completare con il Parmigiano Reggiano grattugiato.

Potere antiossidante:
14785-14985 unità ORAC

L'ingrediente da segnalare
I PISELLI

Ne era ghiotto Luigi XVI di Francia e proprio sui semi dei piselli uno dei padri della genetica, il ceco Gregor Mendel, ha studiato le leggi che costituiscono i fondamenti delle moderne conoscenze sull'ereditarietà.

Personalmente ricordo le grandi riunioni di noi bambini a sbucciarli per la pasta e piselli della domenica.

Una varietà di piselli è rappresentata dalle taccole, in cui, a differenza dei comuni piselli, "non si butta niente" ma si consumano con il baccello.

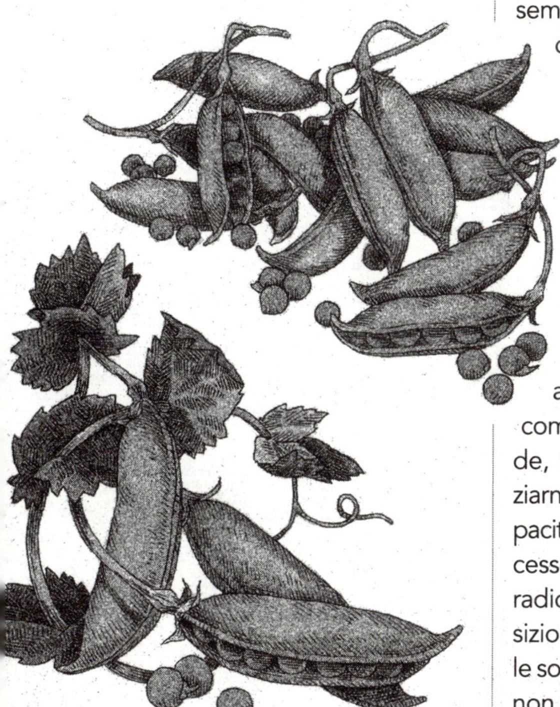

I benefici per la pelle

Le proteine sono presenti nei piselli in buona quantità, ma vengono definite "a medio valore biologico". Tale caratteristica è dovuta al fatto che sono carenti di alcuni amminoacidi, i "mattoncini" che costituiscono le proteine, e in particolare di cisteina e metionina, tuttavia l'associazione con i cereali permette l'integrazione perfetta degli amminoacidi e dà luogo a un'ottima qualità proteica.

Dal punto di vista nutrizionale i piselli contengono buone quantità di carboidrati, presenti, a differenza che negli altri legumi, soprattutto come zuccheri semplici, ai quali si deve il caratteristico sapore dolciastro. Hanno inoltre un buon contenuto in carotenoidi, vitamina C e vitamina B1.

I piselli hanno anche un discreto contenuto di ferro, che tuttavia è poco assimilabile, in quanto è legato a una sostanza vegetale, l'acido fitico, che ne riduce fortemente l'assorbimento.

L'acido fitico, grazie al suo potere antiossidante, è aggiunto quale componente naturale in cibi e bevande, nonché in cosmetici, per potenziarne gli effetti antirughe. Esso ha la capacità di inibire la perossidazione (il processo di invecchiamento innescato dai radicali liberi) cutanea legata all'esposizione degli ultravioletti: una piacevole sorpresa per chi, nel mese di giugno, non vuole rinunciare a una scorpacciata di piselli freschi!

UN PIZZICO DI ZAFFERANO

Originario dell'Asia, in cucina si utilizza, per aromatizzare gli alimenti, solo una parte dei fiori essiccati di questa pianta (*Crocus sa\tivus*), oppure la loro polvere.

Lo zafferano contiene inoltre una sostanza che, a contatto con l'acqua, libera un carotenoide – la crocetina – responsabile del caratteristico colore giallo che questa spezia conferisce agli alimenti cui viene aggiunta.

Classico è il risotto allo zafferano, ma molto diffuso è anche il suo utilizzo in altri primi piatti o anche pietanze a base di carne e pesce.

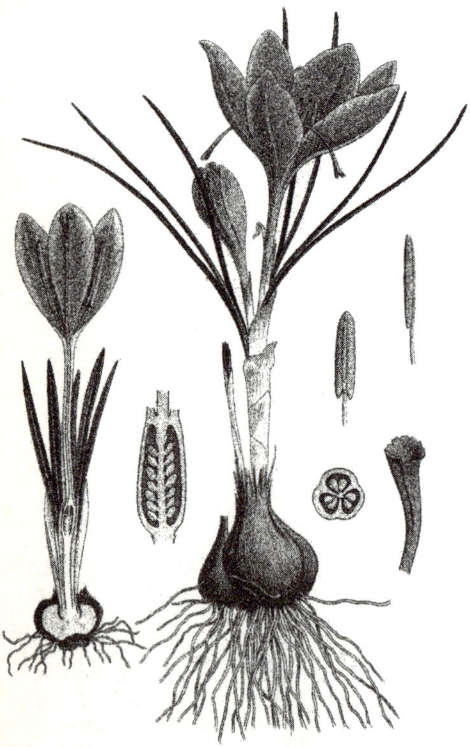

I benefici per la pelle

Al di là del colore, la peculiarità nutrizionale dello zafferano sta proprio nell'elevato contenuto di carotenoidi, derivati della vitamina A che, come sappiamo, costituiscono un'arma efficace contro le rughe.

Questi nutrienti sono strategici per contrastare a livello del DNA l'invecchiamento cutaneo; tale proprietà conferisce allo zafferano un notevole potere antiossidante, preventivo e importante per la salute della pelle. Per mantenere intatte le proprietà dello zafferano, è consigliabile aggiungerlo alla pietanza solo a cottura quasi ultimata.

Ingredienti	Quantità indiv.	unità ORAC
Riso integrale	50 g	12144
Piselli	75 g	393
Asparagi	100 g	2252
Vino bianco	15 g	59
Olio extravergine di oliva	1 cucchiaio (10 g)	37

Il riso, mio alleato

Sono una fan del riso. Tra tutti i carboidrati, è di gran lunga il mio preferito.

Potrei fare a meno per mesi della pasta, non certo di un piatto di riso. Anche scondito. Con un filo d'olio e magari un po' di Parmigiano. Anche senza sale.
Sarà stato amaro per chi lo raccoglieva, fino agli anni Sessanta, nell'umido delle risaie (come racconta il bellissimo film interpretato da Silvana Mangano). Per me però è un dolce alleato. Prima di tutto per l'alta digeribilità: posso mangiarlo un'ora prima di andare in palestra e al momento giusto mi sento forte e leggera.
Le origini di questa passione sono lontane, ma nel corso del tempo una serie di episodi l'hanno confermata. Lo preferivo già quando, oltre vent'anni fa, una dietologa coreana mi ha consigliato di farlo diventare il mio alimento principale a pranzo: cinque volte la settimana, contro le due della pasta.
Mi sono resa conto immediatamente che in un solo mese la mia pelle era cambiata notevolmente. Da ispessita a trasparente. E più lucida e brillante. Non servivano creme, perché la purezza esteriore veniva dall'interno.
Una bella pelle va nutrita nel modo più giusto ed è da dentro, dalla profondità che partono gli effetti che noi vediamo in superficie. Ciò che si vede fuori è il riflesso di come si sta dentro: un organismo depurato automaticamente restituisce una pelle più sana e ben nutrita.
Anche oggi, prima di fare uno spettacolo in teatro o una maratona televisiva, il mio piatto unico è il riso. Ho una macchina che lo scalda a vapore e la porto sempre in tournée con me: mezz'ora ed è pronto; si spegne anche da sola. E il riso cotto a vapore è particolarmente leggero. E comunque gustoso.
Il mio preferito è il Basmati. Prepararlo mi dà un grande piacere, perché ne sento il profumo. E poi è ottimo anche come contorno, scondito. Un tempo sceglievo solo quello integrale, oggi lo alterno anche agli altri tipi.
In famiglia mi diverto a utilizzare tutti i tipi di riso e a cucinarlo in modi sempre diversi: quello allo zafferano lo chiamiamo "risotto del sole". Il venere (nero) è quello "della luna" e quello alle verdure, "del prato". Parlo al presente, ma questi piccoli riti, adesso che i miei ragazzi sono cresciuti, stanno per scomparire. Non certo la mia passione per il riso.

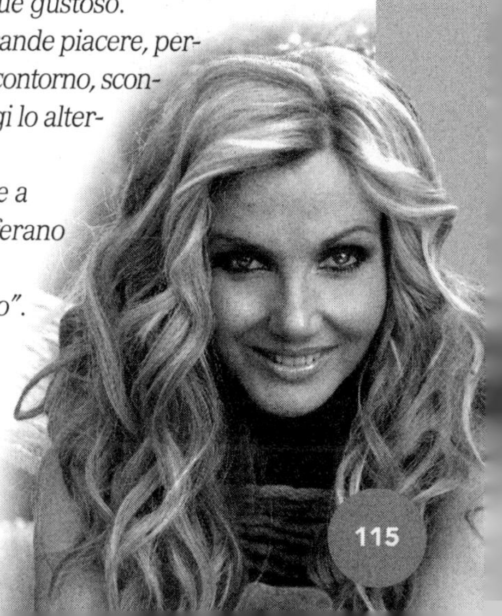

RISO INTEGRALE E POLPETTINE DI CECI
AL ROSMARINO

TEMPO DI PREPARAZIONE: 30 MINUTI - TEMPO DI COTTURA: 30 MINUTI
GRADO DI DIFFICOLTÀ: 🍲🍲
INGREDIENTI PER 4 PERSONE

300 g di riso integrale • 500 g di ceci ammollati • 2 spicchi di aglio • 1 scalogno • 1 cipolla bianca • rosmarino fresco • 1 peperoncino fresco • 1 albume • olio extravergine di oliva • sale • 1 barattolo di polpa di pomodoro pronta (varietà fine) • ½ bicchiere di vino bianco secco • brodo vegetale (carota, sedano, cipolla, ½ bicchiere di vino bianco secco)

• Far rosolare l'aglio con il peperoncino e qualche rametto di rosmarino, quindi aggiungere i ceci scolati. Regolare di sale. A insaporimento avvenuto, frullare i ceci insieme all'albume di un uovo. Se il composto non fosse sufficientemente consistente e omogeneo, "legarlo" con un po' di pangrattato. Raccogliere col cucchiaio i ceci frullati e fare delle piccole polpettine (anche con un cucchiaino) da versare in acqua bollente (meglio in un brodo vegetale) e cuocere per 5 minuti circa, muovendole delicatamente con la schiumarola per non romperle.

• Tritare la cipolla con il peperoncino e rosolarla per qualche minuto. Versare la polpa pronta e far cuocere fino a ottenere un sughetto lento. Aggiungere le polpettine e far cuocere per altri 10 minuti circa.

• Nel frattempo tostare il riso integrale con lo scalogno tritato, sfumarlo con mezzo bicchiere di vino bianco e cuocerlo come un risotto, aggiungendo via via il brodo vegetale. Il riso integrale ha bisogno di tempo per cuocersi (40 minuti circa); il brodo può essere aggiunto a mestoli o tutto insieme; in questo caso, non sarà necessario mescolare continuamente, ma sarà importante far ritirare il liquido nei tempi di cottura del riso.

Potere antiossidante:
23946-24146 unità ORAC

● Servire il piatto con il risotto di base e le polpettine al pomodoro sopra. Tenere da parte un po' di sughetto per "rinforzare" il piatto. Guarnire con rametti di rosmarino fresco.

L'ingrediente da segnalare

IL RISO INTEGRALE

La storia della pianta del riso (*Oryza sativa*) inizia in Asia, dove ancora oggi rappresenta l'alimento base della popolazione. Il riso integrale, il cui consumo è sempre più diffuso, ha conquistato le luci della ribalta per le sue capacità di rallentare l'assorbimento di zuccheri e grassi.

Inoltre mantiene inalterate le sue caratteristiche nutrizionali con un contenuto di fibre doppio rispetto al riso bianco ("brillato").

È ricco di sali minerali e di vitamine del gruppo B. Per evitare che queste ultime vadano perse, se ne consiglia il tipo *parboiled* (cioè trattato prima con acqua e poi con vapore), che fa migrare le sostanze nutritive al centro del chicco, impedendo che si disperdano con la cottura.

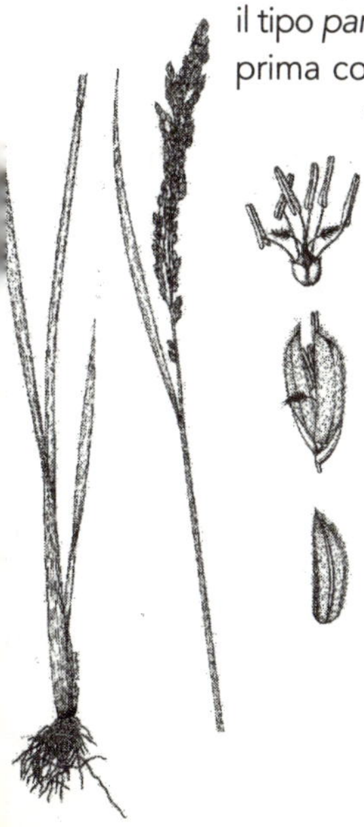

I benefici per la pelle

L'acido pantotenico è una vitamina idrosolubile del gruppo B che interviene nel buon funzionamento della nostra capacità di produrre anticorpi anche a livello cutaneo, facilitando la cicatrizzazione e la corretta sintesi (produzione) di collagene ed elastina.

Ma ciò che maggiormente ci interessa in termini di strategia *anti-aging* è che un suo metabolita (derivato nella digestione), la pantenina, ha dimostrato di poter ritardare la comparsa dei capelli bianchi.

Cominciamo così ad allontanare lo spettro della vecchiaia.

Ingredienti	Quantità indiv.	unità ORAC
Riso integrale	75 g	18215
Ceci	125 g	1059
Aglio	2 g	114
Cipolla bianca	40 g	268
Polpa pronta	125 g	607
Rosmarino fresco	2 g	3306
Peperoncino	1 g	197
Carote	10 g	70
Sedano	30 g	55
Vino bianco	30 g	118
Olio extravergine di oliva	1 cucchiaio (10 g)	37

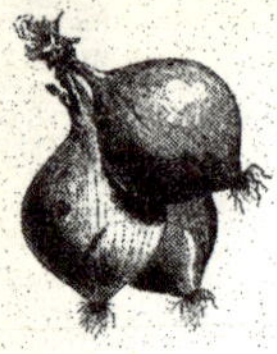

SUGO ALLE CIPOLLE ROSSE DI TROPEA

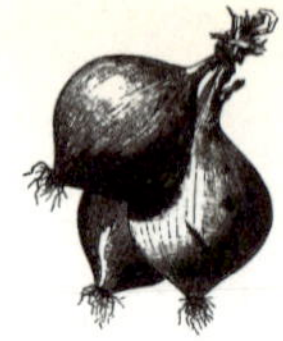

E TORTIGLIONI O SEDANINI

TEMPO DI PREPARAZIONE: 20 MINUTI - TEMPO DI COTTURA: 1 ORA E 30 MINUTI

GRADO DI DIFFICOLTÀ:

INGREDIENTI PER 4 PERSONE

1 kg di cipolle rosse di Tropea
• 500 g di bocconcini di vitello
• 1 bicchiere di vino bianco secco
• olio extravergine di oliva • pepe nero • sale
• Parmigiano Reggiano grattugiato
• 320 g di pasta corta (tipo tortiglioni o sedanini)

● Lavare le cipolle e tagliarle a fettine sottili. Tenerle a bagno nell'acqua per una decina di minuti prima di cucinarle. Scolarle sommariamente.
● Far rosolare la carne con l'olio extravergine di oliva. Far dorare bene i bocconcini senza bruciarli. Sfumare con il bicchiere di vino bianco.
● Aggiungere le cipolle, regolare di sale, coprire e far cuocere per un'ora e mezzo, facendo attenzione che né le cipolle né la carne si attacchino al fondo; aggiungere acqua calda se necessario. A fine cottura, la carne dovrà essere quasi del tutto sfatta e le cipolle diventate una crema rosata.
● Con questo intingolo condire 320 g di pasta corta tipo tortiglioni o sedanini, cotta al dente, e spadellare a fuoco vivo per qualche minuto.
● Completare con un filo di olio extravergine di oliva, una spolverata di pepe nero e il formaggio grattugiato.

Questo sugo, chiamato anche "alla genovese", si può preparare anche senza la carne ma solo con le cipolle, che dovranno essere rosolate e sfumate con il vino bianco, quindi fatte cuocere per un'ora scarsa, aggiungendo se necessario del brodo vegetale.

Potere antiossidante:
5599-5799 unità ORAC

L'ingrediente da segnalare
LA CIPOLLA

Originaria dell'Asia, la cipolla (*Allium cepa*) è uno degli ortaggi più antichi presenti nell'alimentazione umana: si trova anche raffigurata negli affreschi delle tombe egizie.
È coltivata in tutto il mondo, anche per le sue proprietà terapeutiche. Il suo noto effetto lacrimogeno è dovuto alla presenza di solfuro di allile.
La notizia che la donna più longeva d'Inghilterra si nutre di cipolla e whisky ne ha messo recentemente in evidenza le sue proprietà antietà.

I benefici per la pelle

Ha un buon contenuto in fibre alimentari e potassio, ma la sua caratteristica nutrizionale fondamentale è quella di essere ricca di molecole antiossidanti, i flavonoidi (prima tra tutti la quercetina), presenti in quantità maggiori nelle cipolle rosse rispetto a quelle bianche; la cipolla rossa di Tropea in particolare ne è ricchissima.
Ancora, la possibilità di indurre la sintesi di fibronectina può assicurare la giusta tenuta del tessuto connettivo e quindi la resistenza alle rughe. La fibronectina è infatti una proteina che favorisce il consolidamento delle fibre collagene ed elastiche: in pratica, le "rinforza" e, pertanto, preservandole, previene l'invecchiamento cutaneo.
Sono anche le sue capacità di inibire la sintesi di istamina, sostanza responsabile delle allergie cutanee, a suggerire un suo ruolo nel mantenere inalterate le proprietà della cute e la sua funzione barriera nei confronti degli stress ambientali.

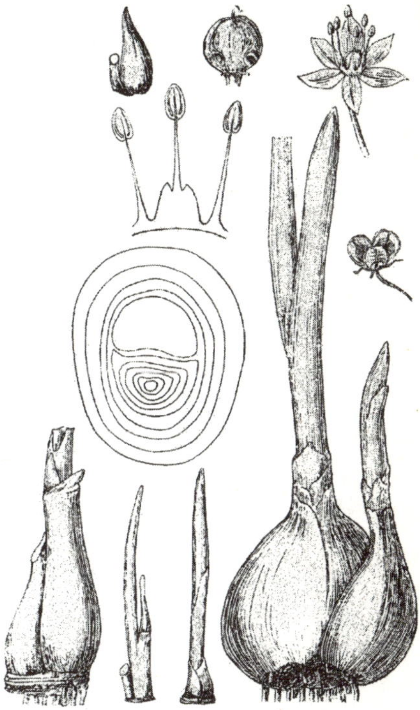

Ingredienti	Quantità indiv.	unità ORAC
Cipolle rosse	250 g	3800
Vino bianco	30 g	118
Olio extravergine di oliva	1 cucchiaio (10) g	21
Pasta	80 g	1760

SUGO DI CARCIOFI E POMODORO

E SEDANINI

TEMPO DI PREPARAZIONE: 20 MINUTI - TEMPO DI COTTURA: 30 MINUTI

GRADO DI DIFFICOLTÀ:

INGREDIENTI PER 4 PERSONE

4 carciofi
• 2 cipollotti freschi
• 1 barattolo di pomodori pelati da 400 g
• 1 limone
• un ciuffo di prezzemolo
• olio extravergine di oliva
• pepe nero macinato • sale
• 320 g di pasta corta (penne, fusilli, sedanini)

• Tagliare a spicchi i carciofi eliminando le foglie più dure, e privarli del pelo interno. Per questa operazione si può usare un coltellino ben affilato oppure si possono comprare ai mercatini rionali, ma anche nei supermercati, i carciofi già puliti. Metterli a bagno in acqua e limone perché non si anneriscano.

• Nel frattempo far rosolare i cipollotti tagliati in 4 pezzi con l'olio extravergine di oliva. A fuoco vivace aggiungere i carciofi a spicchi, sciacquati e ben scolati, e farli rosolare insieme ai cipollotti.

• Aggiungere i pelati, abbassare la fiamma, regolare di sale e lasciar cuocere. A cottura ultimata i carciofi saranno morbidi e ben amalgamati alla cipolla e al pomodoro. Regolare di sale e aggiungere una spolverata di pepe nero e qualche fogliolina di prezzemolo fresco.

• Cuocere la pasta al dente, quindi spadellarla a fuoco vivace per qualche minuto nel tegame dove sono stati cotti i carciofi. Condire con un filo di olio extravergine di oliva a crudo. Questo sugo si presta particolarmente bene a condire la pasta corta (penne, fusilli, sedanini).

Potere antiossidante:
23570-23770 unità ORAC

L'ingrediente da segnalare
IL CARCIOFO

La coltivazione del carciofo (*Cynara Scolymus*) ha origine mediorientale, ma lo troviamo citato anche nelle opere di antichi autori latini quali Columella e Plinio. È presente oggi sul mercato in una quindicina di varietà diverse; se è giovane si mangia tutto intero, anche il gambo; altrimenti si utilizzerà solo il cuore. Può essere consumato crudo in pinzimonio, ma anche ripieno, fritto, stufato, pastellato o in minestrone, sotto forma di crema o anche sott'olio. Per i vegetariani il carciofo in cucina equivale al maiale per gli onnivori, nel senso che "non si butta niente"!

Il carciofo crudo mantiene inalterata una sostanza, la cynarina, che favorisce la secrezione biliare e la diuresi. Tale sostanza, contenuta nelle foglie e nelle radici, è la responsabile del sapore amaro dell'ortaggio ed è sensibile alla cottura, con la quale infatti si perde; ma con la cottura non si perdono i poteri salutari del carciofo.

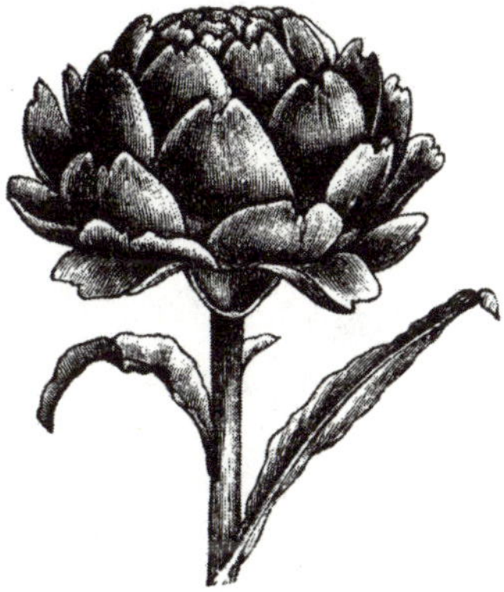

I benefici per la pelle

Contiene, in particolar modo, vitamina C, provitamina A, calcio e ferro.

Il suo alto potere antiossidante lo fa denominare il "frutto dell'eterna giovinezza" e alcuni studi hanno dimostrato che gli antiossidanti maggiormente rappresentati nel carciofo sono le metallotionine.

Queste molecole paiono diminuire significativamente nella cute invecchiata ed esposta al sole; la loro riduzione è strettamente correlata alla riduzione della proliferazione dei cheratinociti (le cellule dell'epidermide), il che si traduce in una cute invec,chiata e non più vitale.

Assicurare con la dieta concentrazioni elevate di tali molecole può significare aggiungere un altro tassello di puzzle nella strategia *anti-aging*.

Ingredienti	Quantità indiv.	unità ORAC
Carciofi	150 g	9828
Pomodori pelati	100 g	486
Cipollotti	10 g	86
Prezzemolo fresco	1 g	11473
Olio extravergine di oliva	1 cucchiaio (10 g)	37
Pasta	80 g	1760

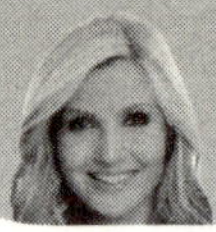

Il profumo del sugo al pomodoro della scuola materna

Quel profumo di sugo lo cerco spesso ma non lo trovo più. Quello della mensa scolastica, fatta di pasta al pomodoro e stracchino nella confezione da un etto…

Ho vissuto i cinque anni delle elementari in una scuola del quartiere Prenestino. All'epoca era considerata vera periferia, oggi tornando lì quasi sembra di essere in centro. Era la Giulio Cesare: mi bastava attraversare la strada ed ero già arrivata. Abitavamo al quinto piano del palazzo di fronte, quindi mia madre ogni mattina si affacciava alla finestra fino a quando non vedeva che avevo oltrepassato il portone della scuola.
Ho avuto un'insegnante meravigliosa: la signora Valenza. La stessa per tutti i cinque anni. La ricordo come una figura molto importante della mia infanzia. Molto severa, ma a suo modo affettuosa. Sembrava un personaggio uscito da un film degli anni Trenta. Con la sua pettinatura ricordava Betty Boop, anche se non aveva nulla di frivolo nel comportamento.
In quel periodo rimanevo a scuola per il pranzo, perché c'era " il tempo pieno". Uscita da scuola, finalmente arrivava il momento di giocare. È stato il periodo del mio primo amore. Si chiamava Pinuccio (in realtà Pino, ma per me Pinuccio). Era nella mia stessa classe. Aveva un naso abbastanza pronunciato ed era piccolo di statura. Me ne sono accorta più avanti perché io crescevo e lui rimaneva sempre uguale. Mi colpiva di lui il fatto che fosse molto protettivo; mi difendeva da quelli antipatici. Già allora esistevano i "maniaci", quelli che volevano guardare sotto le gonne delle bambine. Io diventavo matta. Soprattutto con Stefano, la più peste di tutti gli altri. Ma nei momenti difficili arrivava sempre lui. Puntuale. Era il mio cavaliere. Certe volte, nei miei sogni ad occhi aperti, lo immaginavo con il mantello e il suo cavallo…
In realtà aveva un carattere forte e sapeva mettere in riga tutti quelli che facevano dispetti sgraditi. Passavamo tante ore insieme e ci piaceva giocare da soli. Ricordo con tanta dolcezza il giorno in cui si dichiarò: mi regalò una fede che aveva trovato in un uovo di Pasqua e io, qualche giorno dopo, ricambiai con una sigaretta di cioccolato. La fede era larghissima e chiesi a mia mamma di creare un po' di spessore con il filo per poterla mettere senza perderla...

Che profumo aveva quel sugo di pomodoro! Quanto erano cordiali le signore che ci servivano alla mensa., quanto era piacevole il brusio delle decine di bambini che, come me, mangiavano lì...
Magari le mense scolastiche sono ancora così. Io da qualche anno frequento solo quelle aziendali, e lì il sugo di pomodoro non ha lo stesso profumo.
La pasta al pomodoro della mensa la mangiavo. Mi piaceva tanto.
A casa invece preferivo quella al burro e Parmigiano.
Quello che c'era come secondo non lo ricordo: sapete già che non sono stata una buona forchetta da bambina.
Ma non posso dimenticare la "chicca" finale.
Mettevo sul vassoio una confezione di latte.
Me lo ricordo ancora nel tetrapak, a forma di piccola piramide.
Si tagliava sulla punta e si poteva bere direttamente. Che belle quelle confezioni.
Perché non le fanno più così?

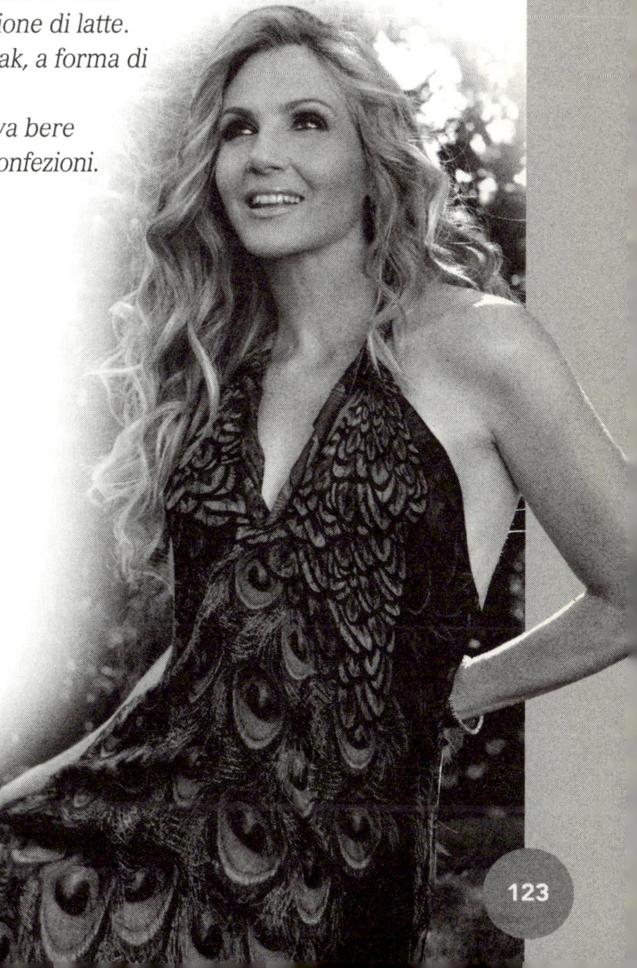

MUSICA CONSIGLIATA

Meraviglioso
Negramaro

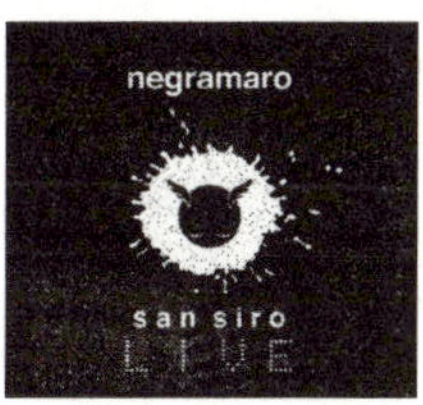

SUGO DI POMODORI PASSATI A CRUDO CON AGLIO FRESCO E BASILICO

PER PASTA CORTA O RISO

TEMPO DI PREPARAZIONE: 30 MINUTI • GRADO DI DIFFICOLTÀ:

INGREDIENTI PER 4 PERSONE

1 kg di pomodorini
(varietà Pachino, Piccadilly o Datterini) maturi ma sodi
• 2 teste di aglio fresco (o 2 spicchi di aglio)
• un bel mazzo di basilico fresco • olio extravergine di oliva
• peperoncino fresco• sale
• 400 g di pasta corta (tipo ditalini rigati)

• Passare i pomodori al passaverdure, raccogliere il succo ottenuto, che sarà un po' schiumoso, in una zuppiera, condire con l'aglio fresco tagliato a pezzetti, l'olio extravergine di oliva, sale, pepe, peperoncino fresco, e tanto basilico lavato e asciugato bene.

• Cuocere la pasta al dente (perfetti i ditalini rigati, ma va bene anche il riso), scolarla e condirla direttamente nella zuppiera con il sugo di pomodoro. Ne deve risultare una sorta di minestra fredda, semiliquida, da mangiare con il cucchiaio. Completare con l'ultimo filo di olio extravergine di oliva.

Questo è un piatto prettamente estivo, fresco, saporito e leggero. Infatti d'estate i pomodori, che pure possiamo reperire tutto l'anno, sono particolarmente saporiti e profumati, essendo di stagione.

L'aglio fresco esalta il piatto senza avere la "forza" dell'aglio secco. Il basilico lo profuma tantissimo. Il peperoncino fresco contrasta felicemente la dolcezza dei pomodori.

Il tempo necessario per cuocere la pasta o il riso naturalmente dipende dal tipo scelto.

Potere antiossidante:
3656-3856 unità ORAC

L'ingrediente da segnalare
IL POMODORO

Ortaggio della famiglia delle Solanaceae ritenuto velenoso per anni, fu grazie ai contadini del Sud che, ma solo nel Settecento, si cominciò a utilizzarlo a scopo culinario.

Da allora il pomodoro "condisce" la nostra vita: punta di spicco nella dieta mediterranea, cotto, nel ragù o a crudo nella caprese, è uno degli alimenti più desiderati, soprattutto quando si torna da un viaggio all'estero. Il tipico colore rosso, dovuto alla presenza di licopene e carotene, è anche l'indice che lo rivela più adatto al consumo: tutte le parti verdi, infatti, contengono solanina, una sostanza tossica; i pomodori acerbi sono inoltre più ricchi di acido ossalico (che favorisce i calcoli renali) rispetto a quelli giunti a piena maturazione. Altri preziosi principi nutritivi sono la vitamina C (che invece si perde con la cottura), la vitamina K, l'acido folico e il potassio.

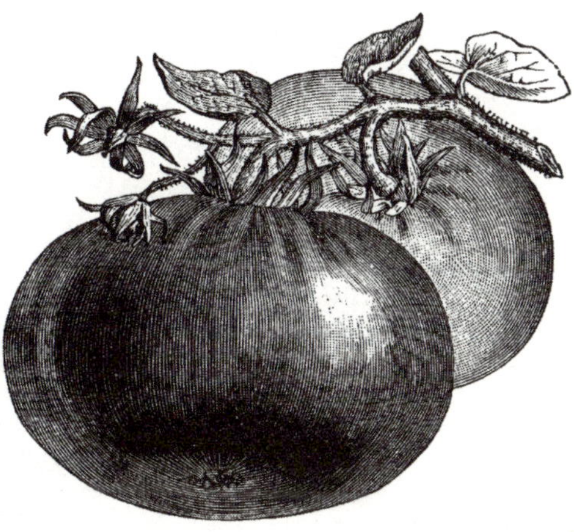

I benefici per la pelle

Nell'era della chirurgia plastica, il monito degli scienziati è: mangiare pomodoro (ovvero carotene e licopene) può combattere le rughe!

La virtù nutrizionale principale del licopene, un carotenoide con potente effetto antiossidante, è infatti quella di legare l'ossigeno singoletto, cioè una molecola con un elettrone spaiato, che è uno dei maggiori responsabili dei radicali liberi.

Recenti studi hanno dimostrato una stretta correlazione tra rugosità e contenuto in licopene nella cute: più alto è il contenuto, minore è la rugosità. Incredibilmente, il licopene risulta maggiormente accessibile con la cottura: forte di tutto questo, il ragù, con la sua tradizione di cottura lenta e lunga, riconquista un posto importante nella cucina *anti-aging* e torna a pieno titolo sulle nostre tavole.

Ingredienti	Quantità indiv.	unità ORAC
Pomodorini	250 g	968
Aglio	2 g	114
Peperoncino	1 g	197
Basilico fresco	5 g	240
Olio extravergine di oliva	1 cucchiaio (10 g)	37
Pasta	100 g	2200

ZUPPA DI SPAGHETTI SPEZZATI
CON SPINACINO, GERMOGLI DI SOIA, MACINATO MAGRO, ZENZERO FRESCO E PEPE NERO

TEMPO DI PREPARAZIONE: 15 MINUTI - TEMPO DI COTTURA: 30 MINUTI
GRADO DI DIFFICOLTÀ:
INGREDIENTI PER 4 PERSONE

250 g di spaghetti spezzati
• 300 g di spinacino
• 300 g di macinato magro di manzo e maiale
• 250 g di germogli di soia
• 1 cipolla bianca
• ½ bicchiere di vino bianco secco
• 1 pezzo di zenzero fresco (50 g circa)
• pepe nero • sale

• Mettere a rosolare la carne macinata con la cipolla tagliata sottile, e sfumare con il vino bianco. Per il macinato, scegliere dei pezzi di manzo e di maiale molto magri e farli macinare successivamente al macellaio: in questo modo saremo certi di non apportare troppo grasso alla pietanza, come potrebbe accadere con un macinato acquistato "pronto".
• Aggiungere acqua calda, portare a bollore e far cuocere per circa 15 minuti. Versare quindi in questo brodo lo spinacino e i germogli di soia. Regolare di sale e aggiungere una bella spolverata di pepe nero, possibilmente grattugiato fresco al momento.
• Tagliare a fettine il pezzo di zenzero e versarne un po' più della metà nella minestra. Riportare a bollore e calare gli spaghetti spezzati. Regolare di sale e far cuocere la pasta.
• A cottura ultimata, servire la minestra di spaghetti in una zuppiera, aggiungendo il rimanente zenzero fresco tagliato a fettine sottili.

Potere antiossidante:
5387-5587 unità ORAC

Questo piatto è un esempio di una riuscita fusion *tra ingredienti di varia provenienza e di utilizzo diverso nei molti Paesi del mondo. Infatti lo zenzero e i germogli di soia sono tipici della cucina orientale, per quanto sempre più adottati anche dalla nostra cucina.*

La pasta di grano duro può essere sostitutita con gli spaghetti di soia o di riso, ottenendo così un piatto decisamente etnico. Viceversa, i nostri classici spaghetti lo "riconducono" a un sapore più familiare.

Il segreto, mutuato alla tradizione orientale, è di non far cuocere troppo le verdure: giusto il tempo necessario per salvaguardarne i principi attivi e poterne gustare appieno il sapore.

L'ingrediente da segnalare
GLI SPINACI

Originari della Persia, gli spinaci (*Spinacia oleracea*) vedono la loro diffusione in gastronomia solo nel corso dell'Ottocento. Oggi sono presenti sulle nostre tavole sia in inverno che in estate. Cotti in poca acqua bollente o al vapore mantengono bene la cottura, e anche surgelati conservano inalterate le ottime caratteristiche nutritive.

Gli spinaci devono la loro fama al contenuto in ferro, che li ha resi protagonisti persino in un noto cartone animato; in realtà il ferro che contengono, essendo legato all'acido ossalico, non è di facile assimilazione: condirli con limone ne aumenta decisamente la disponibilità per l'assorbimento.

Come tutte le verdure a foglia verde, gli spinaci sono anche molto ricchi di acido folico, vitamina C, vitamina E e carotenoidi.

Il basso contenuto calorico li rende inoltre preziosi nelle diete ipocaloriche.

Ricchi di fibre e di cellulosa, stimolano anche la motilità intestinale.

Le foglie degli spinaci apportano infine una sostanza, la luteina, che protegge l'occhio dalla cataratta.

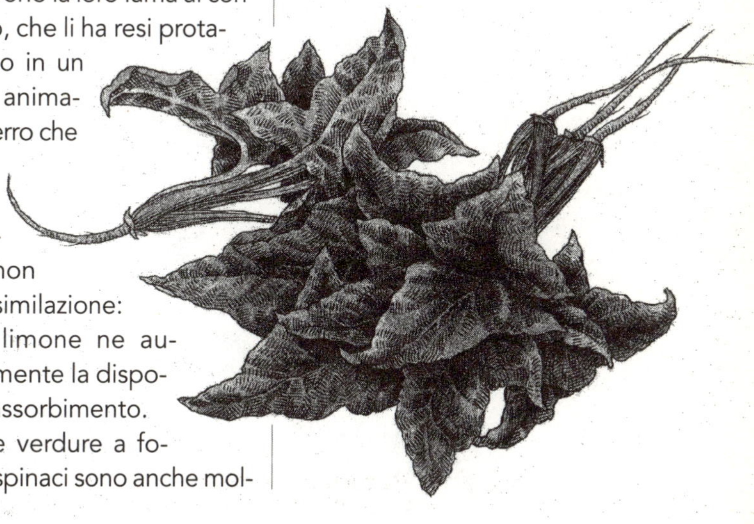

I benefici per la pelle

I minerali, com'è noto, rappresentano uno dei substrati fondamentali per una pelle giovane e vitale; l'alto contenuto in ferro rende perciò lo spinacio un alimento antietà particolarmente valido.

Nei suoi estratti è stata dosata una potente miscela di sostanze antiossidanti (NAO) che in maniera specifica inibisce la lipossigenasi, enzima responsabile dei processi di ossidazione e quindi di prodotti che stimolano l'invecchiamento cutaneo. Tale miscela è risultata superiore in termini di attività antiossidante rispetto agli estratti del tè verde, ai polifenoli e alla vitamina E, e attualmente si stanno studiando anche le sue proprietà di prevenzione del cancro della pelle.

Piuttosto che muscoli ipertrofici, per fare una buona pubblicità agli spinaci, Braccio di Ferro® dovrebbe avere capelli lunghi e un viso da bambino!

Ingredienti	Quantità indiv.	unità ORAC
Spinaci	75 g	1135
Cipolla bianca	40 g	268
Vino bianco	15 g	59
Zenzero	10 g	1484
Pepe nero	1 g	341
Pasta	100 g	2200

UN PIZZICO DI PEPE NERO

Originario dell'arcipelago indomalese, da secoli è considerato una spezia che dà un valore aggiunto al sapore di molti piatti.

È la piperina la responsabile del suo buon retrogusto pungente, ma è importante non abusarne perché può essere irritante. Purché nelle giuste quantità, il pepe nero è comunque ottimo per chi è a dieta o per chi ha un metabolismo pigro, in quanto attiva la termogenesi, cioè il fenomeno di bruciare più energia. Aumenta anche l'assorbimento del coenzima Q10 del selenio e della piridossina, indispensabile per il corretto funzionamento cellulare. È ricco di calcio, fosforo e potassio.

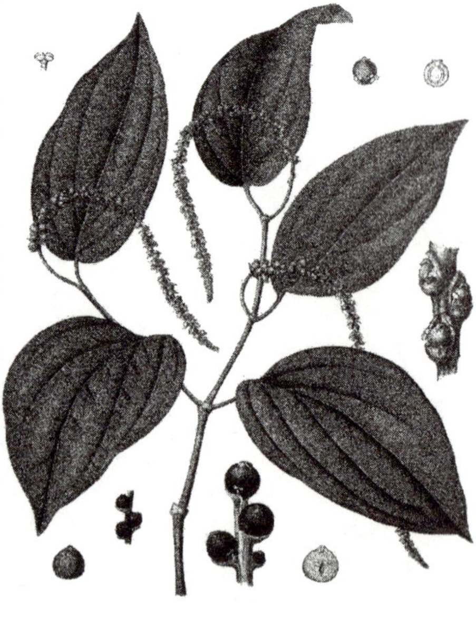

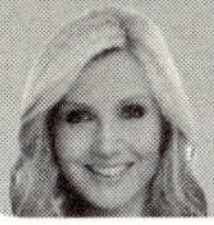

Spaghetti diversi: di soia e di riso

In questa parte del nostro libro corale vorrei "sponsorizzare" due tipi di spaghetti che non fanno parte della cucina italiana ma che, in questi ultimi anni, si sono imposti prepotentemente nei menu dei ristoranti con crescente successo. Parlo degli spaghetti orientali: cinesi, giapponesi, thailandesi. Preparati con riso o soia.

Avete presente gli spaghettini bianchi o trasparenti? Oggi si possono trovare comunemente anche al supermercato e si possono preparare in casa.
La soia è un legume ricco di proteine, ha un valore nutrizionale molto alto e può essere un valido sostituto delle proteine animali. Le sue proprietà antinfiammatorie e antiossidanti sono unanimamente riconosciute.
Si può consumare da sola, come legume – insieme agli altri più comuni della nostra cucina – ma anche attraverso i suoi numerosi derivati: gli spaghetti di soia, appunto, oppure il latte, gli hamburger vegetali o ancora il tofu (la mia amica Pucci ci propone gustose ricette al riguardo).
Quanto al riso, lo conosciamo molto bene. Ne apprezziamo da sempre il valore e l'alta digeribilità. E io ho confessato di provare un debole per "lui".
Allora, soia o riso alla base degli spaghetti alternativi? È solo una questione di gusto. E di come si preparano in cucina.
Io preferisco quelli di soia per vari motivi: si sposano molto bene con qualsiasi tipo di verdura. Ho la piacevole sensazione di mangiare un primo piatto senza fare il pieno di carboidrati. Inoltre "fruttano" molto: cento grammi di spaghetti sono sufficienti per due persone. Quindi si riduce la quantità di calorie assunte, senza soffrire la fame.
Sia gli spaghetti di soia che quelli di riso possono essere cucinati con verdure e carne o verdure e gamberi; in questi casi possono costituire un piatto unico molto prelibato.
L'importante, ancora, è non abusare dei condimenti.
Probabilmente per molti di voi la pasta tradizionale continuerà a rimanere in ordine di gradimento sempre al primo posto.
Io però credo che a tavola sia importante anche la varietà delle proposte.
E degli ingredienti sulle quali si basano.

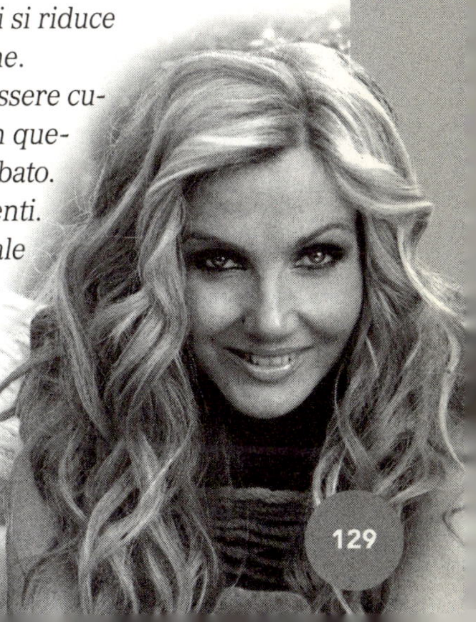

ALICI ALLA MOLLICA DI PANE

TEMPO DI PREPARAZIONE: 15 MINUTI - TEMPO DI COTTURA: 8 MINUTI
GRADO DI DIFFICOLTÀ: • INGREDIENTI PER 4 PERSONE

500 g di alici fresche pulite
• 4 fette di pane raffermo • 2 spicchi di aglio
• un ciuffo di prezzemolo • ½ limone
• olio extravergine di oliva • sale • pepe nero

• Mettere in una padella antiaderente le alici, divise a filetti, disposte in maniera ordinata e non sovrapposte. Sciacquarle sommariamente (troppa acqua smorza la fragranza del pesce) prima di disporle in padella. Salare e pepare. Condire con olio extravergine di oliva.
• Bagnare in acqua tiepida le fette di pane e lasciarle ammollare, quindi sbriciolare tutta la mollica ammorbidita sulle alici fino a coprirle. Aggiungere ancora un filo di olio extravergine di oliva e il ciuffo di prezzemolo, distribuito su tutto il contenuto della padella.
• Cuocere a fuoco medio e a padella coperta per pochi minuti, aggiungendo a metà cottura il succo di mezzo limone. Non rimestare, ma smuovere le alici solo manovrando il manico della padella. Intanto il pane, morbido e gonfio, si sarà insaporito "di pesce".
• Per evitare che le alici si rompano, servire direttamente la padella in tavola o farle scivolare delicatamente in un piatto da portata.

È possibile reperire le alici fresche senza problemi, non solo in pescheria ma anche nei supermercati. Generalmente si trovano già pulite, ma è comunque molto facile prepararle anche se sono intere. Inoltre, comprarle integre assicura la freschezza del prodotto, che deve presentarsi sodo e con il dorso argentato e luminoso.
Per ridurre le alici integre in filetti basta afferrare la testa e sfilarla lungo la linea dell'addome: in questo modo verranno via le interiora e la lisca in un'unica mossa, e si ricaveranno due filetti per ogni pesce.

Potere antiossidante:
2120-2320 unità ORAC

L'ingrediente da segnalare
LE ALICI

Note anche come acciughe, sono il pesce azzurro per eccellenza.

Le alici in cucina si prestano a numerose preparazioni e sono da segnalare, oltre che per l'ottimo sapore, per le loro caratteristiche nutrizionali.

L'elevato contenuto di acidi grassi polinsaturi, e in particolare acidi grassi Omega 3, una buona quota di vitamine A, E e B nonché di sali minerali, e una buona presenza di calcio, fosforo e potassio ne fanno un alimento prezioso.

In virtù della loro composizione chimica, le alici hanno anche uno scarso carico a livello renale.

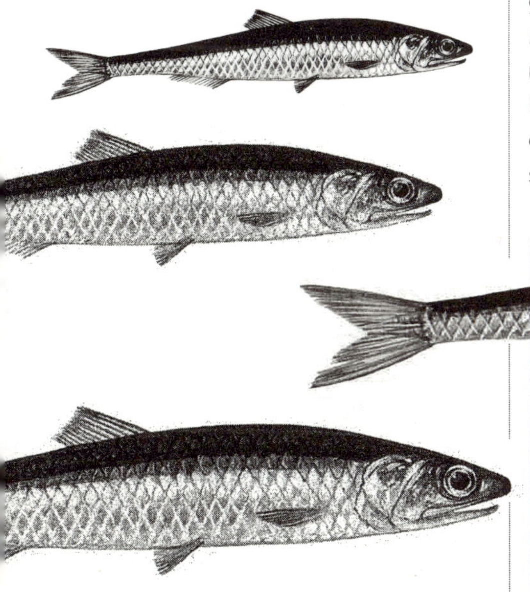

I benefici per la pelle

La rivista *Dermatoendocrinology* del 2009 conclude: "una supplementazione vitaminica e di acidi grassi equilibrata regola non solo la nostra salute ma anche la nostra bellezza".

Perché?

Se si pensa che la psoriasi, malattia cutanea ad alta incidenza, viene curata anche con tali supplementi dietetici, quindi riconoscendo loro un ruolo farmacologico sulla pelle, è facile trarre le conclusioni.

Uno studio sugli psoriasici trattati con Omega 3 e 6 (età media 65 anni) ha dimostrato la presenza di rughe del volto ridotte e grado di elasticità cutanea migliore rispetto ai soggetti sani, di qui la conclusione che gli Omega 3 e 6 rallentano la comparsa dei *markers* (indicatori) dell'invecchiamento cutaneo.

E allora, oltre che di "salvacuore", a questi composti spetta a nostro avviso il titolo di "salvapelle".

Ingredienti	Quantità indiv.	unità ORAC
Pane raffermo	40 g	572
Aglio	2 g	114
Prezzemolo fresco	2 g	1473
Succo di limone	2 g	24
Olio extravergine di oliva	1 cucchiaio (10 g)	37

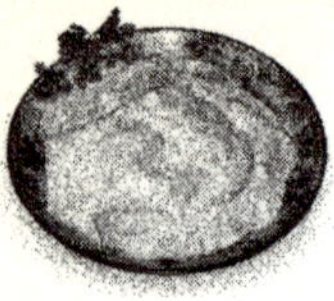

BOLLITO MISTO AL WASABI

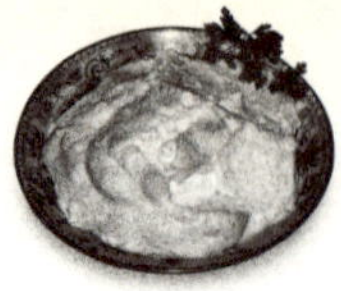

TEMPO DI PREPARAZIONE: 15 MINUTI - TEMPO DI COTTTURA: 3 ORE
GRADO DI DIFFICOLTÀ: • INGREDIENTI PER 4 PERSONE

1 kg di carne per il bollito:
muscolo di manzo, muscolo di vitella, ½ gallina (o pollo)
• 4 carote • 1 sedano • 2 cipolle bianche
• un ciuffo di prezzemolo fresco • wasabi in polvere
• sale • pepe

- Mondare le verdure e metterle intere in una pentola con acqua fredda (4-5 litri) insieme alla carne di manzo. Portare a bollore e far cuocere a fuoco basso, coperto a metà, per circa un'ora.
- Aggiungere la carne di vitella e, dopo circa mezz'ora, la gallina (o il pollo). Completare la cottura, sempre a fuoco basso e pentola semicoperta, per il tempo definitivo (2 ore e mezzo/3 ore). Spegnere il fuoco senza rimuovere le verdure e la carne: lo faremo solo al momento di servirle, in modo da avere il tutto bello caldo. Il brodo che avanza può essere messo a freddare e utilizzato l'indomani, ben sgrassato.
- In una ciotolina mescolare un filo d'acqua alla polvere di wasabi, fino a ottenere una pallina di prodotto, morbida morbida. È importante dosare bene l'acqua per non diluire troppo il wasabi, ma qualora succedesse sarà sufficiente aggiungere ancora un po' di polvere.
- Servire il bollito e le verdure con una puntina di wasabi, da distribuire in piccolissime quantità sulla pietanza al momento di mangiarla.

Il wasabi in polvere viene normalmente utilizzato nella cucina giapponese per il sushi e molte altre preparazioni, pertanto è molto facile reperirlo nei negozi di specialità alimentari multietniche, ma lo si può trovare già pronto, in tubetto, anche al supermercato (in questa forma è però meno "forte").
Il suo sapore forte e pungente dona al bollito caldo un sapore speciale, davvero interessante, specialmente se si amano le spezie piccanti.

Potere antiossidante:
2660-2860 unità ORAC

L'ingrediente da segnalare
IL WASABI

Il *wasabi* si ottiene dalla lavorazione del rizoma della pianta *Wasabia japonica*, simile al nostro rafano. Se ne conoscono due varietà, una di colore più scuro, "Daruma Wasabi", e una più chiara ma più piccante: "Mazuma Wasabi".
Due sono le condizioni necessarie per la sua coltivazione: acqua perfettamente pulita e temperatura mite.
Per questi motivi la coltivazione è piuttosto costosa e non molto facile, quindi non molto praticata.
Il sapore particolarmente piccante inizialmente può suscitare una sensazione fastidiosa: se non si è mai assaggiato, è consigliabile non eccedere nelle quantità al primo tentativo. Rispetto al peperoncino, il sapore è diverso perché ha una palatabilità differente: mentre il piccante del peperoncino si avverte soprattutto sulla lingua e sulla gola, il *wasabi* si avverte maggiormente sulla parte alta del palato.
Viene anche definito "condimento delle lacrime" perché, se assunto in quantità eccessive, può stimolare la lacrimazione.
Ma qual è il modo migliore di servirlo? La preparazione tradizionale prevede di grattugiarlo con un particolare attrezzo di legno rivestito da pelle di *razza*.
Al *wasabi* sono state attribuite grandi proprietà di prevenzione dalle intossicazioni, antibatteriche e digestive, di qui l'uso per accompagnare il pesce crudo. Contiene fibre, calcio e potassio.

I benefici per la pelle

Ricco di isotiocianato (un antiossidante tra i più potenti), i suoi effetti sulla pelle possono essere ricercati nelle capacità antinfiammatorie di questa molecola. Recentemente, in uno studio su topi da esperimento, si è visto che il pretrattamento con questo composto riduce notevolmente l'infiammazione cutanea indotta da sostanze irritanti. E questo come riguarda l'invecchiamento? Tale effetto è importante perché è legato alla riduzione dello stress ossidativo, che sappiamo essere uno dei principali effettori dell'invecchiamento cutaneo.
In un recente studio poi, si sostiene che l'uso locale di un derivato dell'isotiocianato su un modello cutaneo di melanoma addirittura ne riduce la progressione, perché può bloccare i messaggi di *deregulation* che fanno proliferare tale tumore. La *deregulation* è una delle principali tappe della cute invecchiata, e allora perché non immaginare che mangiando un po' più giapponese non riusciamo a migliorare la nostra pelle?

Ingredienti	Quantità indiv.	unità ORAC
Carote	40 g	280
Sedano	90 g	275
Cipolla bianca	80 g	732
Prezzemolo fresco	2 g	1473

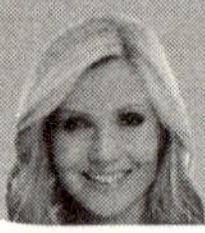

La sfortuna di avere gli zii cacciatori

Mia madre era la terza di sei fratelli: due maschi e quattro femmine. In famiglia abbiamo avuto un buon rapporto con tutti, ma a tempo determinato. O a corrente alternata.

A volte i fratelli litigavano e quindi noi, di tanto in tanto, "rompevamo" le comunicazioni. Spesso, infatti, le incomprensioni dei grandi si riflettono sui bambini, che non sanno spiegarsi certi cambiamenti repentini nei rapporti e ne soffrono senza poter intervenire.
Nella mia infanzia amavo passare parte delle mie vacanze a Tivoli, a casa delle mie zie. In particolare di zia Luisa e zia Palmira perché avevano due figlie, Simona e Cristina, che erano quasi mie coetanee. Con loro mi divertivo molto. Era bello poter stare tutto il giorno fuori senza il rischio di essere travolti da un'automobile (la differenza tra il vivere in una grande città e in un paese più piccolo, a contatto con la natura). I loro rispettivi papà – Evaldo ed Ennio – erano due cacciatori appassionati. Uso il passato perché credo non siano più interessati a questo "sport" (cosa ci sia poi di sportivo nello sparare a dei poveri uccellini indifesi non l'ho mai capito!).

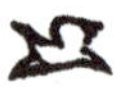

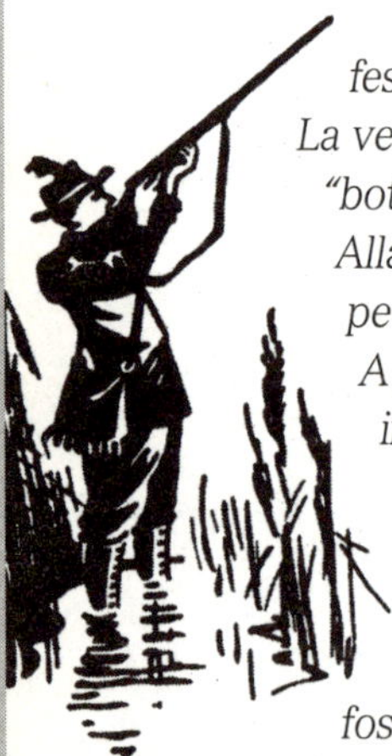

La vera tragedia era il giorno in cui tornavano dalla caccia con il "bottino". Era sempre grande la loro soddisfazione al ritorno! Alla loro felicità corrispondeva la mia disperazione, perché sapevo che in tavola ci aspettava la cacciagione.
A parte il fatto che veniva considerata una vera prelibatezza, in quei tempi non era ammesso discutere di ciò che veniva servito ai pasti: si mangiava e basta. I tordi e i fagiani erano le prede (le vittime) più frequenti.
Vedevo le mie zie passare la mattina a spennare quelle povere bestiole: a volte erano talmente piccole che mi sembrava fosse stato ancora più inutile – oltre che crudele – spararagli. Il modo più comune per preparare i tordi era cucinarli con le olive.
Vedevo intorno a me i "grandi" sempre molto felici di gustare questo piatto, ma lo sapete, fin da bambina io non sono mai stata una gran mangiona; e soprattutto non ero un'appassionata di carne.

Sarà perché a casa mia ne girava ben poca, ma non ne sentivo affatto la mancanza. Quando ci mettevamo a tavola iniziava la tortura. Non so oggi che tipo di cartucce vengano usate per cacciare, so solo che quelle che usavano i miei zii erano terribili: lasciavano dentro questi uccelli una serie di piccoli pallini di piombo che puntualmente ci ritrovavamo tra i denti, con il rischio di rompercene qualcuno; e il fatto di condividerlo con i cugini più piccoli non rendeva meno pesante il dramma da affrontare.
Quando si dice la differenza tra il mondo degli adulti e quello dei bambini: quello che per i grandi era un momento e un motivo di festa, per noi era una piccola tragedia. Confesso che qualche volta facevamo finta di mangiare e ci attaccavamo al pane.
Oggi a ripensarci mi viene da ridere… E da oltre trent'anni non mangio cacciagione. I miei figli in questo senso sono stati fortunati.
Il ricordo di quel piccolo dramma del passato ha evitato loro qualunque tipo di cacciagione in tavola. Si può farne tranquillamente a meno. Almeno, così la penso io.

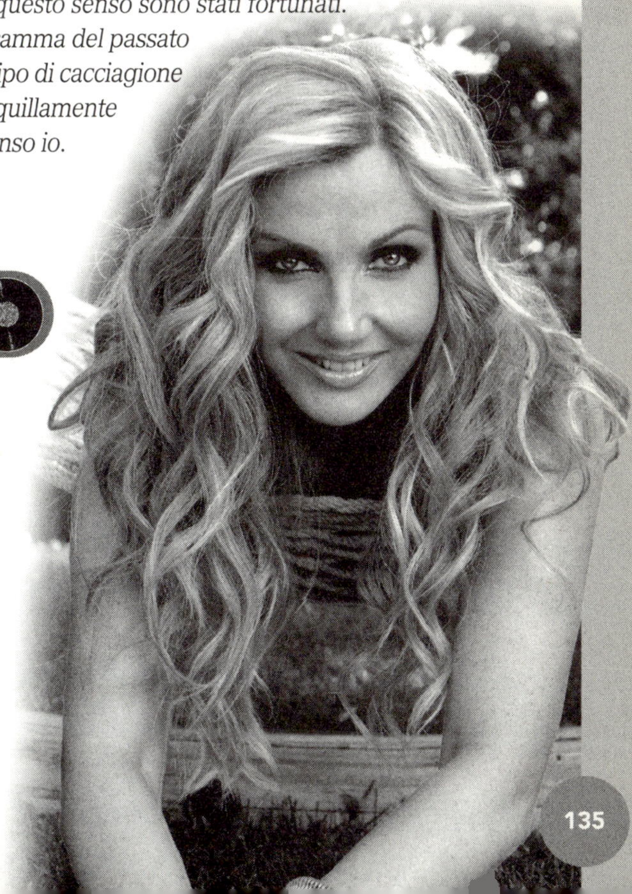

MUSICA CONSIGLIATA

Sei forte papà
Gianni Morandi

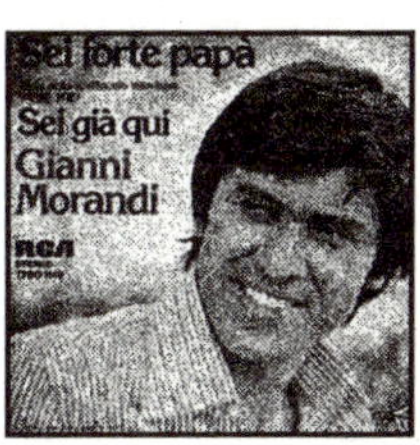

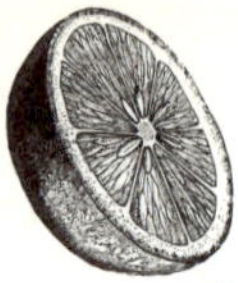

CONIGLIO AL LIMONE

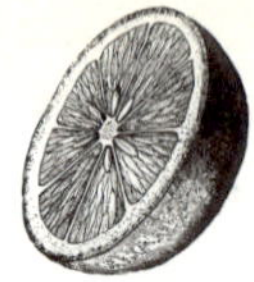

TEMPO DI PREPARAZIONE: 15 MINUTI - TEMPO DI COTTURA: 1 ORA

GRADO DI DIFFICOLTÀ:

INGREDIENTI PER 4 PERSONE

1 coniglio tagliato a pezzi
• 2 spicchi di aglio
• 1 peperoncino fresco
• 2 limoni non trattati
• olio extravergine di oliva
• rosmarino fresco • pepe nero

• Lavare i pezzi di coniglio sotto l'acqua corrente dopo averli strofinati con le mani bagnate di aceto di vino bianco. Di solito viene consigliato di tenere il coniglio a bagno in acqua e aceto per un certo tempo (15-20 minuti), personalmente preferisco lavarlo bene sotto l'acqua corrente e sfiorarlo appena appena con l'aceto. Questo per evitare che l'aceto lo "cuocia" e lo privi del suo sapore naturale, che non è affatto forte. Infatti il coniglio che compriamo non ha nulla di selvatico, ma proviene da allevamenti controllati.

• Mettere i pezzi, appena scolati, in una pentola alta insieme agli spicchi di aglio, l'olio extravergine di oliva, abbondante rosmarino, sale, pepe e il peperoncino fresco a pezzetti.

• Aggiungere il succo dei due limoni spremuti, coprire e cuocere a fuoco basso per circa un'ora. Rimestare ogni tanto e controllare che non si asciughi il fondo di cottura, che sarà il frutto solo degli ingredienti, senza alcuna aggiunta di acqua. Infatti il coniglio – carne bianca, magra e delicata – è ricco di acqua, che cederà durante la cottura: tenendo coperta la pentola, il vapore che si sprigionerà si riempirà dell'aroma di limone e rosmarino, conferendo alla carne morbidezza e sapore delicato.

• Aggiungere, a cottura ultimata, ancora pepe e rosmarino fresco. Questo piatto va servito ben caldo, ma è buono anche il giorno dopo.

Potere antiossidante:
4015-4215 unità ORAC

L'ingrediente da segnalare

IL CONIGLIO

Il coniglio è originario probabilmente dell'Europa meridionale o del nord Africa; è comunemente considerato simbolo di fecondità perché altamente prolifico. Le carni del coniglio di allevamento hanno un tenore lipidico maggiore rispetto al coniglio ruspante e un sapore meno selvatico. Per le sue carni rosee lo si fa rientrare nella categoria delle carni bianche.

I benefici per la pelle

Povero di colesterolo, è una buona fonte di calcio, potassio, ferro e fosforo; è ricco di proteine ad alto valore biologico e di vitamine del gruppo B. La mancanza di un'adeguata quantità di vitamine del gruppo B nel nostro organismo rende la pelle atrofica (senza vita), con ridotta quantità di sebo e quindi meno nutrita e più suscettibile alle offese dell'età.

La vitamina B6, ossia la piridossina, risulta particolarmente importante per la salute dei nostri capelli, perché è necessaria per la costruzione di un coenzima (il piridossal-5-fosfato) indispensabile per la formazione della cisteina, un amminoacido essenziale alla loro salute.

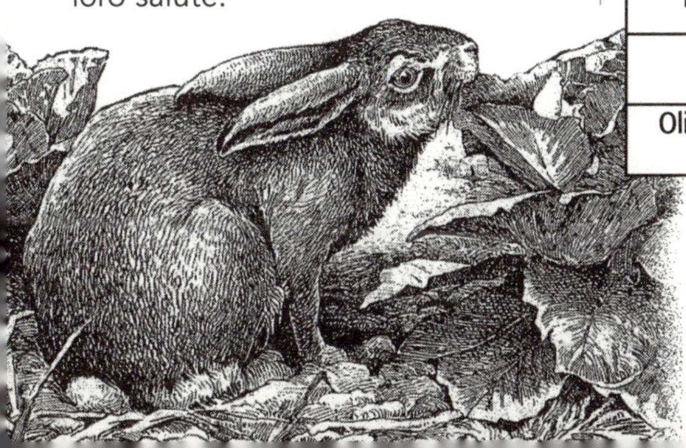

UN PIZZICO DI

LIMONE

L'olio estratto dai semi di limone è utilizzato per la cura delle impurità della pelle e per il mal di testa, ma non sono rare le segnalazioni delle sue attività anticancro. Sicuramente il limone con il suo contenuto in acidi organici, composti fitochimici e vitamina C, e la sua versatilità in cucina è un utile alleato per la nostra salute.

I benefici per la pelle

L'alto contenuto di vitamina C rende quasi superflua ogni spiegazione in merito: la vitamina C è una panacea fondamentale per la salute della nostra pelle, perché è capace di comportarsi come un sistema di ossidoriduzione, ovvero modificare l'attività di alcune molecole, e quindi può essere considerato a ragione l'antiossidante per eccellenza.

Ingredienti	Quantità indiv.	unità ORAC
Rosmarino fresco	2 g	3306
Succo di limone	10 g	120
Aglio	2 g	114
Peperoncino	1 g	197
Pepe nero	1 g	341
Olio extravergine di oliva	1 cucchiaio (10 g)	37

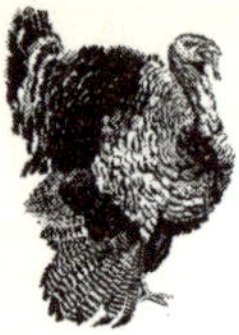

COTOLETTE LIGHT DI TACCHINO

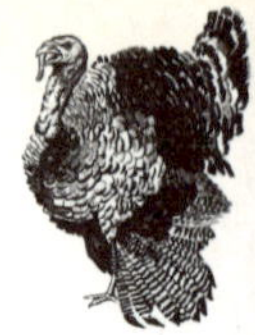

CON SALSINA DI POMODORO, AGLIO E BASILICO

TEMPO DI PREPARAZIONE: 20 MINUTI - TEMPO DI COTTURA: 10 MINUTI
GRADO DI DIFFICOLTÀ:
INGREDIENTI PER 4 PERSONE

500 g di fesa di tacchino (o di pollo o di vitella) tagliata a fettine • 3 chiare d'uovo • 500 g di pomodorini Pachino maturi • 2 spicchi di aglio • abbondante basilico fresco • una manciatina di origano • peperoncino fresco (se gradito) • olio extravergine di oliva • sale • pepe bianco • pangrattato per impanare

● Spianare la carne scelta – tra tacchino, pollo e vitella: la versione più magra è quella con il tacchino – su un tagliere e batterla con il batticarne fino a renderla molto sottile. Tagliarne delle fettine più o meno quadrate di circa 15x15 cm (ma non è un esercizio di geometria!).
● Sbattere in una terrina le chiare d'uovo dopo averle separate dal tuorlo. Salare e pepare, immergervi le fettine di carne e rigirarle con la forchetta fino a che la chiara non le abbia intrise bene. Il legame tra la carne e la chiara è più "fragile" che non con l'uovo intero, ma l'impanatura con la sola chiara d'uovo è anche decisamente più leggera.
● Versare il pangrattato in un piatto piano largo e impanare le fettine.
● Ungere una padella antiaderente e arroventarla. Scottare le fettine da entrambi i lati: la sottigliezza della carne le farà cuocere in fretta, senza friggerle.
● Con il passaverdure passare i pomodorini e condire il sughetto fresco con aglio, olio extravergine di oliva, sale, pepe, peperoncino fresco (se gradito), una manciatina di origano e tanto basilico.
● Servire le cotolette ben calde, con la salsina a parte, da aggiungere con un mestolino al momento di mangiarle.

Potere antiossidante:
3132-3332 unità ORAC

Niente in contrario se invece vogliamo friggere le cotolette: facciamolo però con olio extravergine di oliva, ben caldo e abbondante.
La frittura fatta in casa, una volta a settimana, fa davvero bene: stimola la colecisti a produrre la bile e migliora le capacità digestive.

L'ingrediente da segnalare
IL TACCHINO

Originario del Messico, la sua fama è legata al "Thanksgiving" (Giorno del Ringraziamento) americano, di cui ancora oggi costituisce il piatto tipico. Ricca di proteine, vitamina B, zinco e potassio, la carne di tacchino è consigliata soprattutto ai bambini, che hanno un elevato fabbisogno di amminoacidi, dei quali il tacchino è una buona fonte.

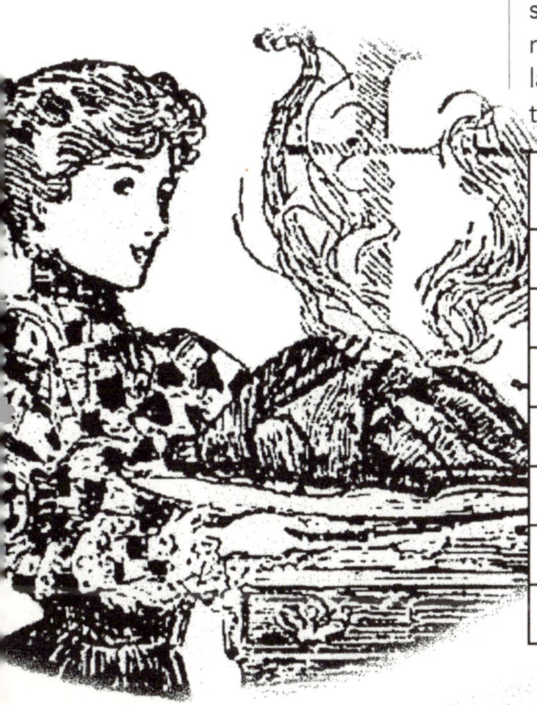

I benefici per la pelle

L'alto contenuto in lisina e arginina (due amminoacidi essenziali) conferisce alle carni di tacchino un'elevata attività antibatterica e antivirale. Studi recenti hanno dimostrato che l'assunzione di tali amminoacidi può migliorare le cheiliti, ossia le infiammazioni della mucosa delle labbra, particolarmente in seguito a un'infezione virale come l'herpes labiale, per esempio. Sappiamo che con l'aumentare degli anni, tra i tanti danni visibili, le mucose diventano meno idratate e meno rosee. Ridare luminosità al vermiglio labiale diventa perciò una delle strategie antietà da adottare.

Ingredienti	Quantità indiv.	unità ORAC
Pomodorini	125 g	484
Aglio	2 g	114
Basilico	5 g	240
Pepe bianco	1 g	407
Peperoncino	1 g	197
Origano	1 g	1753
Olio extravergine di oliva	1 cucchiaio (10 g)	37

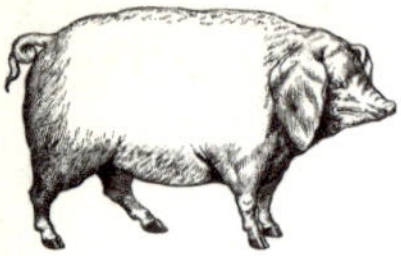

FETTINE DI MAIALE AI PEPERONI

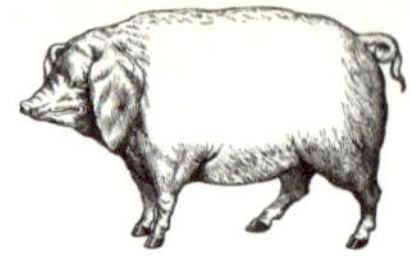

TEMPO DI PREPARAZIONE: 15 MINUTI - TEMPO DI COTTURA: 15 MINUTI

GRADO DI DIFFICOLTÀ:

INGREDIENTI PER 4 PERSONE

500 g di fettine magre di maiale (prosciutto, arista)
- 4 peperoni rossi
- 2 spicchi di aglio
- olio extravergine di oliva
- sale • pepe

- Tagliare i peperoni a listarelle di circa un dito. Far rosolare l'olio extravergine di oliva con i 2 spicchi di aglio, quindi aggiungere i peperoni e farli rosolare a fuoco medio/vivace, senza farli bruciare ma rendendoli un po' croccanti. Salare e pepare.
- Togliere i peperoni dal tegame non appena sono cotti e passarli in un piatto.
- Dall'intingolo di cottura dei peperoni rimuovere gli spicchi di aglio e farvi poi rosolare le fettine di maiale, rigirandole varie volte, facendo attenzione a non bruciarle. Salare e pepare.
- Una volta cotte, togliere dalla padella anche le fettine e adagiarle nel piatto insieme ai peperoni.
- Al momento di servire, scaldare la padella di cottura (che, preventivamente, non avremo lavato) e riscaldare i peperoni e le fettine di carne a fuoco vivo per pochissimi minuti. Servire ben caldo.

La carne di maiale è tra le più magre: infatti, a differenza del manzo o dell'agnello, la parte grassa è completamente divisa (e quindi facilmente isolabile) da quella magra. Mangiare il "magro di maiale" è una grande verità!

Potere antiossidante:
1693-1893 unità ORAC

L'ingrediente da segnalare
IL MAIALE

Il maiale – *Sus scropha domesticus* – è un animale che deriva dal cinghiale, il cui allevamento ebbe origine in Cina. Grazie a diversi fattori tra i quali il loro essere particolarmente prolifici, la proverbiale capacità di nutrirsi sfruttando qualsiasi tipo di alimento, la notevole resa delle carni e, non ultimo, la possibilità di riutilizzare ogni parte del loro corpo (anche i peli diventano setole di pennelli o spazzole), i maiali sono oggi tra gli animali da cortile più diffusi.

L'uccisione di un maiale in passato rappresentava un'occasione di festa; oggi la "mucca pazza" e il "pollo alla diossina" hanno riportato la sua carne su molte delle nostre tavole. L'apporto lipidico, per quanto considerato elevato, può essere facilmente controllato eliminando prima della cottura i grassi, che sono sempre visibili a occhio nudo.

Una cottura accurata è fondamentale perché, se ingerito crudo, il maiale potrebbe trasmettere le larve di una tenia: la Trichinella, i cui sintomi sono gastroenterite, febbre, vomito, dolori muscolari e mal di testa.

La sua carne è generalmente gradevole e saporita, ma talvolta può essere necessario insaporirla con senape, aglio, cipolla, succhi di agrumi, salsa di soia o erbe aromatiche.

I benefici per la pelle

Il maiale è un'ottima fonte di vitamine del gruppo B. L'apporto di tiamina, niacina, riboflavina e vitamina B12 è superiore anche a quello della carne bovina. È inoltre ricca di fosforo e potassio, e soprattutto zolfo.

Lo zolfo è un metalloide (cioè un elemento chimico non metallo) indispensabile alla sintesi di vitamina B1 (o tiamina), di cui sono noti gli effetti benefici sulla pelle. Si trova anche come elemento costituente di alcuni amminoacidi come la timina e la biotina, che sappiamo dare lucentezza e bellezza ai nostri capelli, contrastandone l'impoverimento legato all'età. La sua capacità di bloccare le intossicazioni dei metalli pesanti e dei radicali liberi ha fatto sì che nella ricerca cosmetica se ne approfondissero le virtù antiradicaliche e quindi antinvecchiamento.

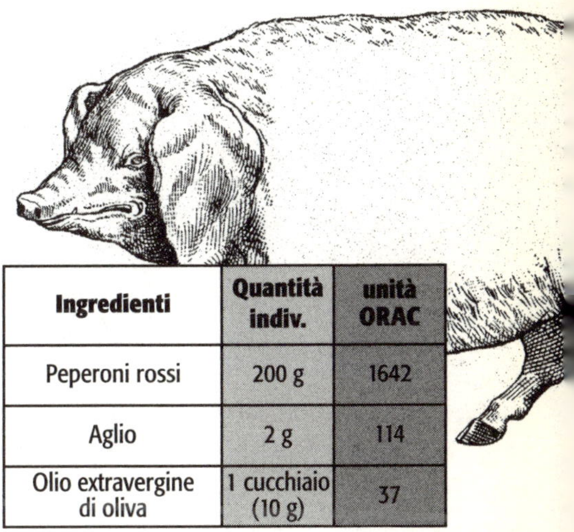

Ingredienti	Quantità indiv.	unità ORAC
Peperoni rossi	200 g	1642
Aglio	2 g	114
Olio extravergine di oliva	1 cucchiaio (10 g)	37

Poco prima della mezzanotte: la cena di Natale

Ho letto recentemente che un ricco signore ha pensato di festeggiare Natale tutti i giorni.

Naturalmente, la cosa non ha funzionato: l'eccezionalità di certi momenti sta nel fatto che accadono raramente, ed è l'attesa a renderli ancora più magici.
In alcune zone d'Italia il momento culminante del Natale è il pranzo del 25, dopo che tutti i regali sono stati scartati. A Roma è sempre stata la cena del 24, spesso seguita dalla Santa Messa di mezzanotte. Io le ricordo entrambe con piacere. Ma soprattutto la cena della vigilia è stata in passato, e continua ad essere per me, un momento davvero speciale.
Nel mio caso c'è un motivo, che chi mi ha seguita fin qui con attenzione in questo racconto – nel quale ho descritto la solitudine e la forza di mia mamma – avrà intuito: era l'unica occasione in cui in famiglia eravamo davvero tutti insieme. Compreso mio padre, anche dopo i disagi e le lontananze dovute alla separazione.
Come tutti i momenti destinati a durare nel tempo, anche la cena di Natale contava su di una lunga preparazione, che non sempre riguardava solo il cibo e i piatti di portata. Mi ricordo, per esempio, con forte emozione la letterina di Natale che conteneva le mie buone intenzioni future, destinata ai miei genitori (non si usava, allora, formulare richieste di regali come invece si fa oggi, e poi il tempo per soddisfarle sarebbe stato comunque troppo breve).
La supervisione era della mia maestra, la signora Valenza, e io mi occupavo con tutta la cura possibile di metterla sotto il piatto di mamma e papà.
La cena aveva una serie di tradizioni. Alcune condivise, cioè legate ad una consuetudine regionale; altre che costituivano un po' la nostra variante personalizzata, il "lessico familiare" delle nostre feste. Com'è tradizione, anche a casa nostra la cena della vigilia era rigorosamente a base di pesce: spaghetti con il sugo di tonno e, immancabile, il capitone, chissà perché (avrete capito che non mi piaceva affatto).
Immancabili erano anche i fritti di verdura: funghi, patate, broccoli, carciofi, zucchine, patate. Una passione che mia mamma mi ha trasmesso e che continua nelle mie cene di Natale, nella mia famiglia.
Vi dirò di più: i fritti in famiglia sono consentiti solo in quell'occasione. E con una variante importante rispetto al passato: ho imparato a preparare i fritti secondo

le regole giapponesi del tempura. Ho iniziato a informarmi per curiosità e mi sono appassionata sempre di più a questa tecnica "magica". Il segreto è molto semplice e consiste nel rapporto preciso tra la temperatura della pastella – che deve essere gelata – e quella dell'olio bollente in cui le verdure o il pesce vengono gettati. In questo modo rimane una crosticina leggera e sottile, e l'olio non viene assorbito internamente.

Le altre portate irrinunciabili della nostra cena di Natale di oggi sono la frutta secca (non ho l'abitudine di mangiare noci e nocciole, ma a Natale sì) e il dolce. Volete sapere quale?

Anche rispetto al dolce natalizio gli italiani si dividono in due grandi fazioni: una adora il panettone, l'altra il pandoro.

Io sono decisamente per il pandoro, ma a modo mio. Con un tocco di creatività. Lo taglio in modo spettacolare: a fogli, e poi lo divido in quattro, fino ad ottenere una piccola stella. Lo infilo sfalsato nel forno appena caldo e lo spolvero con lo zucchero velo.

Caldo, è molto più buono. Presentato in questo modo, è ancora più spettacolare. Il tocco finale di un momento magico.

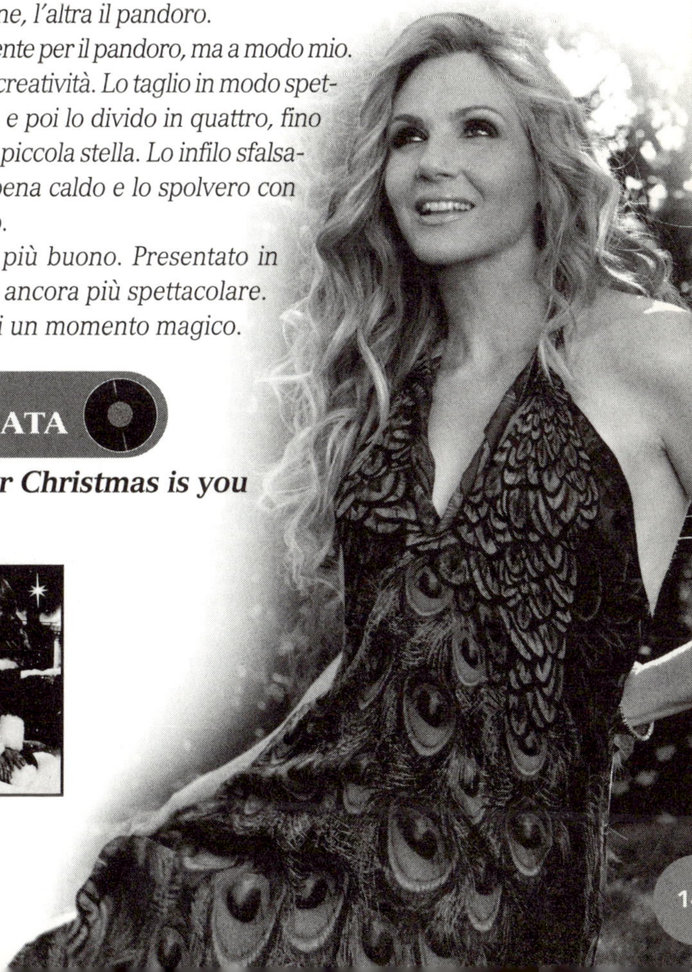

MUSICA CONSIGLIATA

All I want for Christmas is you
M. Carey

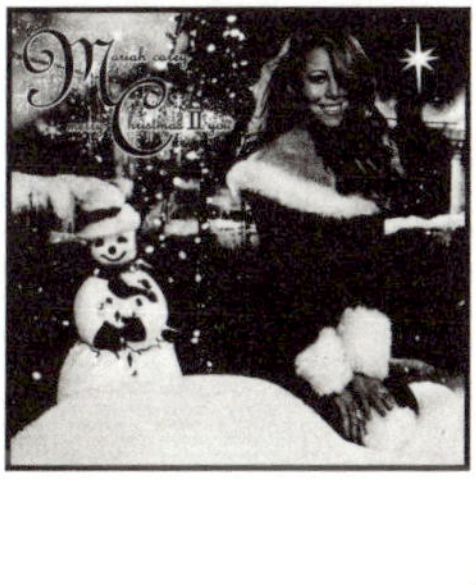

FILETTI DI GALLINELLA AL CURRY

TEMPO DI PREPARAZIONE: 10 MINUTI - TEMPO DI COTTURA: 10 MINUTI

GRADO DI DIFFICOLTÀ: 🍲🍲

INGREDIENTI PER 4 PERSONE

8 filetti di gallinella (o coccio)
• 2 spicchi di aglio • ½ bicchiere di vino bianco secco
• polvere di curry • poca farina (tipo 00)
• olio extravergine di oliva • sale • pepe nero in grani

• Farsi sfilettare dal pescivendolo 4 gallinelle di media grandezza.
• Infarinare i filetti (dopo aver controllato che non ci siano spine, facendo scorrere le dita lungo la polpa) e farli rosolare a fuoco vivace in olio extravergine di oliva insieme agli spicchi di aglio.
• Sfumare col vino bianco e aggiungere il curry (1-2 cucchiai a seconda del gusto che ci piace ottenere) diluito in poca acqua. Salare e aggiungere il pepe in grani.
• Servire il piatto ben caldo facendo attenzione a non far cuocere troppo i filetti di pesce.

L'abbinamento tra pesce a polpa bianca e curry è sicuramente insolito, ma può dar vita a un sapore interessante, leggermente esotico, specie se si bilanciano bene i due ingredienti protagonisti.
Un consiglio: provatelo in famiglia prima di proporlo in una cena con ospiti.
La gallinella – o coccio, o anche merluzzo di scoglio – è facilmente reperibile, anzi nei supermercati è possibile trovare i filetti già pronti. Sicuramente è da preferire il pesce intero da farsi poi sfilettare al banco (farlo da soli non è affatto facile!), ma anche i filetti pronti sono senz'altro buoni. È un pesce saporito, a carne bianca e delicata, e deve essere cucinato il prima possibile dopo l'acquisto.
Il pesce, specie se sfilettato, richiede davvero una cottura breve per valorizzarsi al massimo. La cottura prolungata lo indurisce e smorza l'aroma di mare.

Potere antiossidante:
1421-1621 unità ORAC

L'ingrediente da segnalare
LA GALLINELLA

La gallinella è un pesce molto comune nel Mediterraneo come anche nell'oceano Atlantico. La variante mediterranea è di colore rosso più acceso ed è molto più saporita (come tutti i pesci di "mare piccolo").

I benefici per la pelle

Ha un discreto contenuto in proteine e un basso contenuto in grassi. Tra le vitamine, quelle maggiormente rappresentate sono la A e la D. L'alto contenuto in vitamina A si fa segnalare la gallinella come alimento antietà per eccellenza.
"Rughe tremate, le gallinelle son tornate!" Le sue capacità nutrizionali infatti consentono di ridurre i processi ossidativi a carico di cute e capelli, contrastando la comparsa di rughe e l'incanutimento grazie a un efficace controllo sui radicali liberi.

UN PIZZICO DI
CURRY

Curry, dal tamil *Kari*, che vuol dire "miscela": zenzero, curcuma, chiodi di garofano, peperoncino o pepe, zafferano, coriandolo, cannella, fieno greco, cumino, noce moscata e cardamomo, questo il mix alla base del curry. Ne esistono tre tipi: dolce, mediamente dolce o decisamente piccante.

I benefici per la pelle

Per quanto riguarda le proprietà antiossidanti, il curry è un concentrato di preziose sostanze che ci difendono dallo stress ossidativo: dai carotenoidi alla curcumina, dai polifenoli alla capsaicina.
La combinazione poi del pesce gallinella col curry fa di questo piatto davvero una "bomba" antiradicalica: carotenoidi, curcumina, polifenoli e capsaicina, tutti insieme per combattere la vecchiaia.

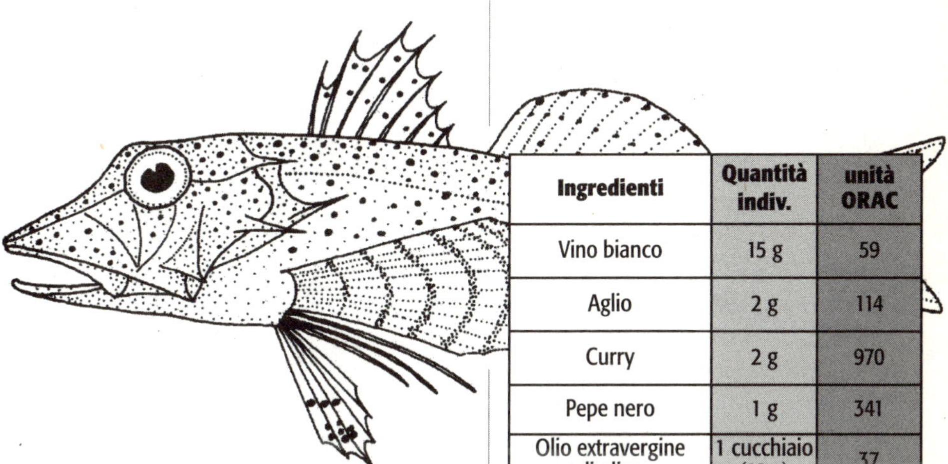

Ingredienti	Quantità indiv.	unità ORAC
Vino bianco	15 g	59
Aglio	2 g	114
Curry	2 g	970
Pepe nero	1 g	341
Olio extravergine di oliva	1 cucchiaio (10 g)	37

INSALATINA MISTA TIEPIDA

CON GAMBERETTI, MELAGRANA E SENAPE

TEMPO DI PREPARAZIONE: 15 MINUTI - TEMPO DI COTTURA: 20 MINUTI

GRADO DI DIFFICOLTÀ:

INGREDIENTI PER 4 PERSONE

500 g di gamberetti bianchi sgusciati (freschi o anche surgelati)
• 500 g di insalatina mista da taglio
(lattughino, songino, rucola, radicchio)
• ½ melagrana sgranata
• olio extravergine di oliva
• senape in polvere • aceto di vino bianco
• il succo di 1 limone e di 1 lime
• un ciuffo di prezzemolo
• sale • pepe nero in grani

• Mettere a bollire un po' d'acqua fredda con la metà del succo di lime e di limone, il ciuffo di prezzemolo, un pizzico di sale fino e qualche grano di pepe nero.
• Impastare la polvere di senape con acqua fredda, fino ad ottenere una salsina di consistenza semifluida.
• Condire l'insalatina, ben lavata e asciugata, con olio extravergine, sale, aceto, il rimanente succo di lime e limone, la salsina di senape (2 cucchiai circa) e i chicchi di melagrana.
• Scottare i gamberetti nell'acqua aromatizzata bollente, scolarli e aggiungerli ancora caldi all'insalatina.
• Mescolare bene il tutto, regolando di sale e olio e condire l'insalatina ancora tiepida con un'ultima spolverata di pepe.

È una ricetta facile e gustosa: aggiungere i gamberi caldi alle verdure fredde deve essere fatto all'ultimo momento, per far sì che le foglioline di insalata rimangano croccanti.

Potere antiossidante:
3445-3645 unità ORAC

L'ingrediente da segnalare

misto di LATTUGHINO, RUCOLA, RADICCHIO e SONGINO

Il lattughino (*Lactuca sativa*) è un'eccellente fonte di fibra e particolarmente ricco di vitamina C. La rucola (*Eruca sativa*) è ricca in vitamina A e C. Il radicchio (*Cichorium intybus*), grazie al suo colore rosso, è molto ricco di sostanze ad azione antiossidante, prime tra tutte le antocianine, considerate "salvacuore". Il songino (*Valerianella olitoria*) è un'insalatina originaria dell'area mediterranea ricca di vitamina B6.

I benefici per la pelle

La varietà aumenta le difese immunitarie e mantiene competenti tutti i sistemi enzimatici; ciò rafforza i benefici che i nutrienti possono dare alla nostra pelle: pensiamo alle serrature delle porte di un palazzo sempre lubrificate e quindi facilmente apribili in ogni momento.
La presenza contemporanea di antocianine, betacarotene e vitamina C assicura un effetto potenziato antietà, bloccando tutti quelli che sono i meccanismi alla base della degradazione cutanea. Le antocianine infatti, che di per sé rafforzano e conservano il collagene corporeo, vengono potenziate dalla contemporanea presenza di betacarotene e vitamina C.

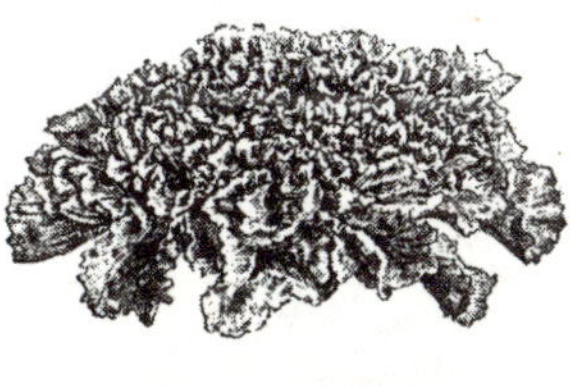

UN PIZZICO DI

SENAPE

Originaria del bacino mediterraneo, questa erbacea annuale appartenente alla famiglia delle Crucifere è soprattutto conosciuta come condimento sotto forma di salsa. Ne esistono in realtà circa una quarantina di specie differenti. Le più note sono la senape nera (*Brassica nigra*), bruna (*Brassica juncea*) e bianca (*Sinapis alba*), dal sapore amarognolo e piccante.
Le foglie si possono mangiare sia a insalata sia in preparazioni più elaborate. Sono ricche di vitamina C, vitamina A, ferro e potassio.
La senape, come peculiare stimolante della secrezione gastrica, facilita la digestione. Proprietà energetiche e ricchezza di vitamina C conferiscono a questa spezia un ruolo procollagenico e proelasticizzante, ovvero di stimolatore di sintesi di collagene e elastina.

Ingredienti	Quantità indiv.	unità ORAC
Lattughino	125 g	525
Melagrana	10 g	448
Olio extravergine di oliva	1 cucchiaio (10 g)	37
Aceto di vino bianco	4 g	12
Succo di limone	5 g	60
Succo di lime	3 g	16
Prezzemolo fresco	2 g	1473
Pepe nero	2 g	682
Senape in polvere	1 g	292

INVOLTINI DI MANZO (O VITELLONE) AL SUGO DI POMODORO

CON UVA PASSITA, PINOLI, PREZZEMOLO E PARMIGIANO

TEMPO DI PREPARAZIONE: 30 MINUTI
TEMPO DI COTTURA: 1 ORA O 1 E 30 MINUTI (A SECONDA DEL TIPO DI CARNE)
GRADO DI DIFFICOLTÀ: ⛑⛑
INGREDIENTI PER 4 PERSONE

800 g di fettine scelte di manzo o vitellone
• 3 spicchi di aglio • una manciata tra uva passita e pinoli
• un ciuffo di prezzemolo
• Parmigiano Reggiano grattugiato
• 2 bottiglie di passata di pomodoro da 500 g ciascuna
• 1 bicchiere scarso di vino rosso
• olio extravergine di oliva • sale

● Spianare le fettine di carne su un tagliere e farcirle al centro con un cucchiaino di Parmigiano, 4-5 chicchi di uva passita, 4-5 pinoli, 1 spicchio di aglio, un po' di prezzemolo tritato, sale e pepe. Arrotondare la carne a formare un involtino e fissarlo con uno o due stecchini. Continuare così fino a farcire tutte le fettine e a realizzare tutti gli involtini.
● Far rosolare gli involtini in un tegame largo con 2 spicchi di aglio, da togliere quando sono imbionditi. Sfumare con il bicchiere scarso di vino rosso e far asciugare i liquidi a fuoco vivace. Versare la passata di pomodoro, regolare di sale e aggiungere 1 cucchiaino di zucchero semolato per tamponare l'eccessiva acidità dei pomodori.
● Far cuocere a fuoco dolce per il tempo dovuto (un'ora e mezzo circa se abbiamo usato la carne di manzo, un'ora per il vitellone) fino a quando il sugo non sarà cremoso e gli involtini morbidi morbidi.
● Sfilare gli stecchini dagli involtini prima di servire il piatto ben caldo.

Potere antiossidante:
3076-3276 unità ORAC

La scelta del manzo o del vitellone è a discrezione della cuoca: il manzo è senz'altro più saporito e "forte". Il vitellone cuoce più in fretta ma è meno gustoso. Il tocco agrodolce dato alla carne dall'uva passita e dai pinoli potrebbe sembrare azzardato. Di fatto, soprattutto se abbiamo scelto il manzo, i sapori si amalgamano in una maniera davvero gustosa e originale.

L'ingrediente da segnalare
VITELLONE/MANZO

Il consumo della carne risale al tempo della preistoria: in Macedonia sono state trovate tracce di siti dove si addomesticavano i bovini già a partire dal 7000 a.C.; a Creta e in Anatolia il bovino adulto è stato ed è ancora per alcuni un animale da venerare, simbolo di prosperità.

Sia il manzo che il vitellone sono classificati come "carne rossa". Il nome deriva dal fatto che le carni, a seguito della macellazione, acquisiscono una colorazione particolarmente rossa per la mioglobina presente tra le fibre muscolari. Sono più ricche di ferro delle carni bianche ma, a differenza di queste ultime, hanno bisogno di un periodo di stagionatura prima di poter essere mangiate; questo processo si chiama frollatura. Con la frollatura si modificano i valori nutrizionali, ma non si alterano, e la carne – sia rossa sia bianca – ci fornisce sempre una buona quantità di proteine ad elevato valore biologico, cioè complete di tutti gli amminoacidi essenziali. Questi ultimi vengono definiti così perché li dobbiamo necessariamente introdurre con l'alimentazione, in quanto il nostro fegato non riesce ad assemblarli.

Il quantitativo di grassi aumenta nel manzo, che essendo castrato, intorno ai 3-4 anni ha una maggior presenza di lipidi. Il vitellone invece è un animale di 12-18 mesi e ha un minor quantitativo di grassi.

Il manzo è presente a tutt'oggi in diverse varietà e almeno una trentina le ritroviamo in gastronomia. Per quanto riguarda i diversi tagli di carne, ogni paese ha una nomenclatura propria. Ma costante comune è che un animale intero fornisce circa un 30% di parte nobile, cioè di carni molto tenere e saporite. La morbidezza della carne cambia in base all'età e ai metodi di allevamento.

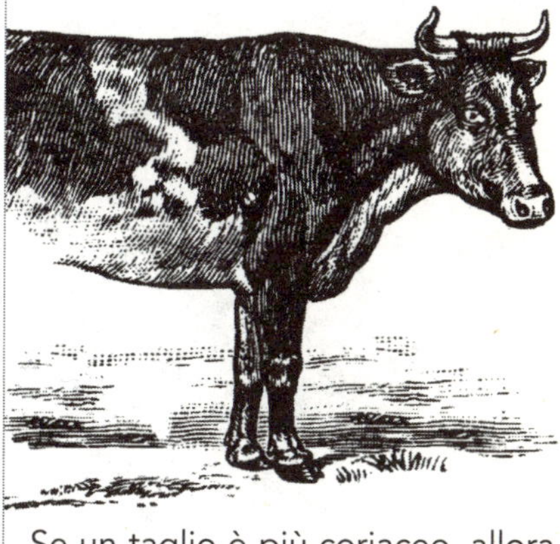

Se un taglio è più coriaceo, allora si consiglia una cottura a temperatura bassa e a fuoco lento, per permettere al tessuto collageno che sta nella

carne di trasformarsi in gelatina e quindi di costituire il "sugo" del piatto che stiamo preparando.
Per i tagli teneri è consentita anche una cottura ad alte temperature.
Per il macinato bisogna tener presente che i grassi si perderanno con la cottura, quindi un macinato ricco in tale senso va bene per preparazioni tipo il ragù ma non per piatti come le polpette.
Il grasso presente nella carne è costituito da una percentuale di acidi grassi saturi.

I benefici per la pelle

Il vitellone e il manzo forniscono entrambi ferro, proteine e sali minerali quali potassio, zinco e fosforo, e vitamine del gruppo B come la niacina e la vitamina B12. È facile intuire perché anch'essi in giuste proporzioni possono essere considerati alla base di una strategia antietà; il ferro, lo zinco e il fosforo sono tutti catalizzatori di razioni enzimatiche indispensabili per la pelle: un giusto quantitativo assicura che tali sistemi siano efficienti e la cellula cutanea preserva a lungo la sua vitalità. Come sempre, il segreto sta nella misura.

Ingredienti	Quantità indiv.	unità ORAC
Passata di pomodoro	250 g	1215
Pinoli	10 g	72
Uva passita	2 g	84
Vino rosso	30 g	124
Aglio	3 g	171
Prezzemolo fresco	2 g	1473
Olio extravergine di oliva	1 cucchiaio (10 g)	37

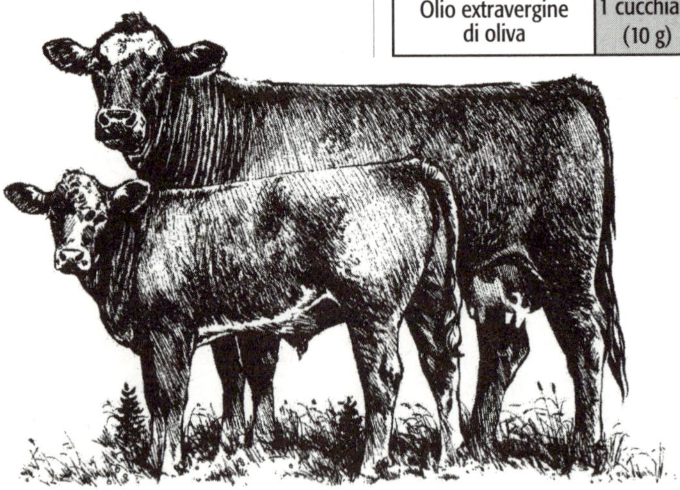

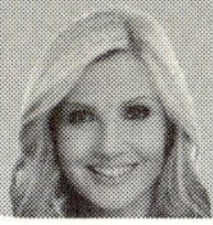

Sua maestà la bresaola

Che cosa sarebbero le regole se non ci fossero le eccezioni? Come sapete io lavoro in televisione, dove qualcuno sostiene che esistono solo eccezioni e nessuna regola.

Non è proprio così, ma anch'io sono consapevole che a volte le eccezioni hanno la loro importanza. Sennò, come sarebbe noiosa la vita (anche a tavola)!
Secondo le mie regole ferree per una dieta sana e attenta alla nostra pelle, gli insaccati non potrebbero mai rientrare tra gli ingredienti utili per un secondo gustoso. Non a caso finora non li abbiamo mai incontrati. Ma, come avrete capito dalla premessa, un'eccezione c'è.
È il salume più magro e digeribile di tutti: la bresaola.
Avrei voluto farvi un indovinello, ma il titolo che ho scelto lo ha dichiarato fin dall'inizio!
La bresaola si produce in Valtellina e si ottiene dalla stagionatura del filetto di manzo o di bue. È un alimento ricco di proteine, sali minerali, ferro, vitamine e assolutamente povero di grassi. Grazie a queste qualità, spesso figura nel regime alimentare degli sportivi e di quanti seguono una dieta ipocalorica.
Io non solo ve ne "consento" il consumo, ma vi confesso che personalmente adoro la bresaola, l'unico affettato che rientra nella mia dieta, insieme al prosciutto crudo magro. Trovo il gusto della bresaola dolce e delicato.
Spesso per lavoro mi trovo a pranzare fuori casa e la bresaola diventa il mio pasto, insieme a un piccolo panino integrale. Quando sono a casa, invece, mi piace prepararla con della rucola dolce e delle piccole scaglie di Parmigiano.
Un goccio di olio e il piatto è pronto! Non serve neanche aggiungere sale, perché la bresaola è saporita di suo. Proprio per questo motivo non bisogna eccedere nel consumo.
Con i miei figli mi diverto a fare anche qualche abbinamento divertente: prendo la fetta di bresaola, metto al centro una noce di caprino e la chiudo come fosse una caramella o un rotolino.
Può essere un ottimo antipasto o un secondo gustoso e velocissimo da preparare.
Per quanto riguarda noi adulti, che non dovremmo aver bisogno di "esche", meglio consumarla da sola: l'abbinamento tra proteine diverse non va mai bene.

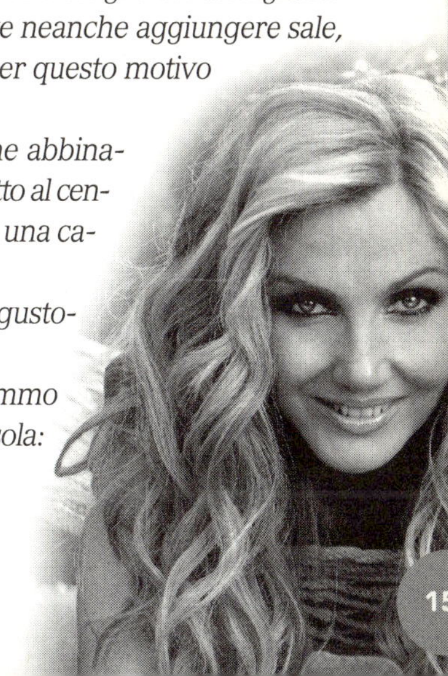

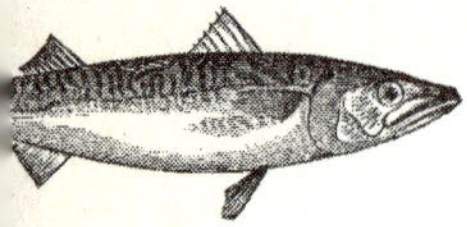

MACCARELLI ALL'ACQUA PAZZA

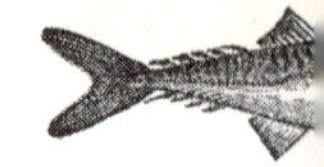

TEMPO DI PREPARAZIONE: 10 MINUTI - TEMPO DI COTTURA: 15/20 MINUTI

GRADO DI DIFFICOLTÀ:

INGREDIENTI PER 4 PERSONE

4 maccarelli (sgombri) da 400 g circa l'uno o 8 se più piccoli
• 300 g di pomodorini (varietà Pachino o Datterino)
• 5 spicchi di aglio • un ciuffo di prezzemolo
• olio extravergine di oliva • sale • pepe

PER L'ACQUA PAZZA:

una testa e qualche lisca di pesce • qualche cozza e vongola
• 1 carota • 1 costa di sedano • 1 cipolla • 1/2 bicchiere di vino bianco
• prezzemolo • sale • pepe

● Disporre i maccarelli (detti anche sgombri), eviscerati e sciacquati, in un tegame largo.
● Tagliare a metà i pomodorini e distribuirli parte sul dorso dei pesci, parte sparsi nel tegame, leggermente spremuti. Aggiungere gli spicchi di aglio e il prezzemolo. Condire con olio extravergine d'oliva, sale e pepe.
● Preparare "l'acqua pazza": mettere a bollire una testa o una lisca di pesce, qualche cozza e qualche vongola in acqua fredda con carota, sedano, cipolla, vino bianco, prezzemolo, sale e pepe. Far ritirare il brodetto per un'ora circa, quindi filtrarlo e utilizzarlo.
● Versare "l'acqua pazza", coprire a filo e cucinare per il tempo dovuto a fuoco dolce e a tegame coperto.

"L'acqua pazza" è un modo di dire per indicare sostanzialmente l'acqua di mare. Se si ha la possibilità di reperire dell'acqua marina pulita, dopo averla fatta bollire una decina di minuti per purificarla, si può usare per preparare questo gustosissimo piatto. Ovviamente, in questo caso, non deve es-

**Potere antiossidante:
1985-2185 unità ORAC**

sere assolutamente usato il sale, che è abbondantemente presente nell'acqua di mare. Anzi, assaggiando il brodetto, lo si può diluire con dell'acqua dolce se risultasse troppo sapido.
Per poter usare l'acqua di mare in cucina è un'evenienza abbastanza straordinaria, pertanto possiamo prepararla "artificialmente". L'acqua pazza si può preparare in anticipo e surgelare nelle vaschette del ghiaccio, utilizzadola via al bisogno per insaporire e cucinare i piatti che la richiedono.

L'ingrediente da segnalare
IL MACCARELLO (o SGOMBRO)

Lo sgombro è presente in molti mari temperati come il Mediterraneo in due specie: quello comune e quello spagnolo. È un pesce dalle carni biancastre e dalla pelle blu argentea; ha un sapore molto forte e caratteristico.

I benefici per la pelle

Come tutti i pesci azzurri, lo sgombro garantisce un buon apporto di acidi grassi polinsaturi, contiene inoltre vitamina A, vitamina E e vitamine del gruppo B (in particolare la B12), selenio, fosforo, sodio e potassio.
Non è un caso se nella maggior parte dei cosmeceutici il ruolo degli acidi grassi essenziali viene sottolineato per salvaguardare la bellezza della nostra pelle: la loro capacità di ricostituire il film idrolipidico (una sorta di pellicola che ricopre la nostra pelle) dà una tramatura cutanea luminosa e compatta.
In particolare, gli acidi grassi EPA e DHA hanno anche un ruolo molto importante nella produzione di alcuni ormoni (gli eicosanoidi) capaci di ridurre l'ossidazione degli acidi grassi "buoni" e l'infiammazione a carico degli adipociti, che è il preambolo dell'insulinoresistenza, la quale a sua volta riduce le difese della cute contro gli UV.
Ecco allora che i grassi "buoni"possono indirettamente difendere la nostra pelle. Quanto sono complesse le interazioni alimentari che regolano la nostra bellezza!

Ingredienti	Quantità indiv.	unità ORAC
Pomodorini	75 g	290
Aglio	5 g	285
Prezzemolo	2 g	1473
Olio extravergine di oliva	1 cucchiaio (10 g)	37

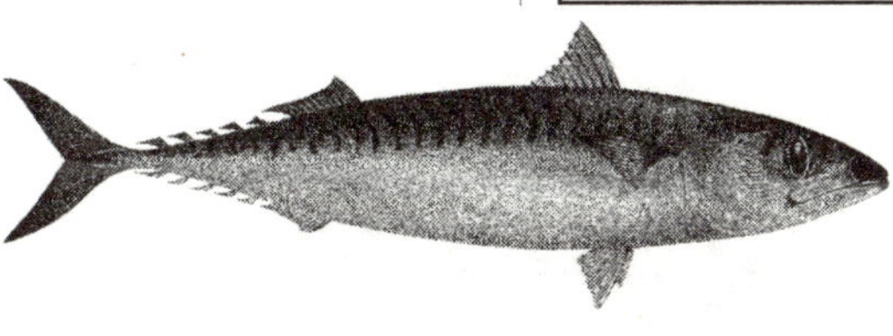

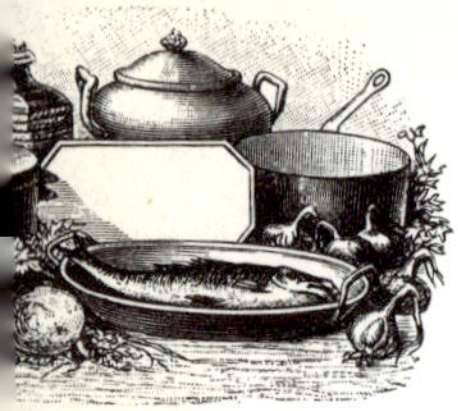

Pesce al forno

con rosmarino, salvia, prezzemolo, aglio e limone in pancia

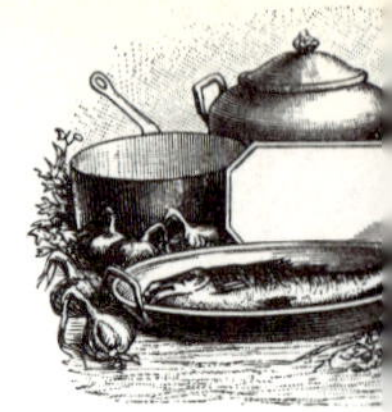

TEMPO DI PREPARAZIONE: 10 MINUTI - TEMPO DI COTTURA: 20 MINUTI

GRADO DI DIFFICOLTÀ:

INGREDIENTI PER 4 PERSONE

1 pesce (orata, spigola o cefalo) di circa 1-1,200 kg
• 1 rametto di rosmarino
• 3 rametti di salvia
• 1 ciuffo di prezzemolo
• 3-4 spicchi di aglio
• ½ limone non trattato, tagliato a fettine
• olio extravergine di oliva • sale • pepe

• Foderare una teglia, lunga quanto il pesce che vogliamo cucinare, con carta argentata. Deporvi il pesce eviscerato ma non squamato.

• Nella pancia del pesce, dopo averla condita con sale e pepe strofinati bene all'interno e lungo tutte le pareti, disponiamo i rametti di rosmarino e salvia, il ciuffo di prezzemolo, l'aglio e il mezzo limone tagliato a fettine. Far combaciare i lembi della pancia avvicinandoli tra loro, quindi coprire con la carta argentata e infornare nel forno preriscaldato e caldo a 200 °C. Far cuocere per 20 minuti circa (oltre il chilo e mezzo di pesce, i minuti diventano 25-30) senza aprire il forno.

• Togliere la teglia e aspettare qualche minuto prima di scartare il pesce, in modo che il contrasto termico tra il caldo del forno e l'esterno completi, all'interno del cartoccio, la cessione degli umori e degli aromi da parte del pesce. Scartare, rimuovere gli odori e le fettine di limone dalla pancia del pesce e servirlo caldo.

• Condire con un filo di olio extravergine di oliva direttamente al momento della consumazione.

Potere antiossidante:
5904-6104 unità ORAC

La scelta del tipo di pesce dipende prima di tutto dal gusto personale.
La spigola e l'orata sono senz'altro i pesci di utilizzo più comune; sono anche qualità allevate, in vasche o in mare. Un palato allenato preferisce senz'altro la variante di mare aperto, ovvero non allevata. Ma, a prescindere dall'enorme differenza economica tra le due varianti (il pesce di mare non allevato è molto più caro!), la provenienza non è mai certa, a meno che non ci si rivolga a un rivenditore di fiducia. Pertanto la scelta di un buon "allevato", magari in mare e non in vasca, può assicurare una buona riuscita al piatto.
Personalmente preferisco il cefalo (quello di mare aperto, con la macchia gialla sul muso): ha una carne polposa, bianca, saporitissima, a un prezzo molto economico. Nei supermercati è spesso presente e raccomandato.

L'ingrediente da segnalare

ORATA, SPIGOLA, CEFALO

Il pesce è uno tra gli alimenti più nutrienti in assoluto per l'elevata biodisponibilità, e cioè la facilità dei suoi nutrienti ad essere assimilati. È ricco di proteine ad alto valore biologico, è una buona fonte di ferro di facile assimilazione, di selenio e di iodio, oltre che di fosforo. Ha un contenuto di colesterolo molto basso e contiene acidi grassi polinsaturi Omega 3 e Omega 6, importanti per numerose funzioni.
Il contenuto in grassi è anche utilizzato per distinguere tra loro le diverse specie, raggruppandole in:
pesci magri, con un contenuto in grassi molto basso (fino al 3%): merluzzo, nasello, sogliola, orata, spigola, trota; pesci semigrassi, con un contenuto in grassi che varia dal 4 al 10%: dentice, sardina, cefalo (o muggine), triglia, pesce spada, rombo, cernia, acciuga e palombo; pesci grassi, con un contenuto di grassi superiore al 10%: anguilla, sgombro, tonno, aringa e salmone.
È anche molto importante sottolineare che il pesce ha in assoluto una composizione nutritiva molto più equilibrata di tutti i tipi di carne e degli altri prodotti di origine animale.

L'**orata**, appartenente alla famiglia degli Sparidi, ha una carne magra rosata o rossastra; si consiglia di cuocerla intera.

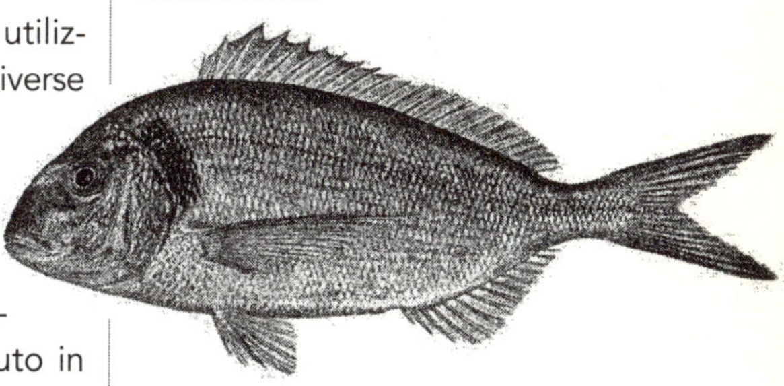

La **spigola** (chiamata anche **branzino**), diffusa nel Mediterraneo, ha carni molto magre. Ricca di proteine e ferro, può venire bollita, grigliata, brasata, fritta o cotta al forno.

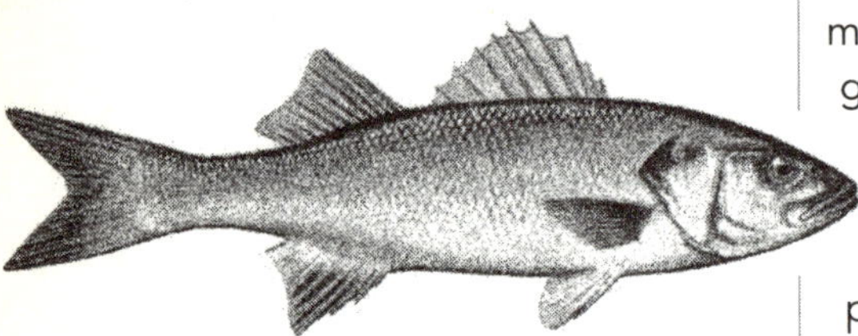

Il **cefalo** ha una peculiare abitudine, quella di ingoiare fango per poi filtrarlo trattenendone le particelle utili. Per questo motivo a volte la carne di cefalo ha un retrogusto un po' forte.

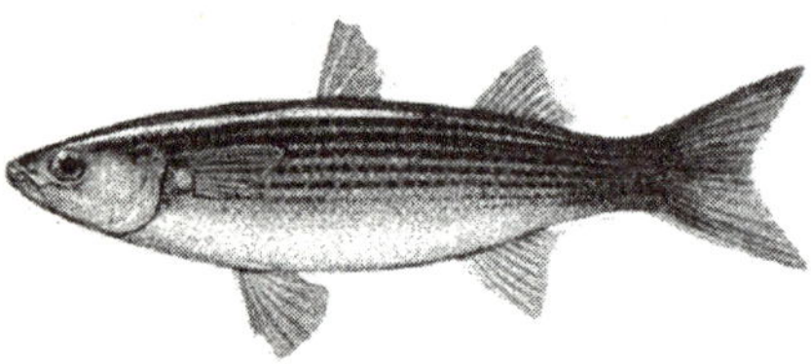

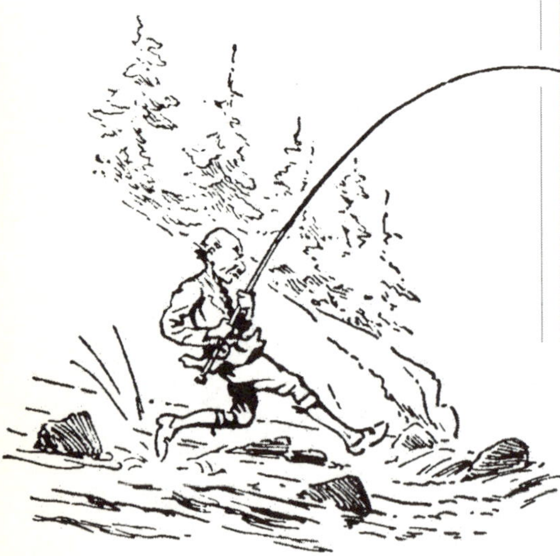

I benefici per la pelle

Oltre all'attività stabilizzante sulla membrana cellulare e quindi sull'integrità della nostra pelle, dovuta all'alto contenuto di acidi grassi, un'alimentazione ricca di questi pesci ci garantisce un buon apporto di proteine, ferro e sali minerali. Tutto ciò fa sì che la *texture* (struttura) della cute assuma un aspetto compatto e luminoso.

Non bisogna tralasciare, poi, il grande beneficio su unghie e capelli per l'elevata biodisponibilità di ferro e sali minerali, principi attivi che entrano nel mantenimento e nella robustezza di tali annessi.

Ingredienti	Quantità indiv.	unità ORAC
Rosmarino fresco	2 g	3306
Salvia fresca	6 g	640
Prezzemolo fresco	2 g	1473
Aglio	3 g	171
Succo di limone	3 g	36
Pepe nero	1 g	341
Olio extravergine di oliva	1 cucchiaio (10 g)	37

Un branzino grande così

Cucinare il pesce a casa è molto impegnativo. Soprattutto quando lo devi fare per un certo numero di persone.

Noi siamo già in sei, aggiungeteci qualche invitato ed ecco un bel gruppo di bocche da sfamare (e da soddisfare! Far contenti gli ospiti è davvero un piacere). Nonostante le premesse, le poche occasioni in cui mi sono "lanciata" nell'impresa impossibile è andata davvero bene. Forse è stata la "fortuna del principiante". Come nell'ultimo Natale. Sapete già che per tradizione porto in tavola pesce per la cena di magro. Ma eravamo in undici e avvertivo un certo timore. Invece ho superato me stessa.

Ho preparato i consueti fritti (unica occasione nell'anno), poi i primi (due diversi, ma sempre di pesce), quindi sono passata alla titanica impresa di dedicarmi a uno stupendo branzino di oltre quattro chili.

Lo avevo trovato dal mio pescivendolo di fiducia. Era troppo bello perché potessi resistere alla tentazione di sorprendere i miei ospiti e l'ho comprato con entusiasmo, dimenticandomi la paura di non saperlo cucinare perfettamente.

La prima, fondamentale regola è che il pesce sia buono e fresco. E questo lo era.

Per niente intimidita, ho preso la teglia più grande a disposizione e ho deciso di cucinarlo al sale, il modo migliore per conservarne intatto il sapore e le proprietà. Il branzino al sale rimane leggero. E molto saporito. Fortunatamente avevo comprato più pacchi di sale grosso: sembrava non dovesse mai coprirsi.

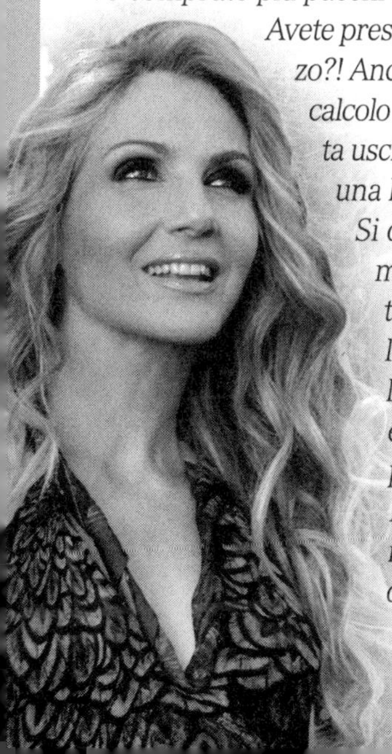

Avete presente le dimensioni di un branzino di quattro chili e mezzo?! Anche il tempo di cottura era un'incognita. Avevo fatto un calcolo empirico, abbastanza approssimativo. Eppure, una volta uscito dal forno, pulito e servito a tavola, quel pesce era di una bontà "commovente".

Si dovrebbe mangiare pesce almeno tre volte alla settimana: è molto più digeribile della carne, è ricco di proteine e povero di grassi, inoltre ha un basso indice calorico (soprattutto quello magro come l'orata, il merluzzo, la sogliola, il branzino, il rombo). Tutto il pesce è ricco di sali minerali e di Omega 3, che hanno la capacità di abbassare il livello del colesterolo nel sangue. Ricordate sempre che la nostra pelle è la cartina di tornasole dello stato di salute del nostro corpo. Il pesce, indirettamente, contribuisce alla nostra bellezza.

PETTI DI POLLO ALLO ZAFFERANO E PUNTE DI ASPARAGI

TEMPO DI PREPARAZIONE: 20 MINUTI - TEMPO DI COTTURA: 30 MINUTI

GRADO DI DIFFICOLTÀ:

INGREDIENTI PER 4 PERSONE

500 g di petti di pollo tagliati a fettine
• 1 mazzo di asparagi
• 50 g di burro • 1 bicchiere di vino bianco secco
• 1 bustina di zafferano in pistilli • olio extravergine di oliva
• poca farina 00 • sale • pepe

• Snervare le fette di petto di pollo, quindi spianarle con il batticarne fino a renderle molto sottili.

• Pulire gli asparagi e lessarli in acqua leggermente salata facendo attenzione a mantenere le punte cotte, ma non sfatte. A cottura terminata, scolare gli asparagi, tagliare le punte e tenerle da parte.

• Tagliare a tocchetti il gambo degli asparagi rimanente e farli insaporire in una padella con metà del burro e un po' di olio extravergine di oliva. Regolare di sale e pepe e aggiungere un mestolo di acqua di cottura della verdura; far continuare la cottura fino a quando i gambi di asparagi non saranno stracotti. Aggiungere solo per qualche minuto anche le punte, per farle insaporire. Rimuoverle e tenerle da parte; intanto passare i gambi stracotti con il passaverdura fino a ottenere una crema.

• Infarinare i petti di pollo e farli rosolare nel rimanente burro più un po' di olio extravergine di oliva. Rigirarli 2-3 volte, a fuoco vivace, sfumare con il vino bianco, abbassare il fuoco e aggiungere lo zafferano sciolto in un po' di acqua di cottura degli asparagi. Far cuocere, regolando di sale e pepe, fino al quasi completo assorbimento del sugo di cottura.

• Servire i petti di pollo su una base di crema di asparagi e guarnire con le punte, ripassate per qualche minuto nella padella di cottura del pollo. Il tutto deve essere ben caldo.

Potere antiossidante:
3433-3633 unità ORAC

L'ingrediente da segnalare
L'ASPARAGO

Coltivato per la prima volta in Egitto già nel IV secolo a.C. e apprezzato e utilizzato in cucina fin dall'antichità, è un ortaggio ricco di proprietà benefiche. L'asparago (*Asparagus officinalis*) è presente in natura con circa 300 specie raggruppate in tre grandi gruppi, distinti per colore in bianchi, verdi e viola. I valori nutrizionali variano anche col colore: verde ha un maggior contenuto di vitamina C; se il diametro supera i 14 mm, ha una maggiore quota di rame e zinco; di ferro se invece il diametro è inferiore agli 11 mm.

I frutto-oligosaccaridi (FOS) – ossia le fibre in essi contenuti – svolgono una funzione chemiopreventiva nei confronti del tumore del colon. Ricordate che gli asparagi sono sconsigliati a chi è allergico al nichel.

Per finire, una curiosità: lo sapevate che proprio dall'asparago è stato isolato il primo amminoacido, da cui il nome "asparagina"?

I benefici per la pelle

L'asparago possiede qualità antiossidanti grazie alla presenza di rutina: un flavonoide potente antiossidante, con elevata biodisponibilità epidermica. Esso riesce a proteggere le cellule cutanee dai danni citotossici (ovvero mortali per le cellule) dei radicali liberi sia sulla membrana che sul nucleo, assicurando invece loro longevità.

Ingredienti	Quantità indiv.	unità ORAC
Asparagi	150 g	3378
Vino bianco	30 g	118
Olio extravergine di oliva	1 cucchiaio (10 g)	37

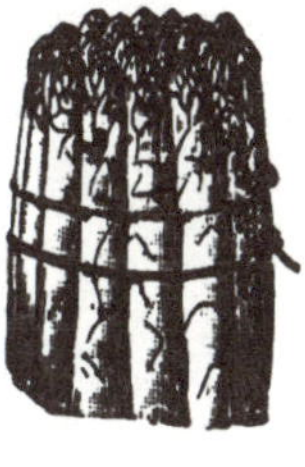

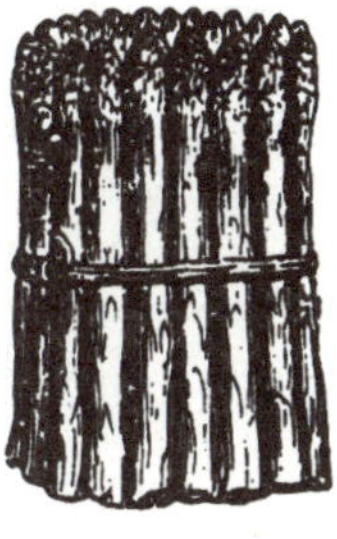

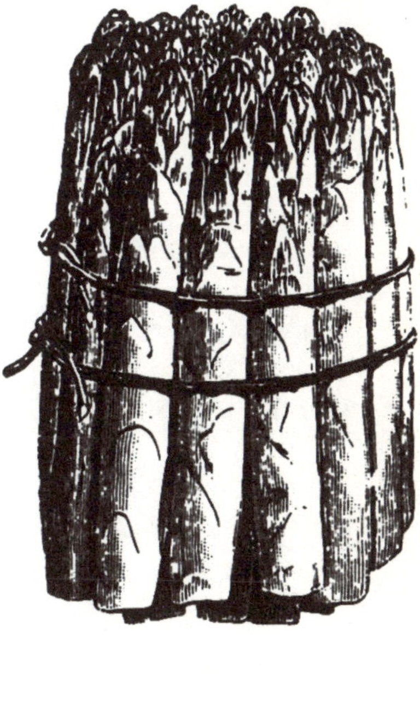

POLPETTINE DI VITELLO E MAIALE

NELLE FOGLIE DI LIMONE

TEMPO DI PREPARAZIONE: 30 MINUTI - TEMPO DI COTTURA: 20 MINUTI

GRADO DI DIFFICOLTÀ: ⌂⌂

INGREDIENTI PER 4 PERSONE

1 kg di macinato di carne mista di vitello e maiale
• 2 cucchiai di concentrato di pomodoro
• 100 g di formaggio grattugiato
(50 g di parmigiano e 50 g di pecorino sardo)
• la mollica di 4 fette di pane raffermo
• 1 limone non trattato
• foglie di limoni non trattati
• 1 uovo
• un ciuffo di prezzemolo • olio extravergine di oliva
• pepe rosa • sale

• Mettere in ammollo la mollica di pane raffermo con un po' di acqua tiepida.

• Mescolare in una zuppiera la carne con l'uovo, il formaggio, un po' di scorza di limone grattugiata, il prezzemolo tritato, sale e una bella manciata di pepe rosa grattugiato al momento. Formare un composto omogeneo e compatto. Se fosse troppo molle, aggiungere un po' di pangrattato.

• Preparare delle polpettine fino a esaurimento della carne; farle di media grandezza e leggermente schiacciate.

• Lavare le foglie di limone con acqua e bicarbonato (perché anche i limoni non trattati subiscono "purificazioni" e "protezioni"!), asciugarle molto bene una per una e disporle su un canovaccio.

• Sul palmo di una mano disporre a raggiera 2-3 foglie di limone, a seconda delle dimensioni, in modo che possano accogliere una polpetta.

Potere antiossidante:
2541-2741 unità ORAC

- Richiudere delicatamente le foglie l'una sull'altra, in modo da "infagottare" la polpetta. Legare questo fagottino con spago da cucina e prepararne un altro, e così via fino a impacchettare tutte le polpette.
- Ungere una teglia con olio extravergine di oliva e strofinare uno spicchio di aglio su tutta la base. Adagiarvi le polpette e infornare a forno alto per 15 minuti circa, avendo l'accortezza di rigirare le polpette un paio di volte durante la cottura.
- Sfornare e servire i fagottini chiusi. Il limone continuerà a insaporire la carne e a tenerla morbida e calda fino a quando non saranno aperti.

L'ingrediente da segnalare
LE UOVA DI GALLINA

Le uova sono un alimento impiegato da sempre nell'alimentazione dell'uomo. Prodotte dalle femmine degli animali ovipari, sono il luogo di protezione per lo sviluppo dell'embrione per ben 21 giorni. Ne distinguiamo 3 parti: il tuorlo, l'albume e il guscio.
L'uovo fornisce, tra il tuorlo e l'albume, ben 8 g di proteine e, inoltre, sono presenti in ottime percentuali vitamine, sali minerali e acidi grassi. Nel tuorlo sono maggiormente rappresentati fosforo, calcio, zinco vitamina A, B1, D, E; ci sono anche 7 g di grassi, di cui ben il 70%, a dispetto delle credenze comuni, di acidi grassi benefici e quindi insaturi, con una buona quantità di acido linoleico e lecitina.

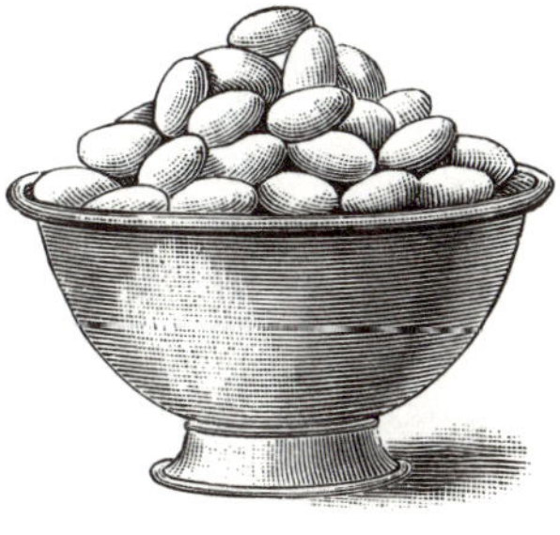

I benefici per la pelle

La presenza di lecitina introduce alcuni effetti importanti anche per la pelle delle donne in menopausa. L'effetto di tale proteina sulle cellule cutanee *in vitro* è di aumentare l'espressione dei geni che concorrono alla formazione del collagene (la proteina che assicura alla pelle tonicità ed elasticità) e di proteggerne la membrana cellulare. I raggi ultravioletti, nostri amici-nemici, attivano le ciclossigenasi (enzimi proinfiammatori), ma la lecitina è in grado di ridurne l'attività, e con essa l'infiammazione che tanto prepotentemente fa invecchiare la nostra pelle.
Dobbiamo poi segnalare che l'alto contenuto in cistina e metionina, ma soprattutto la formazione di taurina da parte del metabolismo di questi due amminoacidi, rende l'uovo un alimento indispensabile per la bellezza e l'aspetto giovanile dei nostri capelli: oltre a stimolare la crescita del follicolo pilifero, la taurina si oppone al processo di compressione e deformazione del tessuto connettivo che avvolge il bulbo a causa dell'età.

Il processo che porta alla depigmentazione del capello inoltre è dato dalla ridotta attività di un enzima antiossidante: la catalasi, presente nel bulbo pilifero, che contrasta i radicali liberi. Ciò determina uno stress ossidativo del bulbo con conseguente blocco della produzione di melanina e successiva comparsa di capelli bianchi.
Una maggiore presenza nella dieta di molecole antiossidanti, come quelle menzionate, può risultare utile per ritardare la comparsa di quel capello argento che ineluttabilmente segna l'ingresso negli "anta"!

Ingredienti	Quantità indiv.	unità ORAC
Pane raffermo	40 g	840
Succo di limone	5 g	60
Pepe rosa	1 g	197
Prezzemolo fresco	2 g	1473
Concentrato di pomodoro	5 g	34
Olio extravergine di oliva	1 cucchiaio (10 g)	37

UN PIZZICO DI PEPE ROSA

Il pepe rosa, chiamato anche "falso pepe peruviano", è una bacca, come indica il nome, di colore rosa e dal gusto simile a quello del pepe.
Noto in medicina ayurvetica, ancora oggi viene utilizzato per curare le infiammazioni oculari.

I benefici per la pelle

La presenza di limonene – uno dei componenti di questa spezia, che però in concentrazioni eccessive può essere irritante per la cute – ha un effetto riequilibrante sulla struttura cutanea, e nella tradizione orientale viene consigliato sia per pelli secche che per pelli grasse e spesse, perché conferisce luminosità alla cute.

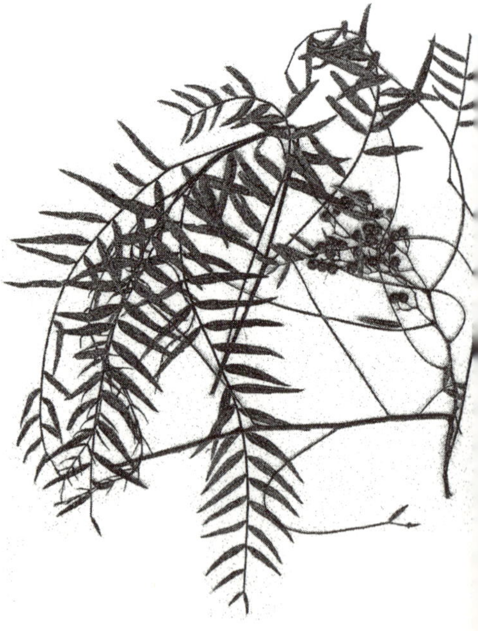

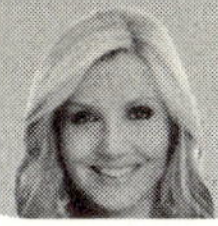

Le nuove proteine vegetali: lupino e muscolo di grano

Quattro anni fa, all'inizio dell'estate, ho partecipato a Viareggio a una serata dedicata al biologico.

Era organizzata dal mio amico Marco Columbro e dalla sua compagna Stefania. Insieme, questa fantastica coppia produce una pasta e un olio gustosissimi, ma in quell'occasione avevano creato un evento al fine di far apprezzare e conoscere altri produttori.

Ero molto affascinata da questa iniziativa e la mia curiosità non è stata delusa. Quella sera, infatti, ho avuto modo di scoprire due nuovi alimenti, sostitutivi della carne: il muscolo di grano e il lupino.

Il muscolo di grano è un impasto a base di acqua, farina di frumento e legumi, olio e spezie. Ha la consistenza simile alla carne – sembra incredibile, ma pare abbia muscolo e pelle – ma è assolutamente vegetale e altamente proteico. Inoltre è poverissimo di grassi, quindi privo di colesterolo (a differenza della carne).

Il muscolo di grano si trova sotto forma di bistecche, spezzatino, burger, straccetti, macinato. Può essere cucinato seguendo le ricette tradizionali.

Quanto ai lupini, li avevo lasciati nell'infanzia, quando, bambina, li compravo nel cartoccio, nei pomeriggi al parco.

Oggi il lupino di cui parlo è realizzato con la farina del legume; la consistenza è abbastanza simile a quella del muscolo di grano, e anche le qualità organolettiche. Personalmente lo preferisco, soprattutto se cucinato con delle verdure.

Questi alimenti riducono i problemi legati al colesterolo e all'ipertensione, e prevengono le malattie cardiovascolari.

Uniche due note negative: non è così facile trovarli nei negozi (solo in quelli biologici, e non tutti) e il prezzo è ancora molto alto.

Il muscolo e il lupino sono una sana alternativa alla carne.

Questo non significa eliminare le proteine animali, ma semplicemente ridurle.

Da quando ho cominciato a introdurre le proteine vegetali nella mia dieta (già ero una buona consumatrice di soia) ho quasi smesso di mangiare la carne rossa.

Non sono vegetariana, non è una "scelta". Ma mi sento meglio.

E sento che il mio corpo ringrazia…

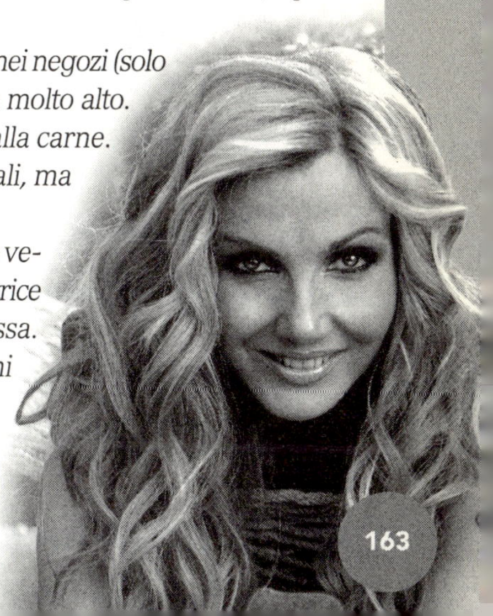

SCALOPPINE DI ROMBO AL LIME, PREZZEMOLO E CARDAMOMO

TEMPO DI PREPARAZIONE: 15 MINUTI - TEMPO DI COTTURA: 10 MINUTI
GRADO DI DIFFICOLTÀ: • INGREDIENTI PER 4 PERSONE

8 filetti di rombo
• 2 spicchi di aglio • un ciuffo di prezzemolo
• una manciata di semi di cardamomo • 1 lime
• ½ bicchiere di vino bianco secco • farina per infarinare
• olio extravergine di oliva • pepe bianco • pepe nero

- Mescolare alla farina il pepe bianco e nero e il sale, e usare questa miscela per infarinare i filetti di pesce.
- In una padella larga far rosolare l'aglio con l'olio extravergine di oliva, quindi adagiarvi i filetti infarinati e farli cuocere per qualche minuto a fuoco vivace, rigirandoli un paio di volte. Sfumare con il vino bianco, sempre a fuoco forte, e aggiungere il succo del lime.
- Far ritirare il sughetto regolando di sale. Aggiungere i semi di cardamomo schiacciati e un po' di prezzemolo tritato.
- Servire le scaloppine guarnendole con il rimanente prezzemolo a crudo, il lime a fettine e qualche seme schiacciato di cardamomo, sempre a crudo, che sprigionerà così tutto il suo profumo.

Il rombo e la sogliola si trovano facilmente già in filetti, anche al supermercato, oppure fatti sfilettare dal pescivendolo. Il sapore delle due carni è abbastanza simile anche se la sogliola, oltre a essere più cara non essendo allevata, conserva un sapore più originale e delicato.
Il cardamomo apporta al piatto un sapore particolare, che ricorda il cedro e il limone, e il pesce ha molto da guadagnare dai profumi degli agrumi. Per utilizzarlo al meglio, si raccolgono i semi in un tovagliolo e si schiacciano con un peso prima di aggiungerli al pesce. In questo modo si sfrutta al massimo tutta la fragranza della spezia.

Potere antiossidante:
2375-2575 unità ORAC

L'ingrediente da segnalare
IL ROMBO

Questo pesce deve il suo nome alla peculiare forma, appiattita e romboidale. Privo di squame, è sempre consigliabile cucinarlo da intero. Per quanto riguarda i valori nutrizionali, il rombo fornisce proteine, pochi grassi con zero trigliceridi ed è inoltre ricco di sali minerali.

I benefici per la pelle

Il contenuto di selenio ne fa un alimento antietà da non sottovalutare, in quanto questo oligoelemento è in grado di contrastare l'attività ossidativa dei radicali liberi.

Attraverso un apparecchio che studia la rugosità e le imperfezioni cutanee dovute all'età (Visioscan®), alcuni ricercatori hanno valutato che l'assunzione quotidiana di selenio migliora drasticamente tali segni già dopo 12 settimane.

Ingredienti	Quantità indiv.	unità ORAC
Succo di lime	3 g	16
Aglio	2 g	114
Prezzemolo fresco	2 g	1473
Vino bianco	15 g	59
Olio extravergine di oliva	1 cucchiaio (10 g)	37
Pepe bianco	1 g	407
Pepe nero	1 g	341
Cardamomo	1 g	28

UN PIZZICO DI
CARDAMOMO

L'*Elettaria cardamomum* appartiene alla stessa famiglia dello zenzero. Se ne utilizzano sia i semi, macinati come spezia, sia i frutti, con i quali si aromatizzano liquori e aperitivi: il cardamomo è infatti utilizzato per insaporire i cocktail e il vino; ancora, il famoso il caffè alla turca è a base di cardamomo.

I benefici per la pelle

Studi recenti dimostrano che la presenza di tale fitocomposto può migliorare la permeabilità cutanea favorendo la penetrazione di molecole farmaco (molecole antietà che possono mimare quasi una attività farmacologica) attive sia *in vivo* che *in vitro*: ciò significa mantenere nel tempo una pelle con le stesse capacità dell'età giovanile e sicuramente più ricettiva.

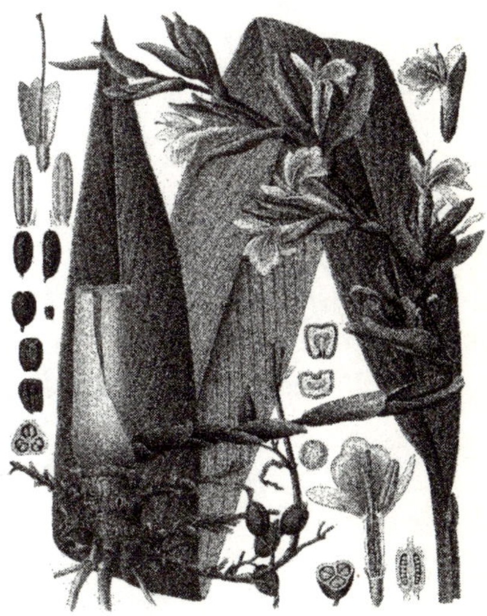

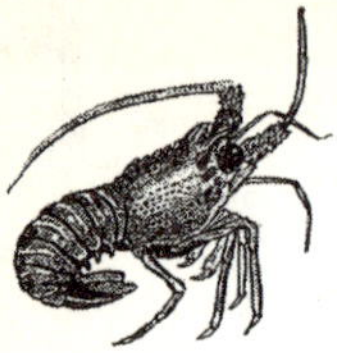

SCAMPI E ARAGOSTA ALLA CATALANA

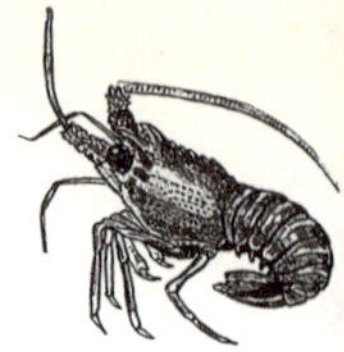

CON INSALATA AROMATICA DI PATATE E POMODORI

TEMPO DI PREPARAZIONE: 20 MINUTI - TEMPO DI COTTURA: 10/20 MINUTI (A SECONDA DEL TIPO DI CROSTACEI)

GRADO DI DIFFICOLTÀ: • INGREDIENTI PER 4 PERSONE

16 scampi grandi (o 16 gamberoni)
• 2 aragoste di media grandezza
• 2 patate medie • 2 cipolle di Tropea medie
• 500 g di pomodorini Pachino maturi ma sodi
• un ciuffo di prezzemolo • ½ bicchiere di vino bianco secco
• aceto di vino bianco • olio extravergine di oliva
• pepe nero in grani • sale

Scegliere i crostacei con i quali si vuole preparare questo piatto: scampi, gamberoni e aragoste sono tutti buonissimi. Se sono freschi e di provenienza certa (Mediterraneo!) il loro sapore è particolarmente gustoso e viene valorizzato al massimo in questa preparazione. Volendo (e accontentandosi), si può usare anche un buon prodotto surgelato.

• Lessare le patate in acqua leggermente salata, farle raffreddare, sbucciarle e tagliarle a pezzi di 0,5 cm di spessore. Preparare in un piatto largo di portata, con bordi leggermente alti (per condire meglio il tutto), i pomodorini tagliati a metà, le patate e le cipolle di Tropea affettate sottili sottili ad anelli (ottima per queste necessità la mandolina con il proteggi-dita). Condire con sale, pepe, olio extravergine di oliva, aceto di vino bianco di ottima qualità.
• Mettere a bollire in una pentola acqua, mezzo bicchiere di vino bianco secco, il ciuffo di prezzemolo con i gambi spezzati (aromatizzano l'acqua), il sale e il pepe in grani.
• Tagliare gli scampi per la lunghezza, ma solo le code, lasciando cioè integra la testa con le chele. Stesso trattamento dovrà essere a carico

**Potere antiossidante:
3366-3566 unità ORAC**

delle aragoste (compresa la testa), mentre i gamberoni devono essere sgusciati lasciando integra la testa, alla quale devono rimanere attaccati. Le teste dei crostacei racchiudono tutto il loro particolare sapore e sono buonissime da "succhiare" e svuotare con le apposite posate, insieme alle chele di aragoste e scampi.

- Far bollire i crostacei per il tempo necessario, facendo attenzione a non farli indurire (specialmente l'aragosta), quindi scolarli e aggiungerli ancora caldi all'insalata già preparata.
- Regolare di sale e aggiungere ancora un filo d'olio extravergine di oliva e di aceto. Amalgamare bene tutti gli ingredienti tra loro.

Il termine "catalana" che si attribuisce a questo piatto non ne indica una origine spagnola: questa pietanza è infatti una specialità sarda, nata dalla fusione tra la dominazione catalana nella zona di Alghero (XIV secolo) e le materie prime dell'isola.
Le aragoste pescate nel mar di Sardegna sono tra le più buone al mondo: piccole e saporite, una volta assaggiate (prezzo permettendo!) è impossibile dimenticarle.

L'ingrediente da segnalare
GLI SCAMPI E L'ARAGOSTA

Gli scampi e l'aragosta appartengono alla grossa famiglia dei crostacei. Esistono crostacei marini (granchi, gamberi, gamberetti, astici, aragoste e scampi) e crostacei d'acqua dolce (gamberi, gamberetti e granchi).
Nonostante le credenze popolari attribuiscano loro un elevato contenuto in colesterolo, in realtà i crostacei hanno un apporto calorico notevolmente inferiore rispetto agli altri prodotti ittici. C'è chi consiglia di cuocerli vivi, per avere la certezza della freschezza delle carni, e chi invece ritiene che questo metodo troppo cruento potrebbe anche danneggiarne la morbidezza a causa dello shock termico.
Nelle persone predisposte, i crostacei possono provocare reazioni allergiche dovute alla presenza di alcune sostanze, denominate glicoproteine, per cui non si deve esagerare con il consumo da parte di soggetti allergici e anche dei bambini.

Scampi

Il carapace è bianco o rosato a seconda delle specie e il suo colore cambia poco con la cottura. Gli scampi sono ricchi di sali minerali (sodio, potassio, calcio, fosforo, magnesio e selenio) e hanno un discreto apporto proteico.

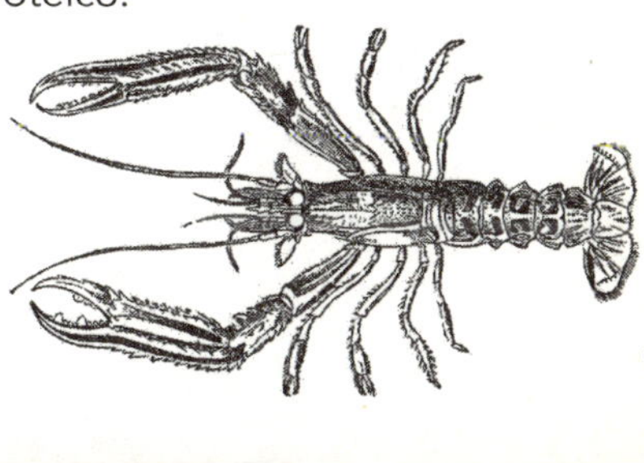

Aragosta

È simile all'astice ma ha il carapace spinoso. Si consiglia di evitare una cottura prolungata perché le carni diventano gommose e coriacee: bastano infatti 15 minuti per la bollitura e soltanto 5 minuti per cucinarla alla griglia.

È ricca di niacina, vitamina B12 e zinco; è anche ricca di sodio, e pertanto sconsigliabile nei regimi iposodici. Alcuni ricercatori inglesi hanno trovato nell'aragosta un potente antiossidante, l'astaxantina, che si sviluppa con la cottura, conferendole tra l'altro il tipico colore rossastro.

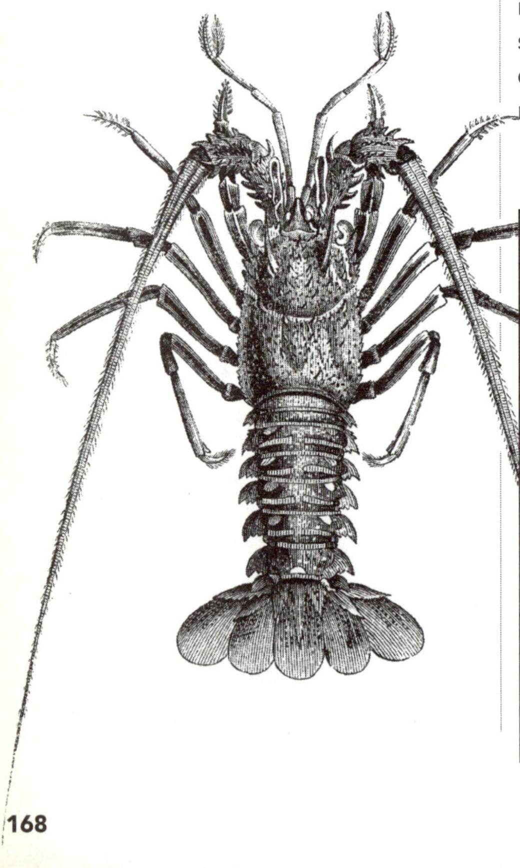

I benefici per la pelle

L'alto contenuto in carotenoidi (in particolare di astaxantina) assume particolare importanza per la nostra pelle alla luce delle nuove ricerche che dimostrano come l'aggiunta di questo pigmento ai fibroblasti (le cellule caratteristiche del tessuto connettivo) faccia sì che le cellule comunichino di meno tra loro attraverso la giunzione intercellulare.

È noto che le cellule cancerose hanno un eccessivo scambio intercellulare, che è il preludio alla loro moltiplicazione. Riducendo tale comunicazione, l'astaxantina si afferma come regolatore dell'equilibrio (omeostasi) degli scambi tra fibroblasti, e quindi del loro invecchiamento e trasformazione.

Ingredienti	Quantità indiv.	unità ORAC
Cipolla rossa	25 g	380
Patate	60 g	635
Olio extravergine di oliva	1 cucchiaio (10 g)	37
Pomodorini	125 g	484
Prezzemolo fresco	2 g	1473
Pepe nero	1 g	341
Vino bianco	15	62
Aceto di vino bianco	4 g	54

Quant'è buono il pollo con le mele

Ho mangiato pollo tutta la vita. Da piccola mi piaceva la coscia fatta al forno (con le patate).

Da grande mi sono fatta piacere il petto, rigorosamente alla griglia. Oppure in padella, con un filo di aceto o di salsa di soia.
Il grande problema del pollo cotto senza condimenti è che rischia di rimanere asciutto, di essere meno gustoso e anche un poco indigesto.
Sarà per questo che, a un certo punto, mi sono ribellata e non ne ho mangiato più per molto tempo. Fino a qualche mese fa.
Un giorno, il mio amico e collega Luca Tommassini mi ha consigliato un modo alternativo per prepararlo. La sua ricetta è diventata la mia e – da questo momento – sarà anche la vostra.
Prendete del petto di pollo e tagliatelo a striscioline. Invece dell'olio, nella padella mettete una mela grattugiata. Cuocete il pollo con la mela e aggiungete a vostro piacimento dello zenzero. Un pizzico di sale e il piatto è pronto. In questo modo il pollo rimane morbido grazie alla mela e aromatizzato grazie allo zenzero.
Quando si è perennemente a dieta, l'ingegno e l'inventiva possono fare la loro parte. Basta sperimentare e non stancarsi mai di provare accostamenti diversi. Anche lo yogurt magro può essere un ottimo condimento per il pollo, ed è certamente più salutare dell'olio fritto in padella.
Inoltre, al posto del pollo possiamo cucinare il tacchino o la vitella: le loro carni sono abbastanza simili tra loro, anche se hanno gusti leggermente diversi l'uno dall'altra.
Grazie a questo accorgimento ho riacquistato il piacere di mangiare il pollo e ho ricominciato ad apprezzarlo come e più di prima.
Buon appetito anche a voi!

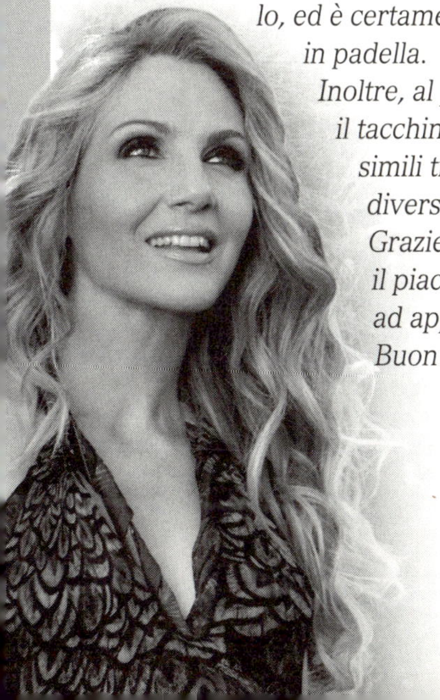

SEPPIOLINE AL POMODORO E PEPERONCINO

SU JULIENNE DI ZUCCHINE CRUDE

TEMPO DI PREPARAZIONE: 30 MINUTI - TEMPO DI COTTURA: 20 MINUTI

GRADO DI DIFFICOLTÀ:

INGREDIENTI PER 4 PERSONE

800 g di seppioline fresche, pulite (senza il "nero") • 8 zucchine freschissime (varietà Romana) • 2 spicchi di aglio • 1 peperoncino fresco piccante • 1 confezione di polpa pronta fine di pomodoro • un ciuffo di prezzemolo • un mazzetto di mentuccia • olio extra vergine di oliva • sale • pepe nero

- Tagliare le seppioline a striscioline di circa 0,5 cm di spessore. Far rosolare l'aglio con l'olio extravergine di oliva e il peperoncino. Aggiungere la polpa di pomodoro e le seppioline.
- Regolare di sale e far andare fino a ottenere un bel sughetto ritirato e le seppioline morbide.
- Lavare con il bicarbonato le zucchine, sciacquarle bene e asciugarle. Tagliarle a julienne con l'apposito strumento o, più semplicemente, con un coltellino ben affilato. Personalmente, dopo aver provato tutti gli aggeggi possibili per questo tipo di taglio, utilizzo il mio coltellino in ceramica e faccio molto più in fretta. Non bisogna pretendere di tagliare le zucchine tutte uguali: sarebbe impossibile. Ma se l'ortaggio è fresco, la sua crudité sarà squisita!
- Disporre in ciotoline individuali per ogni commensale parte delle zucchine tagliate a julienne, disposte a raggiera. Salare e pepare. Aggiungere il sugo con le seppioline e servire ben caldo, con una spolverata di foglioline di mentuccia a crudo.

Il tepore del piatto "scotterà "le zucchine, liberando la loro fragranza che, insieme a quella delle seppioline, renderà davvero gustoso questo facile piatto.

Potere antiossidante:
2936-3136 unità ORAC

L'ingrediente da segnalare

LA SEPPIA

La seppia è un mollusco. Come le cozze e le vongole, ha anch'essa una "conchiglia", che però è interna (e ne costituisce lo scheletro) ed è meglio conosciuta come "osso" di seppia. Come il polpo, in caso di pericolo si difende spruzzando fuori una sorta di inchiostro, usato in gastronomia e noto come "nero di seppia", ingrediente particolare per pastasciutte o risotti. Le sue carni sono molto saporite e al contempo povere di calorie. Il basso contenuto in grassi le conferisce una buona digeribilità. Essendo ricca di fibre muscolari può risultare tuttavia di difficile masticabilità, soprattutto se fresca.

I benefici per la pelle

La seppia ha valori nutrizionali molto simili a quelli dei cosiddetti "pesci magri" ed è ricca di vitamine liposolubili, quali la A e la D, e idrosolubili quali quelle del gruppo B (B12, B6, niacina, B1). A un buon apporto di proteine ad alto valore biologico si associa una discreta presenza di sali minerali (fosforo, potassio, calcio, sodio, selenio e ferro). Di notevole rilevanza è anche l'apporto di acido EPA, eicosapentaenoico, che ha effetti protettivi sulle patologie cardio e cerebrovascolari come ictus e infarto.

L'immunocompetenza, ossia la capacità da parte delle cellule del sistema immunitario di difendersi da agenti estranei all'organismo, diminuisce con l'invecchiamento. È stato dimostrato recentemente che l'EPA somministrato per via orale può rafforzare a livello cutaneo tale sistema, e quindi opporsi a quella fragilità cutanea propria della vecchiaia (suscettibilità alla secchezza, alla disidratazione, a reazioni di irritazione), mantenendo la nostra pelle giovane più a lungo.

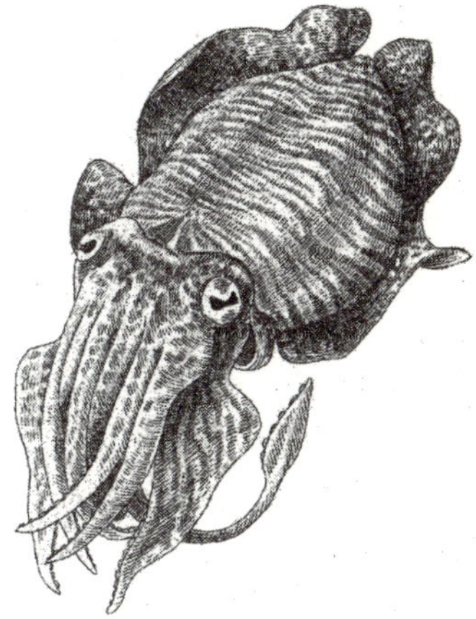

Ingredienti	Quantità indiv.	unità ORAC
Zucchine	250 g	450
Polpa di pomodoro	80 g	389
Olio extravergine di oliva	1 cucchiaio (10 g)	37
Aglio	2 g	114
Prezzemolo fresco	2 g	1473
Basilico fresco	2 g	96
Mentuccia	2 g	280
Peperoncino	1 g	197

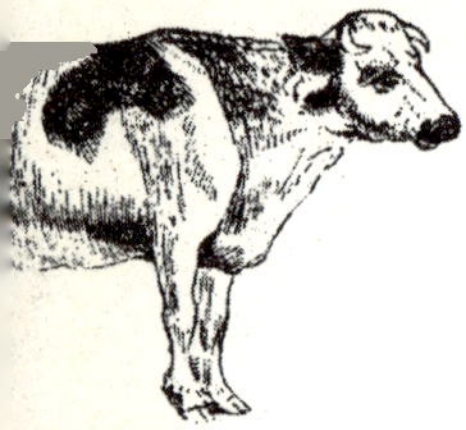

SPEZZATINO DI VITELLO ALLE VERDURE

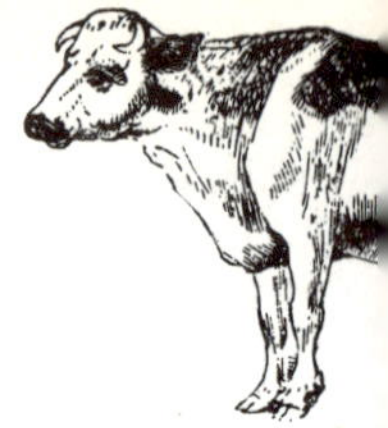

TEMPO DI PREPARAZIONE: 20 MINUTI
TEMPO DI COTTURA: 1 ORA
GRADO DI DIFFICOLTÀ:
INGREDIENTI PER 4 PERSONE

800 g di bocconcini magri di vitella
• 1 peperone rosso • 1 peperone giallo
• 2 melanzane lunghe
• 2 zucchine
• 2 cipolle bianche
• 2 patate piccole
• 4 pomodori maturi
• 10 pomodori secchi
• olio extravergine di oliva
• sale • pepe
• peperoncino fresco (se gradito)

● Tagliare a pezzetti più o meno uguali sia la carne che le verdure. Meglio ancora se la carne la facciamo tagliare dal macellaio a dadini come se volessimo preparare la fonduta.

● Ammollare in un po' di acqua calda i pomodori secchi (4-5 minuti), quindi mettere tutti gli ingredienti insieme in un tegame di media altezza, in cui stiano giusti e non larghi. Regolare di sale, pepe, olio e peperoncino (a piacere). Non aggiungere altri liquidi.

● Iniziare la cottura a fuoco forte per qualche minuto, rimestando, in modo che sia la carne che le verdure tirino fuori i loro umori, quindi coprire e lasciar cuocere a fuoco basso per un'ora circa (la carne dovrà superare la "prova morbidezza", ovvero tagliarsi solo con la forchetta, mentre le verdure dovranno conservare la loro autonomia senza sfarsi).

Potere antiossidante:
4680-4880 unità ORAC

Fate attenzione alle patate: se sono cotte prima delle altre verdure, possono essere tolte dall'intingolo e rimesse insieme agli altri ingredienti qualche minuto prima della fine della cottura.
Controllare la quantità di liquidi durante la cottura e possibilmente non aggiungere acqua: in questo modo si esalterà tutta la fragranza degli ingredienti. Se necessario si può rendere il fuoco ancora più tenue appoggiando tra il tegame e il fornello uno spargifiamme. Questo tipo di cottura "bollita" rende il piatto molto leggero senza minimamente penalizzare il gusto. Suggeriamo di prepararlo il giorno prima: sarà ancora più saporito.

L'ingrediente da segnalare

IL PEPERONE

Originario dell'America Latina, il peperone appartiene alla famiglia delle Solanacee e, come tutte le piante appartenenti a questa famiglia, fu portato in Europa dagli spagnoli e inizialmente utilizzato solo come pianta ornamentale. È stata una delle prime piante ad essere coltivata in America del Sud; è arrivata in Europa prima del pomodoro e, grazie alla buona capacità di adattamento, si è diffusa con facilità; predilige però i climi tropicali e temperati. Nel XIX secolo, dopo che furono sperimentate diverse colture, si è riuscito a togliergli il retrogusto piccante; infatti, anche se il peperone appartiene al genere Capsicum, gli manca la capsaicina, la sostanza che dà al peperoncino il suo caratteristico sapore piccante.
Se si lasciano giungere a maturazione, i peperoni assumono colorazione prima gialla e poi rossa. Per questo i peperoni rossi sono più zuccherini e di conseguenza hanno un valore di glucidi appena più alto di quelli gialli.
Sono indicati per chi ha il colesterolo alto, ma allora meglio non cuocerli troppo a lungo, per non alterare il *pull* (l'insieme) dei valori nutrizionali. I peperoni possono essere cucinati ripieni, rosolati o stufati, anche se la cottura consigliata per non alterare i valori nutrizionali è alla griglia e appena sbollentati. Prima di cuocerli occorre eliminare i semi e il picciolo.
Il peperone è ottimo anche crudo, in pinzimonio o in insalata.

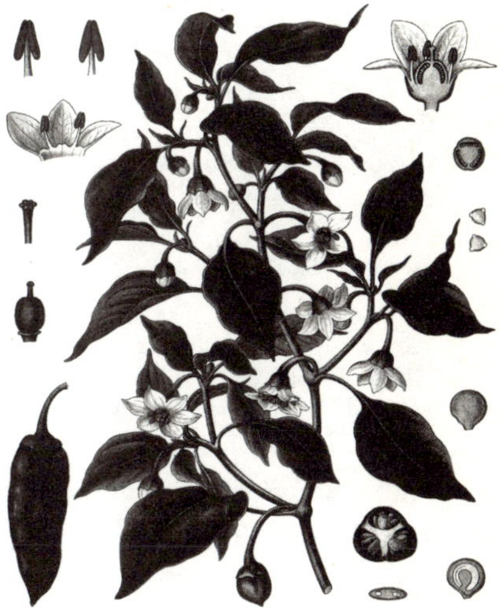

Esistono molteplici varietà di peperoni che si distinguono per forma, colore, dimensioni e sapore. Ad ogni varietà corrispondono dei valori nutritivi diversi; in generale però, tutti i peperoni contengono di gran lunga più vitamina C delle arance: le varietà verdi ne contengono il doppio e le varietà rosse il triplo! È importante sapere che la vitamina C si distrugge all'esposizione all'aria, perciò è sempre meglio preferire cucine fresche ed espresse. Così, un piatto di un self-service, potenzialmente ricco di vitamina C, se esposto in un banco frigo all'aria perde circa il 40% del suo apporto vitaminico iniziale. Altri aspetti nutrizionali che accomunano i peperoni verdi e rossi sono la presenza di betacarotene e flavonoidi.

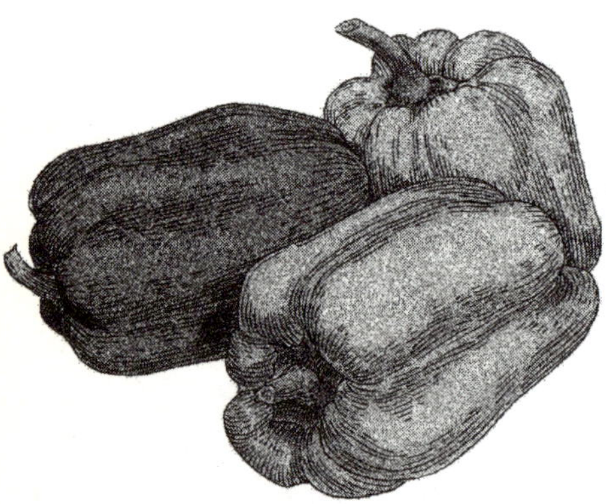

I benefici per la pelle

La presenza di più antiossidanti in un solo alimento è nel caso del peperone un dato inconfutabile.

Il betacarotene è un precursore della vitamina A e come tale viene assorbito con i grassi, proteggendoci dal danno provocato dai radicali liberi e, se assunto con gli alimenti, a differenza dell'assunzione da integratori non procura sovradosaggio.

I flavonoidi svolgono anch'essi un'azione antiossidante e neutralizzano l'azione dei radicali liberi.

L'alta quota di vitamina C assicura l'efficienza dei meccanismi di difesa dai radicali, per cui l'effetto antirughe con questo piatto è assicurato.

I peperoni rossi o verdi sono anche una buona fonte di vitamina B6, acido folico e potassio, che come abbiamo scoperto sono preziosi per migliorare lo stato nutrizionale della nostra pelle, dei nostri capelli e delle nostre unghie.

Ingredienti	Quantità indiv.	unità ORAC
Peperoni rossi	75 g	616
Peperoni gialli	75 g	520
Olio extravergine di oliva	1 cucchiaio (10 g)	37
Melanzane	150 g	1398
Zucchine	60 g	109
Patate	50 g	529
Pomodori	100 g	387
Cipolla bianca	100 g	987
Peperoncino	1 g	197

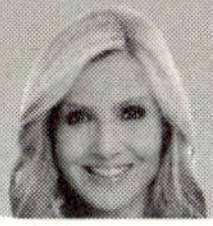

Se il secondo diventasse un primo?

I bambini, si sa, sono affascinati dai duelli. Il mondo per loro si divide in buoni e cattivi.

Da grandi non smettiamo di pensare che sia davvero così, solo che i duellanti si moltiplicano. Guelfi e ghibellini affiorano tra i nostri ricordi di scuola, ma il conflitto si estende alle due squadre di calcio delle grandi città, a chi preferisce il freddo al caldo, il mare alla montagna… In fondo, la presenza di poli opposti in tutti i campi ci aiuta o obbliga a schierarci in due fazioni, senza sfumature intermedie. Anche in cucina: vi ricordate il dilemma "panettone o pandoro"? Ce n'è uno ancora più grande.

Voi siete tra quelli che preferiscono i primi o i secondi? Siete tra quelli che non rinuncerebbero per nulla al mondo a un bel piatto di pasta o tra coloro che pensano che una buona bistecca o un bollito misto siano l'essenza di un pranzo (o cena) con i fiocchi?

Volete sapere come la penso io? E soprattutto che cosa è meglio per restare in forma e mantenere sana la pelle? La virtù sta nel mezzo, come recita un detto popolare. Ma come trovare il mezzo tra due poli opposti?

Semplicemente con un po' di creatività, come spesso avviene in cucina.

Conosco persone che per motivi pratici (soprattutto legati ai tempi brevi della pausa di lavoro) hanno invertito l'ordine delle portate: i secondi si possono preparare con anticipo e quindi iniziano il pranzo e la cena dalla carne o dal pesce, mentre bolle l'acqua per la pasta. Ma chi ha stabilito che i primi sono i primi e i secondi secondi? Tutto è relativo: chi ha detto che la pasta è un primo?

All'estero il nostro "primo" praticamente non esiste: dopo l'apertura arrivano i secondi, spesso accompagnati proprio dalla pasta.

Nei ristoranti orientali i piatti si ordinano, arrivano in tavola e si consumano tutti insieme, condividendoli con gli altri commensali e senza un ordine preciso.

Proprio a partire da certe proposte di piatto unico serviti in locali stranieri, a volte mi piace preparare piatti ricchi che uniscano primo e secondo, magari con piccole polpette al posto del ragù. Oppure invertire l'ordine dei fattori: per evitare che i vostri figli si sazino di pasta, perché non servire loro per prima una bella porzione di carne? Basta un piccolo accorgimento e … il secondo va giù!

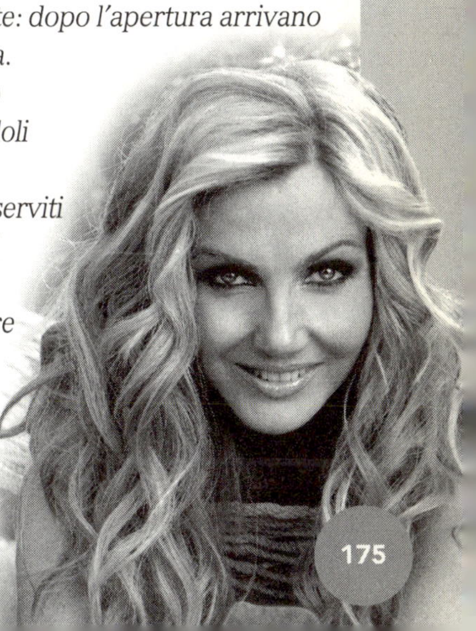

SPIEDINO DI PESCE O DI GAMBERI

MARINATI AL LIME E CORIANDOLO E IMPANATI NEL SESAMO BIANCO

TEMPO DI PREPARAZIONE: 20 MINUTI - TEMPO DI COTTURA: 10 MINUTI

GRADO DI DIFFICOLTÀ:

INGREDIENTI PER 4 PERSONE

800 g di filetti di pesce bianco misto (spigola, orata, rombo, gallinella) o gamberoni rossi sgusciati, attaccati alla testa (è possibile usare anche un solo tipo di pesce, oppure mischiare filetti e gamberoni)
• 2 lime • coriandolo (fresco o secco)
• sesamo bianco • olio extravergine di oliva
• aceto di vino bianco
• sale • pepe nero

- Tagliare a pezzetti più o meno uguali i filetti di pesce (sono facilissimi da reperire al supermercato, freschi e di ottima qualità), salarli e peparli.
- Preparare una marinatura con il succo dei lime, il coriandolo, sale e pepe, olio extravergine di oliva e un goccio di aceto di vino bianco, e immergervi i filetti o i gamberoni (se non siamo certi della loro freschezza, è meglio preferire i filetti).
- Far marinare il pesce a temperatura ambiente per 15 minuti circa, rigirandolo più volte.
- Disporre il sesamo in un piatto e impanare i filetti e/o i gamberoni, ben scolati dalla marinatura, che però terremo da parte.
- Scaldare una padella antiaderente larga, unta di olio extravergine di oliva.
- Infilare il pesce in spiedini di legno.
- Mettere a cuocere i filetti a fuoco forte, spennellandoli con il liquido della marinatura, per il tempo (breve!) dovuto, rigirandoli ogni tanto.

Potere antiossidante: 463-483 unità ORAC

Mentre si dora, il sesamo protegge il pesce dalla cottura eccessiva e gli permette di rimanere morbido e ben intriso della sua saporita marinatura. Bisogna, pertanto, far attenzione che non si bruci.

- Servire il piatto ben caldo, guarnito con fettine di lime fresco.

L'ingrediente da segnalare
IL PESCE BIANCO

Pesce o carne? Questa la domanda che più frequentemente sentiamo rivolgere al momento di scegliere un menù, ma quali sono davvero le differenze? Hanno lo stesso contenuto in proteine, ma il pesce è ricco di grassi "buoni". Il "pesce bianco" deve il suo nome al colore delle sue carni, tra l'altro particolarmente adatte all'alimentazione dei bambini. È ricco di vitamine del gruppo B.

I benefici per la pelle

La somministrazione di composti a base di vitamina B (pantenil triacetato) e acidi grassi (etilinoleato), entrambi presenti nei pesci menzionati, ha dimostrato riuscire a incrementare le difese dell'organismo contro alcuni processi ossidativi tra cui l'elastosi (perdita di tono) e la formazione di pigmenti non proprio graditi, come la lipofuscina, responsabile della formazione di macchie cutanee.
In quale modo? Aumentando l'attività di alcuni enzimi riparatori e prevenendo l'accumulo di processo ossidativo. E la pelle come se ne giova? Guadagnando in tono e conservando il colorito naturale.

UN PIZZICO DI
SESAMO BIANCO

Originario dell'Indonesia, i suoi semi contengono un olio molto ricco in acidi grassi polinsaturi e soprattutto in acido linoleico che, come già detto più volte, appartiene alla famiglia dei grassi Omega 6. È inoltre ricco di vitamina A, E e B6.

I benefici per la pelle

Non a caso abbiamo aggiunto all'ingrediente principale (ricco in vitamina B e acidi grassi Omega 6) un condimento ricco degli stessi nutrienti: se vogliamo combattere la caduta di tono della pelle, questa combinazione è eccezionale e il sesamo, con il suo alto contenuto in vitamine A ed E, è ancora più specialista nel tutelare la salute della nostra pelle.

Ingredienti	Quantità indiv.	unità ORAC
Succo di lime	6 g	32
Pepe nero	1 g	341
Aceto di vino bianco	4 g	12
Coriandolo	1 g	51
Olio extravergine di oliva	1 cucchiaio (10 g)	37

Il pollo e le patatine di nonno Nello

Ero io a comprargli le sigarette. Mio nonno Nello preferiva il pacchetto da dieci. Forse questa missione speciale era il suo modo di farmi capire che ero la sua prediletta. Forse, perché non gliel'ho mai chiesto esplicitamente e non l'ho mai confessato a nessuno.

Era il mio nonno materno. Apparentemente aveva un'aria da burbero.
Non sorrideva mai, tranne qualche rara volta in cui eravamo soli. Vestiva sempre in maniera molto curata. Anche quando era in pigiama, prima di andare a dormire, aveva una certa eleganza...
Ripensandoci, effettivamente il rapporto che aveva con me era diverso da quello con gli altri nipoti. Forse perché mi piaceva stare con lui anche senza parlare. Magari lo osservavo mentre leggeva il quotidiano o "guardava" le notizie del telegiornale. Dopo pranzo gli piaceva stare seduto sulla sua poltrona nel salone, ed era in quel momento che scattava il rito della missione-sigarette. Per premio mi permetteva di comprare una gomma da masticare sfusa. Era come se ci fosse un codice solo nostro.
Ogni tanto capitava che lui andasse a pranzo fuori con gli amici. E chiedeva a me di accompagnarlo. Che gite speciali: eravamo una coppietta davvero ben assortita! Mi caricava in macchina e macinavamo chilometri in aperta campagna per raggiungere i suoi ristoranti preferiti. I suoi amici, che avevano imparato a conoscermi, con il passare del tempo coniarono un divertente soprannome: "Pollo e patatine". Provate ad indovinare perché… Era il mio piatto preferito. Quello che ordinavo. Puntualmente. Anche in questo, credo di essere stata una bambina assolutamente normale: ne avete mai incontrata una che non ami il pollo con le patate al forno? L'unica differenza è che io mangiavo solo quello. Potevamo andare in un ristorante specializzato nel pesce o in una pizzeria, la mia richiesta era sempre la stessa: pollo e patatine. Attenzione però: pollo e patatine non sono più quelli di una volta. Come le stagioni. Allora erano cotti rigorosamente al forno, senza condimenti aggiunti. Che differenza con il pollo e le patatine fritte che calamitano il gusto dei bambini di oggi!
Alla classica domanda: petto o coscia? Risponderei senz'altro: coscia! Ancora oggi non so mai resistere a una coscia di pollo, anche se il petto è più leggero e più facile da preparare.

Mio nonno Nello mi chiamava sempre così. Anche quando non eravamo al ristorante con i suoi amici.
Ricordo ancora il giorno in cui ci lasciò. Era il 12 settembre del 1974, il giorno del compleanno di mia sorella Maria Luisa. Arrivò una telefonata nel pomeriggio, proprio quando stavamo per mangiare i pasticcini accompagnati da un tè caldo.
Avevo nove anni e dallo sguardo di mamma al telefono capii subito che non era l'ennesima telefonata di auguri. Era successo qualcosa di grave. Mio nonno se n'era andato senza disturbare, nel sonno. Mi hanno detto, tempo dopo, che la sua espressione era serena. Nessuno mi ha più chiamato con quel soprannome.
Mi torna spesso in mente il periodo in cui cominciai la mia carriera.
Pippo Baudo, che aveva deciso di puntare su di me come soubrette di Fantastico 6*, discuteva con i suoi autori sull'opportunità di trovare un nome d'arte perché, secondo lui, Lorella Cuccarini era troppo comune e poco adatto a un personaggio dello spettacolo.*
Spuntarono fuori le proposte più disparate: Lori Carini, Lorella Cari…
Sapete quante volte ho pensato allo pseudonimo "Pollo e patatine"?! Ma non lo avrei mai detto ad alta voce…

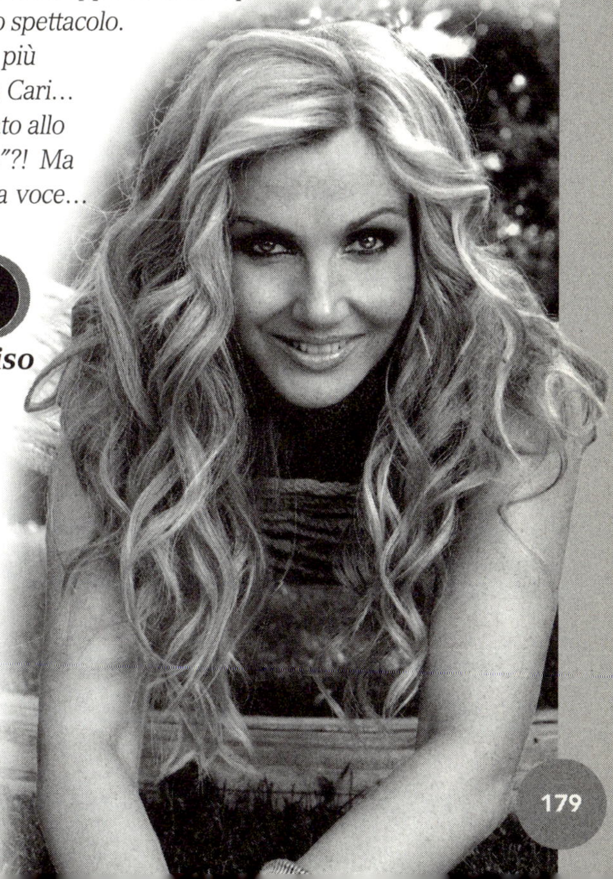

MUSICA CONSIGLIATA

Nuovo Cinema Paradiso
Ennio Morricone

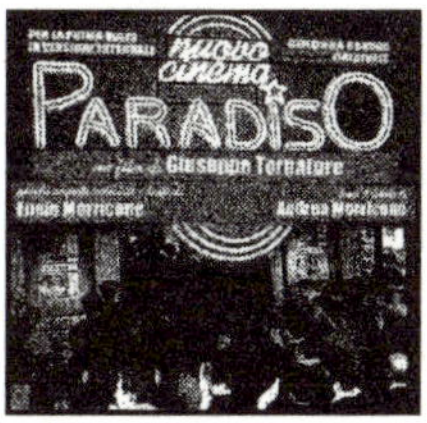

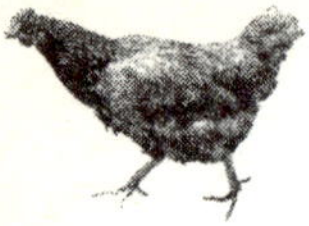

STRACCETTI DI POLLO ALLE VERDURE

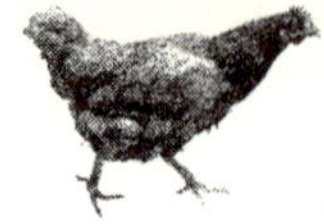

(PEPERONI, ZUCCHINE E MELANZANE)

TEMPO DI PREPARAZIONE: 20 MINUTI - TEMPO DI COTTURA: 20 MINUTI

GRADO DI DIFFICOLTÀ:

INGREDIENTI PER 4 PERSONE

600 g di petti di pollo
• 1 melanzana grande • 1 peperone rosso grande
• 3 zucchine (varietà Romana)
• 2 spicchi di aglio
• olio extravergine di oliva
• sale • pepe
• peperoncino fresco (se gradito)
• una manciata di odori misti (rosmarino, prezzemolo, salvia) per guarnire

• Tagliare a striscioline più o meno uguali i filetti di pollo e la verdura.

• Far rosolare l'aglio con l'olio extravergine di oliva e aggiungere le verdure. Far cuocere a fuoco vivace, rimestando spesso e facendo attenzione che non si brucino. Salare e pepare. Portare a cottura media: le verdure devono risultare croccanti, non ammollate né sfatte.

• Toglierle dalla padella e pulirne il fondo con un foglio di carta cucina. Aggiungere, sempre nella stessa padella, quindi senza lavarla, ancora aglio e olio extravergine di oliva, e un po' di peperoncino fresco (se gradito). Far rosolare l'aglio fino a imbiondirlo, toglierlo e, sempre a fuoco vivace, cuocere le striscioline di pollo. Rigirare continuamente, facendo in modo che il pollo si cuocia bene senza bruciarsi.

• Aggiungere le verdure e mescolare gli ingredienti tutti insieme, facendoli insaporire tra loro. Regolare di sale e pepe.

• Servire ben caldo, guarnito con odori misti a fresco (rosmarino, prezzemolo, salvia).

Potere antiossidante:
1790-1990 unità ORAC

L'ingrediente da segnalare
IL POLLO

La storia del pollo come animale domestico risale al V secolo a.C. nella valle dell'Indo in Asia.

Il pollo fa parte delle tanto osannate carni bianche: carni di animali che non hanno bisogno di stagionatura prima di essere consumate. Una volta soppresso, difatti, può essere pulito e raffreddato con diverse metodologie, che ne condizionano il prezzo finale. Altro fattore che influisce sul prezzo è dato dal mangime utilizzato: di origine vegetale, ovvero a base di soli cereali (il migliore), oppure con tracce di origine animale. Quest'ultima tipologia andrebbe però abolita per quanto è dannosa!

Le carni bianche sono passate dalle stelle alle stalle e viceversa. Considerate prima un bene di lusso che troneggiavano sui banchetti la domenica, poi cibo di seconda qualità perché si pensava che fossero ricche di colesterolo e povere di ferro. Infine i nuovi metodi di allevamento e i numerosi vantaggi per la salute che derivano dal mangiare il pollo, ha fatto sì che il suo consumo tornasse ad aumentare. Oggi sotto critica e osservazione sono soprattutto le tipologie di allevamento intensivo.

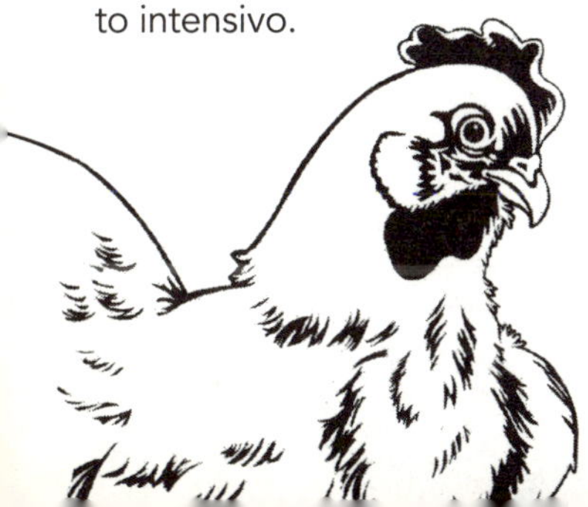

I benefici per la pelle

Tutte le carni bianche e quindi anche il pollo apportano una buona percentuale di ferro, zinco e potassio e di vitamine del gruppo B, soprattutto di niacina. Sono povere di grassi e questo le rende un cibo consigliato per la loro alta digeribilità ad anziani, bambini e sportivi. I grassi sono forniti anche da acidi grassi essenziali come l'acido linoleico.

La niacina rappresenta linfa preziosa per ridurre l'aspetto "vecchieggiante" di cute e capelli, perché è stato dimostrato che la supplementazione di tale ingrediente nella dieta aumenta il tasso di rinnovamento cellulare dei cheratinociti (le cellule dell'epidermide): quasi il 6% su cute fotodanneggiata, con una diminuzione della perdita d'acqua epidermica di circa il 20%.

Tutto ciò si traduce in una maggiore resistenza all'invecchiamento.

Ingredienti	Quantità indiv.	unità ORAC
Melanzane	80 g	746
Peperoni rossi	75 g	616
Zucchine	100 g	180
Aglio	2 g	114
Peperoncino	1 g	197
Olio extravergine di oliva	1 cucchiaio (10 g)	37

STRACCETTI DI TONNO FRESCO ALL'ACETO BALSAMICO

AROMATIZZATO CON SALVIA, ROSMARINO E PEPERONCINO

TEMPO DI PREPARAZIONE: 15 MINUTI - TEMPO DI COTTURA: 5 MINUTI

GRADO DI DIFFICOLTÀ:

INGREDIENTI PER 4 PERSONE

600 g di tonno (o salmone) fresco
in un unico trancio, senza spine né pelle
• 2 spicchi di aglio
• 1 mazzetto di odori tra rosmarino e salvia
• peperoncino fresco
• aceto balsamico
• olio extravergine di oliva
• sale • pepe

● Tagliare il pesce a strisce di 0,5 cm circa di larghezza e 5 cm circa di lunghezza, quindi condirle in un piatto con sale e pepe.
● Far scaldare in una padella antiaderente a fondo largo l'aglio e il peperoncino. Quando la padella è bella calda, spargervi dentro qualche chicco di sale grosso e, manovrando il manico, farlo rigirare più volte: questo migliorerà l'antiaderenza del tegame.
● Versare nella padella arroventata gli straccetti di pesce e le spezie, mantenendo vivace il fuoco e rigirandoli continuamente fino a doratura.
● Aggiungere una bella spruzzata di aceto balsamico, farlo rapidamente evaporare e servire subito il piatto ben caldo, guarnito con un rametto di salvia e rosmarino freschi.

Questo piatto, semplice e gustoso, richiede un tempo di cottura davvero rapido per evitare che il pesce si indurisca. Infatti gli straccetti dovranno risultare dorati e croccanti all'esterno, ma morbidissimi all'interno.

Potere antiossidante:
4218-4418 unità ORAC

L'ingrediente da segnalare
IL TONNO

Esistono diverse varietà di tonno, tra le quali il classico a pinne gialle e il tonno rosso, in via di estinzione per l'eccessivo sfruttamento commerciale.
Il tonno è pregiato per i suoi filetti e la sua pancia (meglio conosciuta come ventresca), dove si depositano la maggior parte dei grassi, prevalentemente costituiti da Omega 3.
Il tonno sott'olio è molto più ricco di grassi rispetto alla quello al naturale che, per l'assenza di conservanti ha anche un sapore molto più genuino.

I benefici per la pelle

Il tonno è un'eccellente fonte di acidi grassi Omega 3, proteine di elevato valore biologico e sali minerali, tra cui spiccano potassio e selenio, vitamina B12. L'ultravioletto – e quindi l'esposizione solare – agendo sulle metalloproteasi (enzimi che alterano proteina che rappresenta l'impalcatura strutturale della nostra cute), causa un danno al tessuto connettivo e favorisce la formazione delle rughe e in generale l'invecchiamento cutaneo. Una dieta ricca di acidi grassi Omega 3 – ossia ricca di pesce – riesce a inibire l'iperespressione delle metalloproteasi Uv-dipendenti e a inibire la formazione di ERK, che a sua volta inibisce C-fos.
Ma cosa sono tutti questi nomi strani? Animaletti, corpi estranei o esercitazioni linguistiche?!
Niente di tutto questo: sono proteine espressione dei processi di invecchiamento delle cellule cutanee.
Se gli Omega 3 bloccano tali processi, possono assicurarci un buon effetto antietà che agisce in maniera differente rispetto ai più noti meccanismi antiossidanti.

Ingredienti	Quantità indiv.	unità ORAC
Aglio	2 g	114
Rosmarino fresco	3 g	3306
Salvia fresca	2 g	640
Peperoncino	1 g	197
Olio extravergine di oliva	1 cucchiaio (10 g)	37
Aceto balsamico	4 g	24

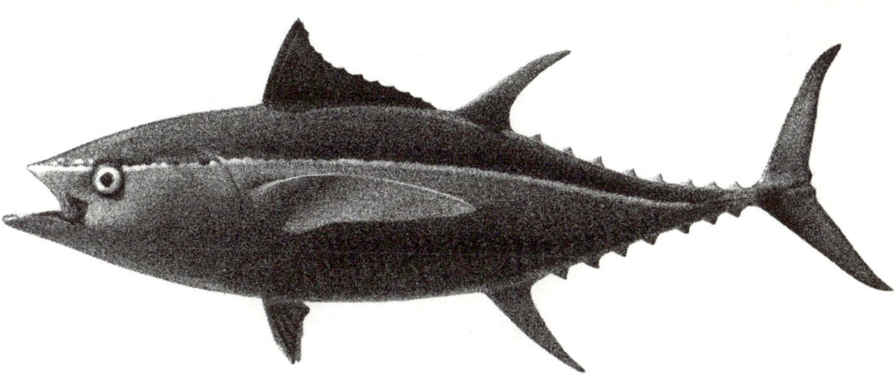

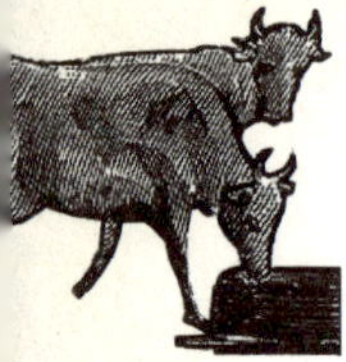

STRACOTTO DI MANZO AL VINO ROSSO

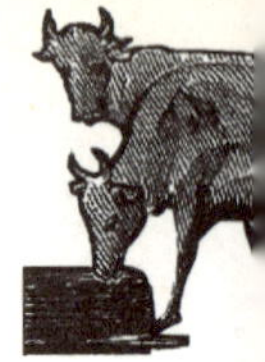

TEMPO DI PREPARAZIONE: 20 MINUTI - TEMPO DI COTTURA: 2 ORE

GRADO DI DIFFICOLTÀ:

INGREDIENTI PER 4 PERSONE

800 g di carne di manzo (controfiletto, noce, muscolo) in un unico pezzo
- 1 carota • 1 costa di sedano
- 1 cipolla rossa di Tropea
- 1 rametto di rosmarino
- 1 rametto di salvia
- 4-5 foglie di alloro
- 2 spicchi di aglio
- 4-5 bacche di ginepro
- pepe nero in grani
- olio extravergine di oliva
- 1 bottiglia di vino rosso a scelta tra Barolo, Morellino di Scansano, Brunello di Montalcino, Dolcetto d'Alba

Questo piatto va preparato la sera precedente e cucinato il giorno dopo.

- Mettere in un una zuppiera la carne, le verdure tagliate grossolanamente e le spezie. Condire con l'olio extravergine di oliva e una macinata di pepe nero. Con le mani rigirare la carne più volte per ungerla per bene. Versare il vino fino a coprire il tutto, quindi appoggiare un foglio di carta alluminio e riporre la zuppiera in frigorifero per una notte. Se possibile, rigirare di tanto in tanto il pezzo di carne, rimestando insieme verdure e spezie.
- Il giorno successivo, scolare la carne dall'intingolo e tenerlo da parte.
- Far rosolare l'aglio con l'olio extravergine di oliva in un tegame alto e largo quanto il pezzo di carne, non di più, di modo che l'arrosto sia ben contenuto tra le pareti.

Potere antiossidante: 5246-5446 unità ORAC

● Mettere la carne nell'olio caldo e farla rosolare a fuoco vivace rigirandola man mano che i lati si dorano. Aggiungere tutto il vino, le verdure e le spezie della marinata e far sfumare l'alcool a fuoco vivace per qualche minuto. Salare, abbassare la fiamma e cuocere per il tempo richiesto dalla carne.

● A cottura avvenuta, rimuovere le verdure e le spezie e passare il tutto con il passaverdura; aggiungere alla carne questa cremina e far insaporire a fuoco dolce per qualche minuto ancora.

Il risultato sarà un arrosto morbidissimo e saporito, intriso del sapore del vino e delle verdure e spezie, da abbinare a un purè di patate o a una bella polenta.

L'ingrediente da segnalare
IL VINO ROSSO

La storia del vino si perde nel tempo. Si parla del vino già nelle antiche Scritture e si narra che la prima vigna sia stata piantata proprio da Noè, scampato con tutta la sua famiglia al Diluvio Universale.

La bevanda è legata a una cospicua letteratura medico-scientifica, ma negli ultimi anni la sua fama è dipesa soprattutto dalle sue proprietà anti-aging.

Il paradosso francese – l'elevato consumo di vino rosso e la bassa incidenza di malattie cardiovascolari nella nazione transalpina – ha fatto sì che a tale "nettare degli dei" siano state attribuite proprietà antiaterosclerotiche, anche in virtù della sua capacità di innalzare i livelli di colesterolo HDL (il "colesterolo buono"), che non danneggia le nostre arterie.

Chiaramente eccedere nel consumo di alcolici e quindi anche di vino può causare danni a molti organi, *in primis* fegato e pancreas.

Un bicchiere a pasto invece fa da sedativo per la fame nervosa ed è la razione consigliata per esaltarne le qualità senza conseguenze negative.

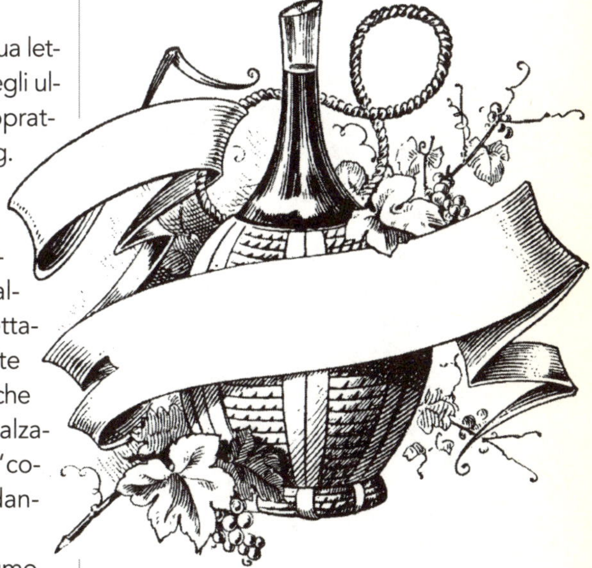

I benefici per la pelle

Il vino rosso contiene "catechina", una sostanza che riduce la produzione di istamina, responsabile di numerosi processi infiammatori a carico dei diversi organi; è ricco inoltre di potassio, che normalizza la pressione. Ma i principi attivi principali sono i polifenoli, cui si attribuiscono proprietà anticancro.

I polifenoli sono presenti in tutte le piante con un ruolo importante nelle fasi di crescita, sviluppo e difesa dagli attacchi di parassiti o da danni causati da repentini cambiamenti climatici. Hanno una struttura chimica con presenza di gruppi OH (idrogeno di ossigeno) che agiscono da spazzini (*scavengers)* dei radicali liberi bloccandone le reazioni di ossidazione. Non tutti i polifenoli hanno la stessa potenza, ma quelli presenti nel vino rosso sembrano essere i più attivi. Il resveratrolo (3,5,4-triidrossistilbene) è un polifenolo non flavonoide di origine naturale estratto principalmente dalla buccia dell'acino della più comune vite rossa (*Vitis vinifera*). Esiste in due forme: trans- e cis- a seconda della disposizione dei gruppi chimici che lo caratterizzano, ma è la forma trans- che ha destato molta attenzione in dermatologia per il suo potente effetto antiossidante.

La cosmetica negli ultimi anni è stata invasa da creme a base di questo composto che hanno dimostrato notevoli effetti antietà, documentati anche da sofisticate apparecchiature che valutano la profondità delle rughe prima e dopo il trattamento. Studi recenti su cheratinociti umani (le cellule dell'epidermide) hanno dimostrato che il resveratrolo ha una notevole capacità di mantenerle sempre vitali e giovani, stimolando la morte programmata (apoptosi) delle cellule invecchiate. Allora, un po' di vino buono e addio alle rughe!

UN PIZZICO DI SALVIA

La salvia, piccolo arbusto sempreverde, è un condimento legato alla tradizione romana; il nome scientifico è *Salvia officinalis* e in cosmetica è un notevole fissatore di profumi.

I benefici per la pelle

La presenza di olii essenziali ricchi di acido ursolico, di acido oleanolico, acido fumarico, acido rosmarinico, vitamina C e B1 nonché la presenza di flavonoidi e apigenolo sono una buona sorgente di principi antietà per la nostra pelle.

Ingredienti	Quantità indiv.	unità ORAC
Carote	10 g	70
Sedano	10 g	55
Olio extravergine di oliva	1 cucchiaio (10 g)	37
Aglio	2 g	114
Cipolle rosse	25 g	380
Rosmarino fresco	2 g	3306
Salvia fresca	2 g	640
Vino rosso	180 g	744

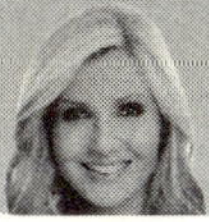

Un uovo al giorno, anzi ogni due

Ci sono scene di film che rimangono impresse nella mente, non sempre (o non solo) per le loro qualità artistiche. Forse è per via della loro originalità. O per la capacità di toccare le corde del quotidiano in un modo diverso.

Chi può dimenticare ad esempio la scena di Rocky Balboa-Stallone che la mattina all'alba si beve cinque uova e va a correre per le strade di Philadelphia?
Le uova (naturalmente parliamo di quelle di gallina) trovano un vastissimo impiego in cucina. È universalmente riconosciuta la loro importanza anche nella preparazione di alcuni dolci e della pasta fatta in casa.
Ma in questa sede mi interessa sottolineare il loro alto potere nutrizionale, dovuto al fatto che sono fonte di proteine di notevole qualità.
Unico neo: non bisogna abusarne. Per via del tuorlo, che, oltre a essere ricco di proteine, lecitina, calcio e ferro, ha anche un piccolo quantitativo di grassi "cattivi"; e sono proprio questi che dobbiamo tenere sotto controllo, a causa del colesterolo. Non un uovo al giorno, dunque, ma nemmeno più di tre a settimana.
Diverso è il discorso per il solo albume. Principalmente composto da acqua, proteine, calcio, fluoro, ferro e vitamine, è molto usato dagli sportivi perché offre una carica di proteine nobili senza grassi aggiunti.

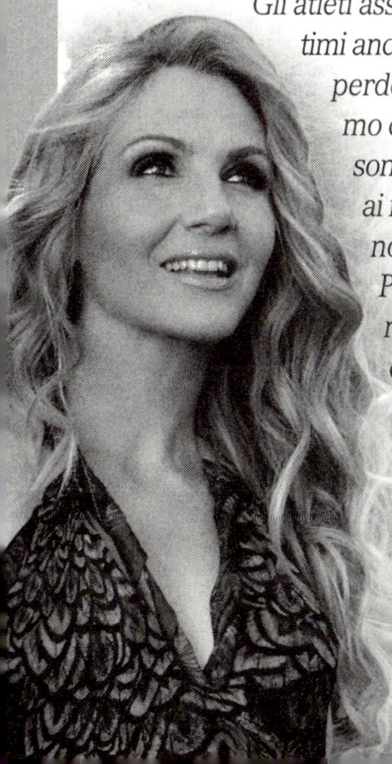

Gli atleti assumono gli albumi principalmente a crudo, ma sono ottimi anche in frittata. Magari mescolati a un uovo intero per non perdere del tutto il gusto del tuorlo. In questo modo possiamo consumare più albumi senza paura: danno nutrimento, sono digeribilissimi e ricchi di amminoacidi che fanno bene ai nostri muscoli. Li consiglio anche per i bambini che fanno sport e comunque consumano molte energie.
Provate anche a offrirli ai vostri ragazzi in forma di meringa. Basta montarli a neve e aggiungere un po' di zucchero di canna. Le meringhe sono un dolce perfetto per accompagnare un'intensa attività fisica. Accontentano la nostra golosità, ma non attentano alla linea.
Oggi è possibile acquistare gli albumi in confezioni identiche a quelle del latte. Così non abbiamo più il pensiero di come utilizzare i tuorli avanzati...

CAPONATA ESOTICA

TEMPO DI PREPARAZIONE: 20 MINUTI - TEMPO DI COTTURA: 20 MINUTI

GRADO DI DIFFICOLTÀ:

INGREDIENTI PER 4 PERSONE

1 melanzana nera • 1 peperone
• 2 cipolle rosse di Tropea
• 1 zucchina Romana grossa (o 2 medie)
• 1 fetta di zucca mantovana (300 g circa)
• 200 g di ceci bolliti
• 300 g di pomodorini (varietà Piccadilly o Pachino) maturi o sodi
• 2 spicchi di aglio • 2 cucchiai di cumino
• 2 cucchiai di curcuma • peperoncino fresco (se gradito)
• olio extravergine di oliva • sale • pepe

● Tagliare a tocchettoni grossolani le verdure lavate e ben asciutte. Condirle in una zuppiera con olio extravergine di oliva, sale, pepe, un cucchiaino di ognuna delle due spezie (cumino e curcuma) e uno spicchio d'aglio. Mescolare con le mani in modo che le verdure si condiscano tutte uniformemente.
● Togliere l'aglio e, insieme all'altro spicchio, metterlo a rosolare in una padella dal fondo largo con l'olio extravergine e il peperoncino (se è gradito, ma in questo piatto ci sta benissimo!).
● Mantenendo il fuoco vivace, aggiungere le verdure e l'umore che hanno rilasciato. Mescolare continuamente per qualche minuto, facendo attenzione a non farle bruciare, sempre a fuoco piuttosto alto.
● Aggiungere i ceci bolliti e scolati dalla loro acqua, abbassare la fiamma e far cuocere scoperto per il rimanente tempo necessario: le verdure dovranno essere cotte ma non sfatte. Non si dovrebbe aggiungere altro liquido ma, se necessario, versare qualche cucchiaio di acqua calda.
● Regolare di sale e stemperare negli ultimi minuti di cottura i rimanenti cucchiaini di cumino e curcuma, di modo da averne il profumo fresco. Servire ben caldo.

Potere antiossidante:
4392-4592 unità ORAC

L'ingrediente da segnalare
I CECI

Lo sapevate che il nome di Cicerone derivava dal cece, perché un suo antenato aveva una verruca a forma di cece sul naso?! A sua volta, il nome scientifico *Cicer arietinum* si richiama all'*aries* (ariete), perché il cece pare avere le corna.

I benefici per la pelle

I ceci sono ricchi di vitamine e sali minerali quali ferro, potassio, magnesio, calcio e un alto contenuto di fibra. L'analisi biochimica ha evidenziato nei ceci un maggiore contenuto in polifenoli rispetto ai fagioli e alle lenticchie: è noto quanto i polifenoli possano agire positivamente sulla nostra pelle nella prevenzione dell'invecchiamento cutaneo: di qui l'intuizione di una ricetta nella quale tali proprietà siano fortemente esaltate dall'associazione con curcuma e cumino.

Ingredienti	Quantità indiv.	unità ORAC
Melanzane	60 g	559
Peperoni	60 g	492
Cipolle rosse	20 g	304
Zucchine	50 g	90
Zucca	70 g	277
Olio extravergine di oliva	1 cucchiaio (10 g)	37
Ceci	50 g	300
Pomodori	75 g	290
Aglio	3 g	171
Peperoncino fresco	1 g	197
Curcuma	1 g	1271
Cumino	1 g	504

UN PIZZICO DI
CURCUMA E CUMINO

La curcuma deriva da un rizoma originario dell'Asia. Avendo un sapore particolare, si consiglia di utilizzarne piccolissime quantità.
Il cumino invece è in realtà un frutto essiccato e la sua pianta, Cum*inum Cyminum*, viene coltivata soprattutto in Africa. In cucina si utilizza per aromatizzare pane, salse e verdure; è ricco di fibre e contiene vitamine del gruppo B quali tiamina, riboflavina, piridossina e niacina, ma anche vitamina C.

I benefici per la pelle

La presenza nel cumino di curcumina, un potente antiossidante di cui sono state scoperte proprietà antitumorali, e la presenza di carvone, una molecola antiradicali liberi, è benefica per la pelle. Più precisamente poi, il composto idrogenato (la tetraidrocucurmina) ha potenzialità antiossidanti superiori alla vitamina E nel legare i radicali liberi.
L'insieme delle due spezie conferisce un valore antietà più marcato alla ricetta.

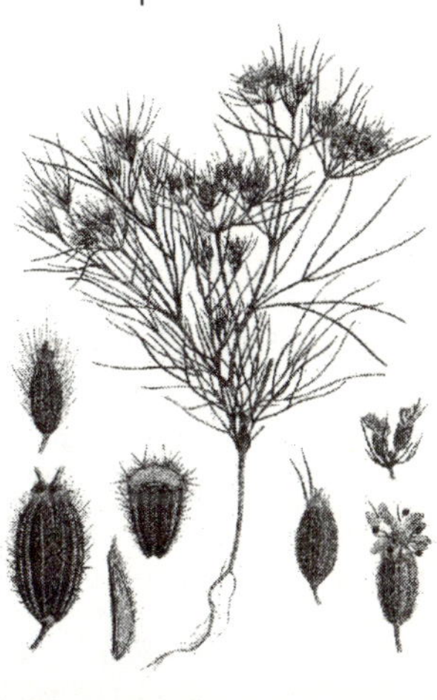

INSALATA DI ZUCCHINE CRUDE

CON PISTACCHI, MELAGRANA E LIME

TEMPO DI PREPARAZIONE: 15 MINUTI • GRADO DI DIFFICOLTÀ:
INGREDIENTI PER 4 PERSONE

4 zucchine romane, belle sode
• 70 g di pistacchi sgusciati, non salati
• i chicchi di una melagrana matura • 2 lime • olio extravergine di oliva
• aceto di vino bianco • aceto balsamico • sale e pepe

- Lavare e asciugare bene le zucchine. Tagliarle a rondelle sottili, magari servendosi dell'apposita mandolina: lo spessore delle fettine dovrà essere abbastanza sottile per gustare al meglio questo ortaggio a crudo.
- Versare in una zuppiera le zucchine insieme ai chicchi di melograno, i pistacchi interi, il succo di uno dei due lime; e condire con olio extravergine di oliva, sale, pepe e aceto di vino bianco.
- Sbucciare il lime rimasto e tagliarlo a fettine sottili, facendo attenzione a non romperle. Un buon coltello a seghetta permetterà di svolgere egregiamente il compito.
- Aggiungere le fettine di lime al resto degli ingredienti e far delicatamente insaporire il tutto. Regolare di sale.
- Rifinire aggiungendo qualche goccia di aceto balsamico, lasciata integra ai bordi del piatto.

La riuscita di questo contorno sta nella freschezza delle zucchine: l'ideale sarebbe prepararle appena comperate, senza che siano stazionate nel frigo. I pistacchi miglior sono quelli di Bronte, in Sicilia, anche se sono un po' cari. Nei mercatini rionali dove è possibile trovare specialità etniche, si trovano anche pistacchi persiani o nordafricani. Altrettanto buoni e meno cari, non hanno però la speciale fragranza di quelli di Bronte.
La melagrana, a parte le sue meravigliose qualità nutrizionali, secondo la credenza contadina porta anche tanta fortuna!

Potere antiossidante:
2414-2614 unità ORAC

L'ingrediente da segnalare

IL LIME

Il *Citrus Aurantifolia* è un agrume, frutto della limetta, originario del Sud-Est Asiatico, più delicato del limone.
È il frutto di una pianta sempreverde che predilige i luoghi caldi, ha polpa succosa e sapore intenso.
Contiene discrete quantità di calcio, fosforo, potassio, acido folico e vitamina C.

I benefici per la pelle

Attualmente è chiaro il ruolo di prevenzione che l'acido folico svolge sull'invecchiamento cutaneo, in quanto capace di fornire l'energia cellulare necessaria al mantenimento delle condizioni di vitalità della cellula. Come hanno dimostrato alcuni studi, potenziando il *turn-over* dell'epidermide in soggetti trattati con acido folico per uso locale, si è evidenziato l'incremento numerico dei cheratinociti (le cellule dell'epidermide) di piccola taglia. L'acido folico: un altro complice della giovinezza.

Ingredienti	Quantità indiv.	unità ORAC
Zucchine	125 g	225
Pistacchi	17 g	1304
Olio extravergine di oliva	1 cucchiaio (10 g)	37
Melagrana	20 g	896
Succo di lime	3 g	16
Aceto di vino bianco	4 g	12
Aceto balsamico	4 g	24

UN PIZZICO DI

PISTACCHIO

I pistacchi sono i frutti di una pianta originaria dell'Asia minore, eccellente fonte di acidi grassi insaturi (il 68% circa, rappresentati da monoinsaturi, e il 15% da polinsaturi), di fibre e di proteine vegetali.
Sia tostati che essiccati, contengono inoltre potassio, rame, ferro, fosforo, zinco, calcio, acido folico e poi tiamina, niacina, acido pantotenico, vitamina B6, vitamina C e riboflavina.

I benefici per la pelle

L'alto contenuto in acidi grassi consente una buona idratazione e il ripristino del film idrolipidico (la pellicola naturale che ricopre la nostra pelle), mentre la presenza di vitamina C può contribuire a ridurre gli accumuli di pigmentazione tipici della cute invecchiata, grazie agli studi condotti su un suo derivato (*magnesium L-ascorbyl-2-phosphate*).
Essa inoltre promuove la proliferazione dei fibroblasti (cellule tipiche del tessuto connettivo) che, se ben "in salute", rallentano la comparsa di rughe e atrofie (perdite di tono).

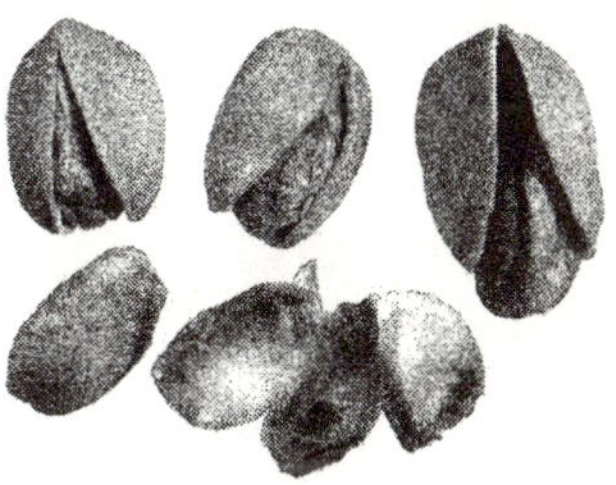

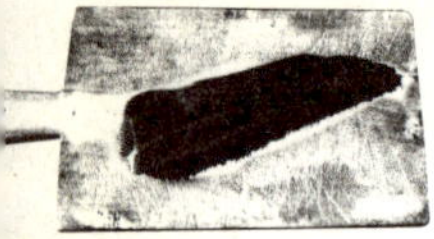

INSALATA MISTA DI BOTTARGA DI TONNO

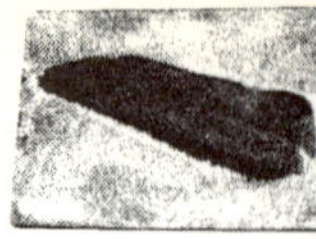

CON INDIVIA BELGA, FAGIOLI CANNELLINI E CIPOLLA ROSSA DI TROPEA

TEMPO DI PREPARAZIONE: 20 MINUTI
GRADO DI DIFFICOLTÀ:
INGREDIENTI PER 4 PERSONE

2 cespi di indivia belga
• 300 g di fagioli cannellini lessati
• 1 o 2 cipolle rosse di Tropea
• 80 g circa in un pezzo intero di bottarga di tonno (o di muggine)
• olio extravergine di oliva • aceto di vino bianco
• prezzemolo fresco • sale • pepe nero

● Mettere in una zuppiera l'insalata belga lavata e ben asciugata, tagliata a rondelle. Aggiungere poco più della metà dei fagioli cannellini scolati dal loro liquido e la cipolla tagliata sottilissima, magari con l'apposita mandolina.

● Nel passaverdure passare i rimanenti fagioli e ridurli a purea, che aggiungeremo all'insalata belga e al resto. Condire con pepe, olio extravergine di oliva e aceto di vino bianco. Non salare. Quindi, con un'apposita mandolina affettare la bottarga in lamelle sottilissime, come fosse un tartufo, e mescolarla al resto.

● Un'ultima spolverata di pepe nero appena grattugiato e un po' di prezzemolo tritato completeranno questo gustoso contorno.

La bottarga è una specialità tipicamente sarda, ma ormai è possibile reperirla, di ottima qualità, anche nei supermercati. Si tratta in pratica di uova di pesce (le migliori sono quelle di muggine – detto anche cefalo – o di tonno, ma esiste anche di ricciola o di altri pesci azzurri) lasciate seccare con uno speciale procedimento.

Potere antiossidante:
3201-3401 unità ORAC

Il risultato è una specie di salame arancio-marrone, di media consistenza, ricoperto da una sottilissima pellicola trasparente (che deve essere rimossa al momento di affettarla, proprio come un salume).
La bottarga è di per sé molto salata, ecco perché non conviene salare il resto dell'insalata. Assaggiando gli ingredienti dopo averli ben amalgamati, si deciderà se aggiungere o meno altro sale.
Piatto valido tutto l'anno, si valorizza moltissimo nel periodo in cui sono reperibili freschi i fagioli (cannellini) utilizzati. In questo caso, vanno lessati con uno spicchio d'aglio e una costa di sedano. Il loro profumo sarà speciale.
Una variante di presentazione prevede le foglie di belga intere, come "contenitori" del resto degli ingredienti, servite a raggiera in ciascun piatto.

L'ingrediente da segnalare

LA BOTTARGA DI TONNO

La parola bottarga deriva da un termine arabo *butārikh*, che significa "uova di pesce salate": come già detto, la bottarga è ottenuta proprio dalle uova di muggine o di tonno, compresse e salate.
Nell'antichità essa costituiva per tradizione l'antico pasto dei pescatori nelle loro giornate in mare.
In Italia la bottarga di tonno si prepara in Sicilia, in Sardegna e in Calabria (in questo caso con le uova del tonno rosso mediterraneo), ma le uova utilizzate possono provenire anche da altri Paesi quali Spagna, Portogallo e Turchia. Le uova vengono raccolte, messe sotto sale e quindi pressate per favorire la fuoriuscita dei liquidi. Dopo 24 ore si elimina il sale in eccesso e si mettono le uova ad asciugare al sole. Trascorsi circa 5 giorni, la bottarga è compatta e pronta per essere mangiata, con ancora tutto il suo caratteristico sapore di mare. Altamente calorica, è costituita per la maggior parte da grassi; inoltre, dato che le uova sono conservate sotto sale, anche il contenuto in sodio è alto, ma non bisogna dimenticare che è anche una buona fonte di grassi buoni e proteine di ottima qualità.

Ingredienti	Quantità indiv.	unità ORAC
Fagioli cannellini lessati	75 g	678
Cipolla rossa	50 g	760
Prezzemolo fresco	2 g	1473
Pepe nero	1 g	341
Aceto di vino bianco	4 g	12
Olio extravergine di oliva	1 cucchiaio (10 g)	37

I benefici per la pelle

La bottarga contiene elevate quantità di acidi grassi essenziali e come tutto il pesce contribuisce a mantenere ben equilibrato il rapporto tra Omega 3 e Omega 6. Sappiamo infatti che è proprio questo equilibrio alla base della capacità di mantenere inalterate le capacità protettive delle membrane cellulari, ed è soprattutto la presenza di Omega 3 che contrasta i danní alla nostra pelle.

Poiché, con l'avanzare dell'età, l'enzima (delta-6-desaturasi) responsabile della trasformazione dell'acido linolenico (Omega 3) in composti attivi tende a ridursi, l'assunzione con la dieta di tali acidi grassi diventa indispensabile per rallentare i processi di invecchiamento.

D'altra parte, in alcuni studi recenti, la somministrazione orale di polisaccaridi contenuti nel pesce ha mostrato di migliorare lo spessore del derma, contrastando la formazione delle rughe, la disomogeneità del colorito cutaneo e migliorando la viscoelasticità della pelle.

Molto positive, poi, sono le esperienze dell'utilizzo di tali composti per prevenire, nonché curare, i danni da ultravioletti, che sappiamo avere un ruolo decisivo nel far invecchiare la nostra pelle.

La domanda sorge allora spontanea: se gli acidi grassi sono capaci di difenderci dal sole, sono anche capaci di difenderci dal nostro orologio biologico? Nel dubbio, gustiamo un po' di bottarga!

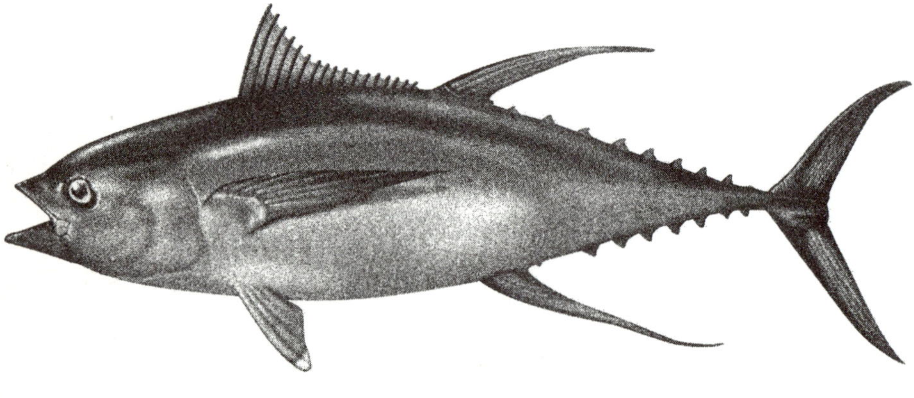

Dai giardini e dagli orti del mare

Ogni tanto mi piace sorprendervi. Come in questo capitolo, dove vi presento le verdure di mare tra i contorni che vi consiglio.

Perché lo faccio? Semplicemente perché penso siano una variante importante da introdurre nella nostra cucina, soprattutto nella prospettiva della salvaguardia della nostra pelle, la "mission" di questo percorso che stiamo facendo insieme.
Apprezzo molto le molteplici qualità delle alghe: perché non approfittare della loro versatilità e duttilità?
In passato mi è capitato di prendere le alghe per bocca come integratori alimentari. Con il tempo, ho imparato a usarle in modo più piacevole: come ingredienti insoliti in cucina, proprio come si fa con le altre verdure di uso comune.
Le alghe commestibili si presentano in tanti tipi diversi. Variano per gusto e per proprietà. Le più usate? Arame, Nori, Kombu e Hiziki. Vediamo di conoscerle un po' più da vicino.
Arame e Nori sono – non a caso – le prime della lista. Innanzitutto sono tenere e dal sapore delicato. Proprio per questo, sono ottime per iniziare (la Nori è l'alga famosa per avvolgere i rotolini maki nella cucina giapponese). La Wakame è particolarmente ricca di calcio. Kombu e Hiziki sono indicate principalmente per condire pasta, riso e altre verdure.
Tutte sono ricche di proteine, di carboidrati con basso indice glicemico, di sali minerali, di acidi grassi polinsaturi (inclusi gli Omega 3, tanto importanti per mantenere l'elasticità della nostra pelle). Inoltre, hanno un'alta concentrazione di vitamine e di fibre.
Cos'altro vogliamo? Trovarle nei negozi di alimentari è sempre più facile. Non resta che imparare ad utilizzarle.
Considerate che si trovano quasi sempre essiccate, quindi vanno lavate e ammorbidite nell'acqua tiepida prima di consumarle.
Otterrete due splendidi risultati: piatti dal gusto nuovo e una pelle sempre più luminosa.

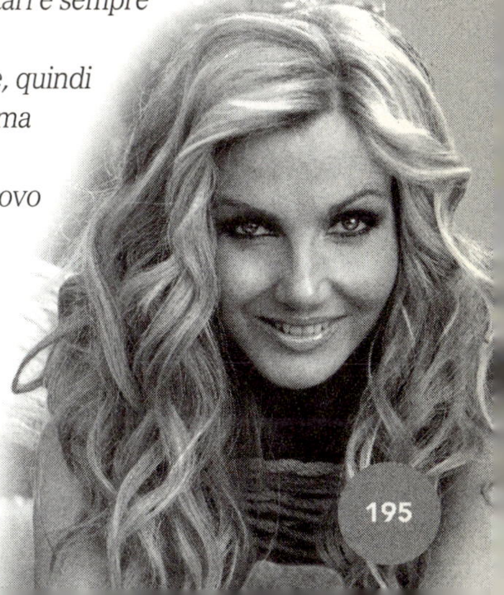

INSALATINA VERDE
CON PINOLI, GRANELLA DI MANDORLE, PISTACCHI E NOCCIOLE, SEMI DI GIRASOLE, MELAGRANA E SESAMO TOSTATO

TEMPO DI PREPARAZIONE: 15 MINUTI
GRADO DI DIFFICOLTÀ:
INGREDIENTI PER 4 PERSONE

400 g tra insalatine da taglio
(lattughino, rucola, songino, altro a piacere)
• 100 g di granella mista di mandorle, pistacchi, nocciole e pinoli
• 30 g di semi di girasole sgusciati • 30 g di sesamo bianco
• i chicchi di una melagrana matura • olio extravergine di oliva
• aceto di vino rosso di ottima qualità • sale • pepe

• Lavare e asciugare benissimo le insalatine. Tenerle sparse su un canovaccio pulito fino a poco prima di condirle, di modo che l'umido residuo scompaia del tutto e le foglie rimangano belle sode e croccanti. Infatti il segreto della riuscita di questo piatto sta nel condire le foglie solo immediatamente prima di servirle: in questo modo si eviterà che si presentino "ammosciate" e troppo intrise di condimento.
• In un piatto da portata largo e con bordi medio-alti, condire le insalatine e i semi con olio extravergine di oliva, sale, pepe e aceto di vino rosso.
• In una padella antiaderente unta di olio extravergine di oliva, far rosolare a fuoco vivace i semi si sesamo fino a dorarli. Attenzione a non farli bruciare. Per questa operazione basteranno pochissimi minuti.
• Aggiungere all'insalata il sesamo tostato e mescolarlo al resto. Servire immediatamente.

L'aceto di vino rosso ha un sapore leggermente più forte di quello bianco, ma se il vino da cui ha origine (Pinot, Brunello, Merlot) è un buon vino, l'aroma che conferirà all'insalata sarà davvero speciale.

Potere antiossidante:
3086-3286 unità ORAC

L'ingrediente da segnalare
I PINOLI

Sono i semi, racchiusi in gusci legnosi, di alcune specie di pini che, una volta raggiunta la maturazione, fuoriescono dalla pigna.
Il pinolo si trova menzionato già nella Bibbia ed era noto anche ai Romani; la sua raccolta è ancora oggi laboriosa e perciò anche costosa.

I benefici per la pelle

Sono ricchi per la maggior parte di acidi grassi insaturi, ma rappresentano anche una buona fonte di proteine vegetali, fibre, ferro, magnesio, fosforo, manganese, potassio, zinco e rame.
Tra le vitamine prevalgono i tocoferoli (vitamina E), che donano al pinolo preziose proprietà antiossidanti.
La vitamina E e il suo derivato attivo, l'alfatocoferolo, è per la pelle un vero toccasana. Sono molti anni che tale vitamina viene veicolata in creme, mousse, liposomi, perché le si attribuiscono proprietà ricostituenti il film idrolipidico. Tra i suoi effetti vi è sicuramente la capacità di proteggere la membrana cellulare dall'enzima fosfolipasi A (che può alterare la membrana e quindi l'integrità della cellula) o ancora la possibilità di assorbire una quota di luce, agendo da antiossidante liposolubile che lega una buona quota di radicali liberi.

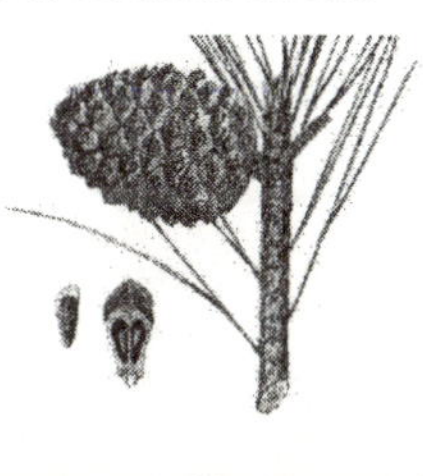

UN PIZZICO DI
MELAGRANA

La pianta di melograno, *Punica Granatum*, è originaria del Medio Oriente; deve il nome *Granatum* alla sua peculiare ricchezza di "grani" all'interno del frutto. Apprezzato fin dall'antichità, è un frutto tipico dei Paesi con inverni rigidi e estati calde.
È una buona fonte di potassio e di acidi organici, tra cui spicca l'acido citrico che gli conferisce il caratteristico sapore acidulo.

I benefici per la pelle

La principale caratteristica della melagrana è la sua ricchezza in polifenoli, acido ellagico e altri bioflavonoidi che la rendono un potente antiossidante.
L'acido ellagico sembra essere l'arma segreta di questo frutto, che riesce a rallentare il degrado del collagene nonché gli eventi proinfiammatori causati dall'ultravioletto, tenendo le rughe a debita distanza.

Ingredienti	Quantità indiv.	unità ORAC
Lattughino	100 g	420
Mandorle	8 g	356
Pistacchi	8 g	614
Nocciole	8 g	771
Melagrana	20 g	894
Olio extravergine di oliva	1 cucchiaio (10 g)	37
Aceto di vino rosso	4 g	36
Pinoli	8 g	58

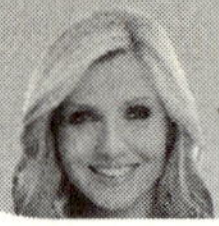

Che belli che erano i picnic

Non so se era più bello il prima, quando contavamo i giorni che ci separavano dal picnic successivo.

Quando sceglievamo cosa portarci questa volta e guardavamo compiaciuti la mamma preparare i cibi irrinunciabili, quelli senza i quali non sarebbe mai stato un vero picnic.
Non so se era più bello l'avvicinarsi alla meta – un posto fresco, tranquillo, dove ci fosse tanto spazio per correre, nascondersi, respirare a polmoni aperti – e intanto immaginare che cosa avevano preparato le altre famiglie che avevano scelto di fare il picnic con noi. (Le nostre specialità le conoscevamo, ma quelle delle zie, per esempio, erano una piccola sorpresa destinata a svelarsi con molta delicatezza).

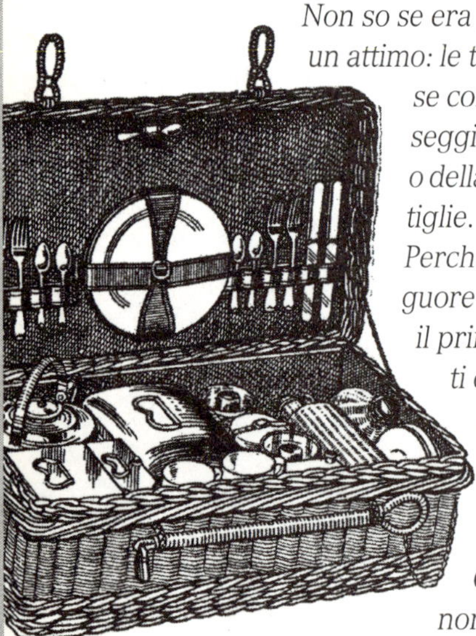

Non so se era più bello il durante, che però si esauriva in un attimo: le tovaglie che si stendevano sul prato, le borse con il ghiaccio, gli adulti che piazzavano i loro seggiolini pieghevoli, la ricerca del corso d'acqua o della zona d'ombra dove lasciare al fresco le bottiglie. Per pochi secondi, peraltro.
Perché l'aria leggera metteva subito un certo languore e c'era sempre qualcuno pronto a scartare il primo panino o aprire i contenitori trasparenti che conservavano le specialità del giorno.
Per noi bambini il pasto del picnic era breve come il volo di una bolla di sapone. Si consumava in un attimo: un panino o una porzione di timballo e via, a giocare insieme.
Quello che rendeva magici i nostri picnic non era il cibo. Non solo quello.
Era il senso di libertà che derivava dal prendere le cose con le mani, in un ordine e luogo insoliti e diversi. La semplicità che forse non tornerà più. I miei cibi preferiti erano le frittate di tutti i tipi: prosciutto cotto, formaggio, mozzarella. Ma soprattutto le polpette tiepide di zia Assunta. Le faceva talmente morbide...

Ogni tanto noi bambini ritornavamo al centro dell'accampamento (si fa per dire). Gli adulti avevano rallentato il ritmo delle consumazioni e noi ci prendevamo ancora qualcosa, mentre loro ci guardavamo distratti, coinvolti dai discorsi che scaturivano naturalmente, almeno fino a quando non arrivava dalla radio la colonna sonora di Tutto il calcio minuto per minuto *a distrarre gli uomini.*
Oggi picnic come quelli raccontati da Luciano Emmer nel suo bellissimo Domenica d'agosto *non sono più pensabili. Forse solo le vacanze al mare riportano un po' a quei tempi, almeno per l'informalità del pasto. Per il non mettersi a tavola in modo ufficiale.*
Ma il vero picnic era un'altra cosa. Che provo a riprodurre, riuscendoci in parte, nel giardino di casa, con i miei figli.
Sono momenti felici, liberi, semplici.
Sapete cosa manca?
Il tempo di preparazione.
Il prima, che forse era la vera essenza dei picnic della nostra infanzia.

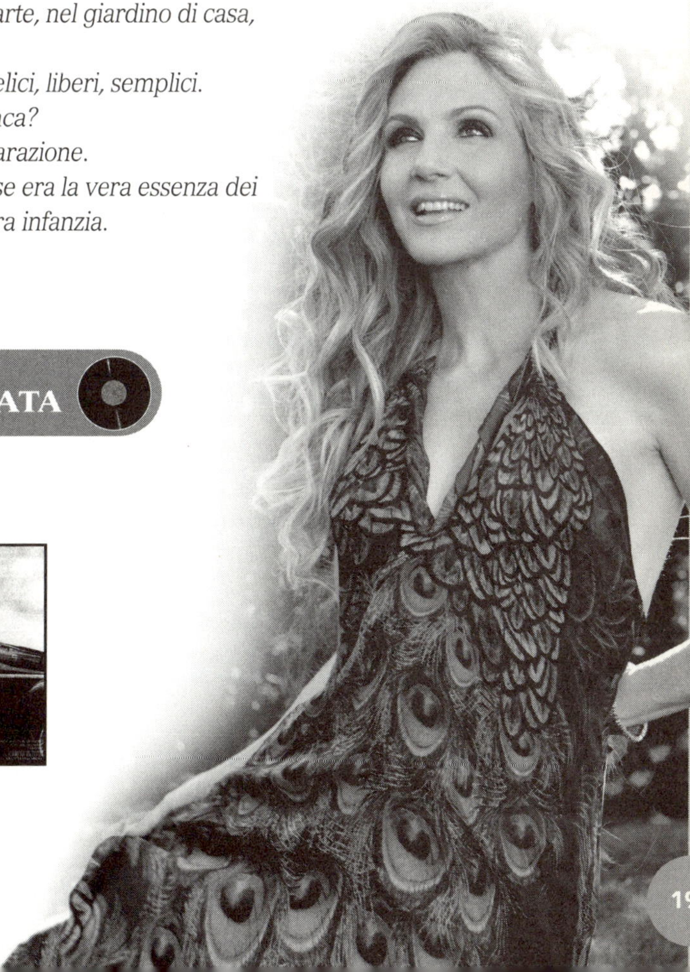

MUSICA CONSIGLIATA

Azzurro
A. Celentano

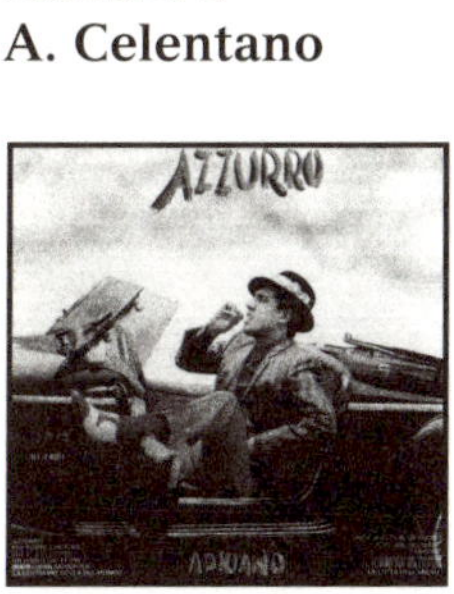

PEPERONI GRATINATI

CON CAPPERI E OLIVE NERE

TEMPO DI PREPARAZIONE: 15 MINUTI - TEMPO DI COTTURA: 1 ORA E 15 MINUTI
GRADO DI DIFFICOLTÀ: • INGREDIENTI PER 4 PERSONE

6 peperoni (3 gialli e 3 rossi) • 3 spicchi di aglio
• una manciata di capperi sotto sale
• 200 g di olive nere (varietà Taggiasca)
• una spolverata di origano secco • un ciuffo di prezzemolo
• pangrattato per impanare • olio extravergine di oliva • sale • pepe

- Lavare e asciugare bene i peperoni e metterli ad arrostire per circa un'ora in un tegame antiaderente nel forno precedentemente riscaldato a 200 °C. Rigirarli un paio di volte durante la cottura, in modo che si cuociano uniformemente. Una volta cotti e raffreddati, spellarli e ridurli a listarelle larghe un paio di dita.
- Accendere il grill superiore del forno al massimo della temperatura. Ungere un tegame e aggiungere le listarelle di peperoni belle in ordine, cioè senza sovrapporle. Se avanzano, disporle in un altro tegame, sempre allo stesso modo.
- Dissalare bene i capperi e mescolarli al pangrattato e al prezzemolo. Condire la panatura con olio extravergine di oliva, sale (poco! Ricordate che ci sono i capperi), pepe e origano, quindi spargerla sui peperoni in modo da coprirli senza nasconderli. Aggiungere le olive e un altro filo d'olio extravergine di oliva.
- Infornare al centro del forno e gratinare per 10 minuti, controllando che non si bruci nulla.
- Sfornare e servire. Ma il piatto è gustoso anche freddo e il giorno dopo.

Le olive Taggiasche, così chiamate perché coltivate a Taggia, in Liguria, oltre a essere rinomate per l'olio che da loro si produce (uno dei migliori d'Italia), sono le migliori nei piatti a freddo o "ripassati": infatti, anche se di piccole dimensioni, sono particolarmente saporite.

Potere antiossidante:
5890-6090 unità ORAC

L'ingrediente da segnalare

LE OLIVE

L'albero di ulivo ha un'origine antica e così il suo frutto, le olive, di cui sono note le innumerevoli proprietà benefiche per la salute. In virtù del caratteristico aroma, le olive vengono tuttavia consumate preferibilmente in salamoia come aperitivo, ma anche per insaporire diverse pietanze.

Le olive verdi sono state raccolte prima che cambino colore (diventando nere), non appena hanno raggiunto le dimensioni standard.

Le olive nere sono lasciate essiccare al sole oppure cotte al forno.

L'oliva è ricca di grassi vegetali; il loro tenore varia in base al periodo dell'anno e alla varietà. L'oliva nera ha più grassi e quindi più calorie della verde.

I benefici per la pelle

Le olive sono ricche in polifenoli, ad azione antiossidante – responsabili tra l'altro del caratteristico sapore oltre che del colore – grazie ai quali possono contribuire a contrastare i segni dell'età.

L'oliva nera è inoltre una buona fonte di ferro; l'equilibrio cutaneo cellulare è garanzia di giovinezza, e lo ione ferro gioca un ruolo determinante in tale processo. Di qui un altro punto a favore di una ricetta che contenga le olive tra gli ingredienti.

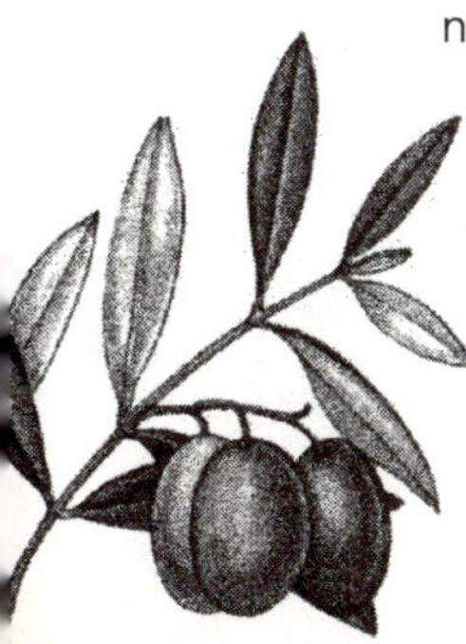

UN PIZZICO DI

CAPPERI

I capperi sono piccoli frutti ricchi di aromi, che vengono conservati sotto sale oppure sotto aceto. Impiegati a piccole dosi, conferiscono alle pietanze un sapore forte e deciso.

L'isola di Pantelleria è famosa in tutto il mondo per i suoi capperi.

I benefici per la pelle

Anche se, per le quantità utilizzate come ingredienti, il loro valore nutrizionale è pressoché irrilevante, i capperi sono una fonte discreta di proteine, vitamine A, E, C e K, riboflavina, folati, niacina, calcio, magnesio e rame.

Il *pool* di vitamine presente in un pugno di capperi, nonché l'alto contenuto in quercetina, possono diventare un'arma importante contro l'invecchiamento cutaneo.

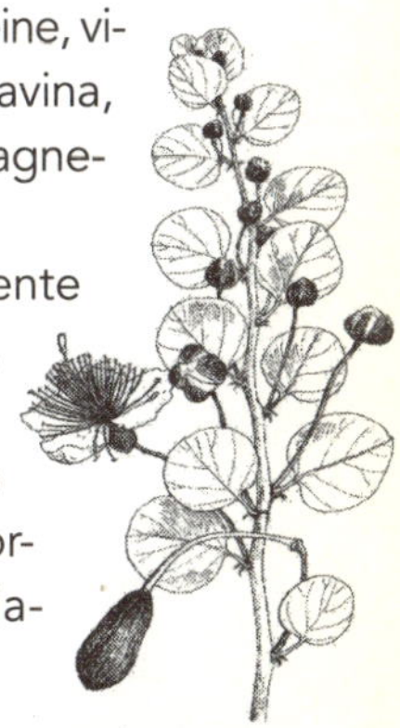

Ingredienti	Quantità indiv.	unità ORAC
Peperoni gialli	150 g	1040
Peperoni rossi	150 g	1232
Aglio	3 g	171
Olio extravergine di oliva	1 cucchiaio (10 g)	37
Origano essiccato	1 g	1753
Prezzemolo	2 g	1473
Pangrattato	20 g	284

PINZIMONIO

CON SALSA DI YOGURT, LIME, ZENZERO, CORIANDOLO FRESCO, AVOCADO, POMODORINI E PEPERONCINO FRESCO

TEMPO DI PREPARAZIONE: 20 MINUTI
GRADO DI DIFFICOLTÀ:
INGREDIENTI PER 4 PERSONE

verdure crude per pinzimonio
(carote, sedano, ravanelli, cipollotti, cetrioli, altro a piacere)
• 8 pomodorini varietà Pachino
• 1 avocado maturo
• 1 vasetto di yogurt bianco magro da 125 g
• il succo di ½ lime
• un pezzetto di zenzero fresco • un ciuffo di coriandolo fresco
• 1 peperoncino fresco
• olio extravergine di oliva
• aceto di vino bianco
• qualche goccia di Tabasco
• sale • pepe

● Sbucciare l'avocado e metterlo nel frullatore con i pomodorini, lo yogurt, il coriandolo sbriciolato (gambi inclusi, che sono i più profumati), un po' del peperoncino fresco (a seconda di quanto è gradito il gusto piccante), il succo del lime, l'olio extravergine di oliva, una spruzzatina di aceto di vino bianco, qualche goccia di Tabasco, sale e pepe.
● Frullare tutti gli ingredienti per pochissimo tempo, quanto basta per ottenere una crema di media consistenza; se fosse troppo "lenta", aggiungere ancora un po' di yogurt a legare.
● Grattugiare lo zenzero fresco e amalgamarlo alla salsina.

Potere antiossidante:
5164-5364 unità ORAC

Questo pinzimonio conferisce alle verdure un sapore a metà tra l'orientale e il sudamericano. Un vera e propria fusion *alimentare!*
Infatti il pomodoro e l'avocado, frullati con il coriandolo e il Tabasco, danno vita a una particolare salsa messicana: il guacamole.
Lo yogurt magro, usato al posto della maionese, alleggerisce i sapori rendendo la salsina più delicata.
La grattugiatina di zenzero fresco dona invece un tocco orientale al sapore, senza intaccarne la freschezza.
Mantenere integri e in equilibrio i sapori di ogni ingrediente o spezia, in modo da poterli assaporare e riconoscere tutti: questo è il segreto per la riuscita di questo contorno.

L'ingrediente da segnalare

LO YOGURT

Attualmente il consumo di yogurt è enorme, in virtù tanto delle numerose proprietà salutistiche ad esso attribuite quanto della disponibilità in commercio di numerosissime varietà e gusti. Ma spesso le informazioni dei mass media sono falsate e non sempre veritiere.
Che cos'è lo yogurt? È un derivato del latte (intero, parzialmente o totalmente scremato, vaccino, di pecora, di capra di bufala o anche di soia), ottenuto dalla sua fermentazione, ad alte temperature, a opera di alcuni ceppi di batteri lattici. L'importanza dello yogurt nell'alimentazione va attribuita proprio alla presenza di tali microrganismi vivi e vitali, che svolgono un ruolo benefico nell'equilibrio della flora batterica intestinale.
Diversa cosa sono invece le bevande, i gelati e lo yogurt liquido, che altro non sono che latti acidificati con l'aggiunta di sciroppo di frutta, nei quali i trattamenti ad alte temperature cui vengono sottoposti bloccano, perché li distruggono, i microrganismi e quindi non permettono la fermentazione del latte, facendogli così perdere le sue proprietà.
Gli zuccheri della frutta poi, presenti in alcune versioni di yogurt, inibiscono l'attività dei batteri, rendendone inutile il consumo a fini "salutistici". Decisamente meglio tagliare della frutta in uno yogurt bianco!
A seconda del latte di partenza, varia anche il contenuto di grassi dello yogurt, che si trova infatti disponibile in commercio nelle versioni "intero" e "magro". In entrambi i casi, tuttavia, l'apporto di grassi è estremamente limitato: intorno ai 3,5 g/100 g per lo yogurt intero e scende fino a 0,5 g di grassi per 100 g per quello scremato.
Il contenuto di colesterolo, a dispetto di quanto normalmente si ritiene, è estremamente ridotto: varia da 3 a 7 mg/100 g a seconda della quantità di grassi presenti.

Come il latte, lo yogurt contiene preziose proteine ad alto valore biologico e rappresenta un'ottima fonte di calcio altamente disponibile per l'assorbimento. Apporta inoltre discrete quantità di fosforo, potassio e vitamina A e sembra esplicare una forte azione preventiva sul rischio di tumori all'intestino.

I benefici per la pelle

Studi controllati hanno dimostrato che l'assunzione di lattobacilli e probiotici, tipicamente contenuti nello yogurt, aumentano la resistenza della cute ai danni endogeni (ossia interni all'organismo) ed esogeni (esterni all'organismo) e favoriscono il ripristino della barriera cutanea alterata dai processi di invecchiamento.

Uno studio del 2009 sui danni causati dall'esposizione solare ha dimostrato infatti che tali nutrienti possono contribuire a ridurre le alterazioni della pelle indotte dall'ultravioletto sul sistema immunitario cutaneo.

Sappiamo che i dendrociti cutanei (ovvero le cellule intorno ai vasi cutanei) aumentano con l'invecchiamento della pelle e sono coinvolti anche nella formazione di quelle antiestetiche macchie scure comunemente chiamate "macchie dell'età", per cui l'introduzione dei lattobacilli, contribuendo al rafforzamento dell'equilibrio (omeostasi) cutaneo, può combattere e ridurre tali meccanismi e allontanare lo spettro di elastosi (perdita di tono) e macchie scure.

Cleopatra, probabilmente, forse già lo sapeva e non a caso, per preservare la sua bellezza, si immergeva nel latte fermentato.

Ingredienti	Quantità indiv.	unità ORAC
Carote	100 g	696
Sedano	50 g	275
Ravanelli	40 g	700
Avocado	100 g	1922
Cetriolo	100 g	140
Pomodori	40 g	155
Cipollotti	30 g	276
Peperoncino	1 g	197
Olio extravergine di oliva	1 cucchiaio (10 g)	37
Succo di lime	2 g	10
Zenzero fresco	5 g	742
Coriandolo fresco	2 g	102
Aceto di vino bianco	4 g	12

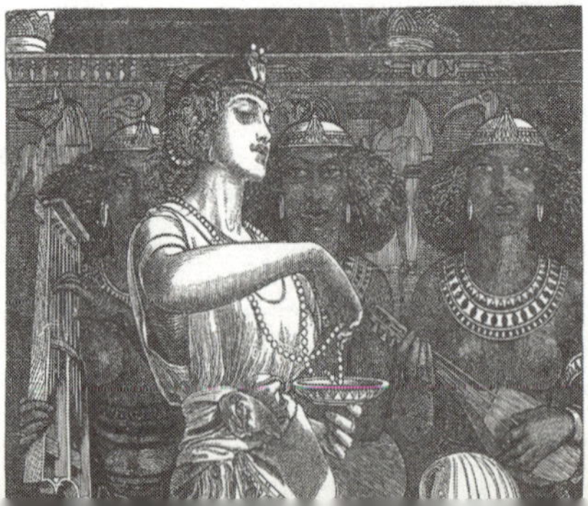

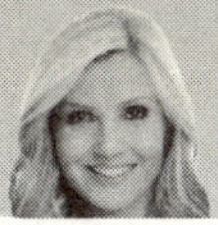

I tesori dello zenzero

Lo hanno già affermato le mie compagne di questa bella avventura editoriale: lo zenzero vale un tesoro. È analgesico, stimolante ed agisce direttamente sul sistema nervoso centrale.

Le sue radici sono un capolavoro della natura. Ogni volta che ne compro una mi faccio rapire dalla complessità della struttura e dei disegni, e scelgo sempre quella più particolare. La più rugosa e strana. Ma soprattutto, le sue radici contengono sostanze che favoriscono la digestione e stimolano l'organismo, tra l'altro con proprietà anti-invecchiamento.

Ho avuto modo di conoscere lo zenzero grazie alla cucina giapponese, dove tradizionalmente viene portato in tavola prima dell'inizio del pranzo.

Prima ancora di prendere le ordinazioni.

Marco Columbro (amico carissimo con il quale ho trascorso tante piacevolissime serate a tavola e non solo sul palcoscenico) mi ha insegnato a mangiarlo a digiuno, per il suo alto potere disinfettante.

È sempre difficile definire a parole un sapore. Direi che lo zenzero ha un sapore "frizzante". Ma forse uso questo aggettivo condizionata dal fatto che non appena inizio a mangiarlo mi sento pervasa da una nuova energia.

Con il tempo ho scoperto che lo zenzero può impreziosire molti piatti, ma è anche un'ottima base per preziosi decotti.

Basta tagliare un pezzetto della radice, privarlo della buccia e ridurlo a piccoli pezzetti. Dopo aver fatto bollire una tazza abbondante di acqua, aggiungere il trito ottenuto dalla radice sminuzzata e far riposare per cinque minuti la tisana così ottenuta. Filtrato il liquido, aggiungete zucchero o miele a piacere (personalmente non aggiungo nulla) e gustare…

Magari davanti a una bellissima commedia sofisticata americana tipo Harry ti presento Sally o L'amore non va in vacanza.

Avete preso il raffreddore, vi sentite la bronchite in agguato, avete qualche grado in più della vostra abituale temperatura?

Siete depressi dopo una giornata di fatiche?

O la vita quotidiana vi ha riservato qualche arrabbiatura in più? La tisana allo zenzero è sempre la risposta giusta.

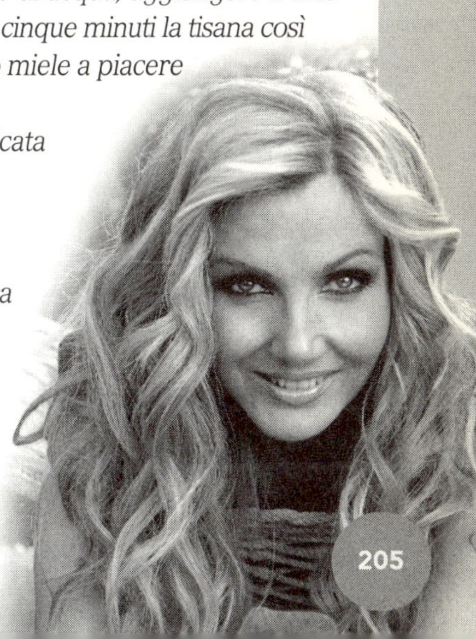

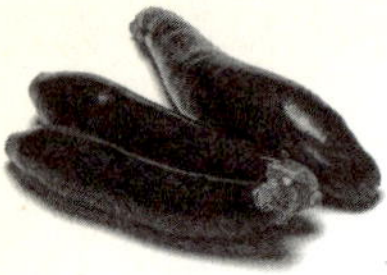

POLPETTINE DI MELANZANE

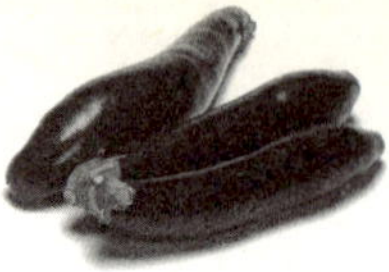

TEMPO DI PREPARAZIONE: 20 MINUTI - TEMPO DI COTTURA: 1 ORA

GRADO DI DIFFICOLTÀ:

INGREDIENTI PER 4 PERSONE

3 melanzane nere belle sode
• 400 g di pomodorini maturi (variante Pachino o Piccadilly)
• 30 g di pecorino romano grattugiato
• 30 g di Parmigiano Reggiano grattugiato
• 2 spicchi di aglio • 1 cucchiaio di concentrato di pomodoro
• 1 uovo • mollica di pane raffermo
• pangrattato • qualche ciuffo di prezzemolo
• un mazzolino di basilico fresco per guarnire
• olio extravergine di oliva
• sale • pepe

• Sbucciare le melanzane lavate e ben asciugate, tagliarle a pezzettoni grossolani e metterle in acqua bollente per 10 minuti circa. Scolarle e strizzarle ben bene, in modo da eliminare tutta l'acqua residua. Lasciarle un po' raffreddare.

• Lavorandole con la forchetta, ridurre in crema la polpa delle melanzane e unirvi quindi l'uovo sbattuto, il pane raffermo ammollato in acqua calda e ben strizzato, il pecorino e il Parmigiano grattugiati, uno spicchio di aglio e il prezzemolo tritati. Salare e pepare. Lavorare il composto con le mani e formare delle polpettine grandi più o meno come una noce. Se la consistenza dovesse risultare troppo molle, aggiungere pangrattato fino a ottimizzarla per rendere possibile la formazione delle polpettine (che comunque non saranno mai belle composte e dure come quelle di carne).

• Adagiarle in un piatto senza sovrapporle, dopo averle ripassate nel pangrattato.

Potere antiossidante: 4598-4798 unità ORAC

- In un tegame a fondo largo, far rosolare l'altro spicchio d'aglio e versarvi i pomodorini tagliati in quattro e il concentrato di pomodoro. Salare e far ritirare l'eccesso d'acqua del pomodoro.
- Adagiarvi delicatamente le polpettine di melanzane e farle cuocere per 15 minuti circa a fuoco dolce e tegame coperto, facendo attenzione a non far attaccare il fondo di cottura e rigirandole muovendo solo il manico del tegame, cioè senza utilizzare posate. Questo per evitare che tale manovra, se fatta con un cucchiaio o un'altra posata, le possa rompere. Una volta cotte però, le polpettine di melanzane saranno belle compatte e composte.
- Guarnire il piatto con foglioline intere di basilico.

L'ingrediente da segnalare

IL PARMIGIANO REGGIANO

Formaggio a pasta dura, prodotto a denominazione di origine protetta (DOP), esclusivamente nelle province di Parma, Reggio Emilia e Modena; sono circa 4000 gli allevamenti esistenti in queste aree, che garantiscono il fabbisogno mondiale. Furono i monaci benedettini a iniziare su ampia scala la produzione di questo formaggio, che prese piede in tutta l'area emiliana con grande rapidità, ma già in epoca romana Columella e Marziale ne decantavano le pregiate qualità nutrizionali. Per ogni forma servono 600 litri di latte, eppure il Parmigiano è particolarmente indicato per chi è intollerante al lattosio, perché la sua lavorazione ne prevede la fermentazione grazie ai batteri lattici in 6-8 ore. Contiene solo il 30% di acqua e ben il 70% di sostanze: nutritive, proteine e vitamine.

La preparazione del Parmigiano ha grande fascino: il latte viene lasciato riposare per una notte intera in vasche ampie, basse e larghe; la parte grassa, che affiora in superficie al mattino, sarà tolta – e utilizzata per la produzione di burro – e rimpiazzata da nuovo latte appena munto.

Ingredienti	Quantità indiv.	unità ORAC
Melanzane	200 g	1864
Pane raffermo	20 g	420
Pangrattato	20 g	286
Pomodorini	100 g	387
Aglio	2 g	114
Basilico	2 g	96
Concentrato di pomodoro	3 g	21
Prezzemolo	2 g	1473
Olio extravergine di oliva	1 cucchiaio (10 g)	37

Il latte viene poi versato in caldaie di rame a forma di campana rovesciata, con l'aggiunta di caglio e "siero innesto" – una sorta di coltura batterica "madre" – ricco di fermenti lattici naturali, e viene infine portato lentamente a 55 °C: il processo produttivo si completa con la formazione di una grossa palla di "cagliata". Il formaggio viene poi messo a riposare per tre giorni in appositi stampi, al termine dei quali viene salato e sottoposto a un lungo processo (minimo due anni) di stagionatura, secondo una precisa procedura che ne garantisce tanto il sapore quanto le qualità nutrizionali.

Il Parmigiano Reggiano è un prodotto ricco di amminoacidi essenziali, rappresenta uno dei primi alimenti introdotti nello svezzamento perché facilmente è assimilabile, nonché per l'elevato valore nutrizionale dei suoi componenti. La presenza di enzimi che modificano la caseina lo rendono facilmente digeribile.

È uno dei prodotti che, con la pizza e la mozzarella, identificano il gusto italiano nel mondo, e le sue proprietà benefiche sono soprattutto dovute al mantenimento della microflora intestinale che salvaguardia il nostro apparato digerente dai processi infiammatori.

I benefici per la pelle

L'alto contenuto in amminoacidi essenziali lo rende un alimento fondamentale per l'architettura del nostro organismo ma anche della nostra cute, per la capacità di rendere più forte e resistente il sistema di immunocompetenza cutanea.

Da sempre si dibatte sul ruolo che la dieta ipo- o iperproteica può avere sulla cute, e studi recenti hanno evidenziato come il processo di guarigione delle ferite possa essere fortemente influenzato dal contenuto proteico della dieta: una dieta ipoproteica dà tempi di cicatrizzazione più lunghi rispetto a una dieta con una quantità equilibrata di proteine.

Ma questo cosa c'entra con le rughe? È facile legare i due concetti: sappiamo che alla base della cicatrizzazione vi è la formazione di collagene e il suo rimodellamento; la comparsa delle rughe è direttamente collegata alla degradazione del collagene e al sovvertimento, legato all'invecchiamento, della sua architettura fisiologica.

Assicurare con piccole quantità di un alimento, come il Parmigiano, un'elevata quantità di proteine, significa contrastare la degradazione di collagene e quindi il tanto temuto invecchiamento.

Hai mai provato con il gomasio?

Ho rimandato per qualche pagina il promesso capitolo sull'uso del sale. C'è un motivo: intuisco che sarà una lettura vagamente impopolare.

Ma se vogliamo davvero combattere insieme l'invecchiamento della pelle, dobbiamo avere il coraggio di fare qualche piccolo sacrificio. La rinuncia parziale al sale è uno di questi. Una dieta, per essere efficace, deve essere ipocalorica e iposodica. Il che non significa che dovete eliminare il sale dalla vostra tavola, ma semplicemente limitarlo.

Il sale è presente in ogni alimento confezionato, negli insaccati, in tanti prodotti della gastronomia. Spesso ne facciamo un uso eccessivo anche a tavola perché il cibo ci pare un poco insipido. In realtà ogni alimento è già naturalmente gustoso e non c'è bisogno di arricchirlo ulteriormente.

L'abuso di sale comporta una forte ritenzione dei liquidi, quindi gonfiori localizzati sul viso e sul corpo, in particolare nelle zone più adipose (braccia, fianchi, cosce).

Se state pensando che sono troppo radicale, ecco la mia proposta costruttiva (e per niente punitiva!): il gomasio al posto del sale.

Gomasio. Lo ammetto: la parola non è molto musicale. E anche poco facile da ricordare… Ma vi assicuro che il gusto merita. E la salute ci guadagna.

Il gomasio ha un'origine giapponese. Etimologicamente, "goma" significa sesamo, "shio" significa sale. Quindi il gomasio non è altro che un mix riuscito di semi di sesamo triturati e sale integrale, entrambi tostati.

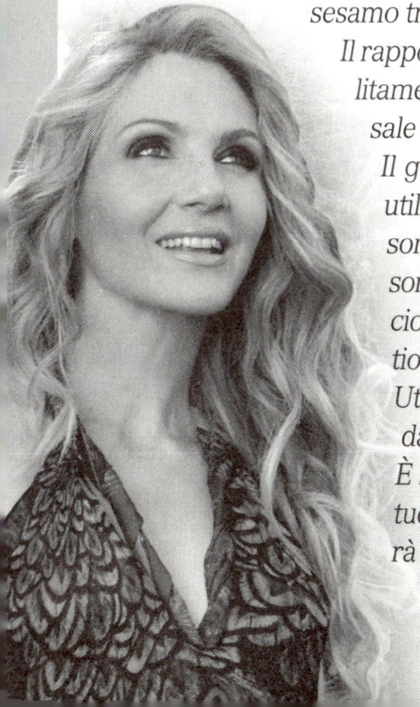

Il rapporto sesamo/sale può variare a seconda dei gusti: solitamente sono più numerose le parti di sesamo rispetto al sale integrale.

Il gomasio può sostituire totalmente il sale: può essere utilizzato per condire carni, pesci, verdure, sughi. Insomma, sta bene con ogni tipo di pietanza. Nel sesamo sono molte le proprietà nutritive: proteine, vitamine, calcio, fosforo, grassi insaturi. Inoltre sono presenti tre antiossidanti naturali: sesamina, sesamolina e sesamolo. Utilizzando il gomasio riuscirete a "disintossicarvi" da un consumo smisurato di sale.

È solo questione di tempo, come per ogni cattiva abitudine. Vedrete che prima o poi il sale non vi mancherà più…

SPINACI RIPASSATI
CON PINOLI E MANDORLE

TEMPO DI PREPARAZIONE: 15 MINUTI - TEMPO DI COTTURA: 5 MINUTI

GRADO DI DIFFICOLTÀ:

INGREDIENTI PER 4 PERSONE

1 kg di spinaci puliti
• 40 g di mandorle pelate non salate
• 30 g di pinoli
• 1 spicchio di aglio
• 1 goccia di miele
• aceto balsamico
• pepe bianco
• olio extravergine di oliva • sale

• Stufare in poca acqua gli spinaci ben puliti (buona abitudine è tenerli a bagno per qualche minuto con un cucchiaino di bicarbonato di sodio: tutta la terra e le scorie andranno via). Il tempo di cottura sarà brevissimo: gli spinaci cuociono rapidamente.

• Far rosolare lo spicchio d'aglio in olio extravergine di oliva e toglierlo non appena è imbiondito, quindi aggiungere gli spinaci. Salare e far insaporire la verdura rimestando continuamente. Per evitare che gli spinaci si ammassino, prima di ripassarli si possono tagliare con le forbici, in modo da favorire la separazione delle foglie (ricordate che questo utile accorgimento si può seguire con tutte le verdure a foglia, una volta lessate).

• In un tegamino a parte, unto con olio extravergine di oliva, far tostare i pinoli e le mandorle per pochissimi minuti a fuoco vivace. Spegnere il fuoco e aggiungere una goccia di miele (solo una goccia!) e qualche goccia di aceto balsamico. Mescolare bene.

• Una volta che la cottura della verdura è ultimata, aggiungere i pinoli e le mandorle tostati e aromatizzati, mescolando bene il tutto.

• Rifinire con un ultimo filo di olio extravergine di oliva a crudo e una spolverata di pepe bianco, meno piccante e più profumato di quello nero.

Potere antiossidante:
4749-4949 unità ORAC

L'ingrediente da segnalare
LE MANDORLE

Le mandorle, di origine incerta, hanno trovato il loro habitat ideale in California e ne esistono di due tipi, dolci e amare. Appartengono alla categoria della frutta secca, nel senso di una categoria nutrizionale che, per l'elevata quantità di acidi grassi essenziali, può essere di grande ausilio per la nostra salute. Recentissimi studi hanno rivalutato moltissimo il ruolo di questi alimenti nella prevenzione delle malattie cardiovascolari per le loro proprietà "anti-colesterolo", consigliando il consumo di un pugno (circa 60 g) di frutta secca al giorno proprio per tenere sotto controllo i livelli di colesterolo nel sangue.

Nocciole, noci o mandorle, non fa differenza: la frutta secca, spiegano i ricercatori, è ricca di proteine vegetali, grassi insaturi, fibra alimentare, minerali, vitamine e altri composti come i fitosteroli – molecole presenti nelle piante capaci di abbassare i livelli di colesterolo nel sangue – e gli antiossidanti. Rappresentano una buona fonte di proteine, sali minerali e vitamine sia liposolubili quali la vitamina E, che idrosolubili quali le vitamine del gruppo B e in particolar modo la B2 o riboflavina.

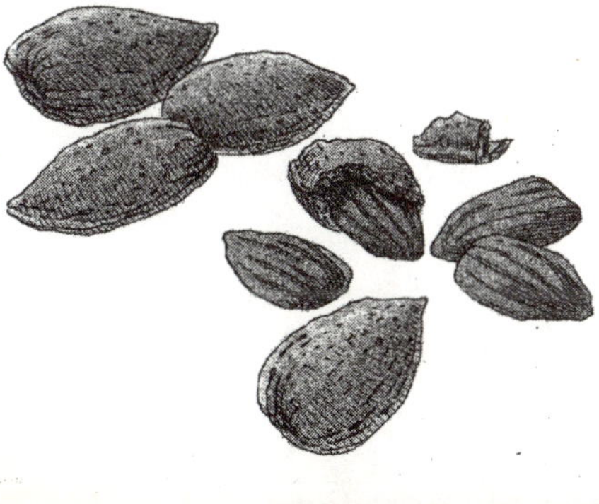

I benefici per la pelle

L'associazione comune tra le mandorle e la bellezza è principalmente legata al fatto che il latte di mandorla viene utilizzato spesso nei prodotti cosmetici.

Ma c'è qualcosa di più.

L'alto contenuto proteico e di sali minerali come potassio, fosforo, ferro, calcio, rame, zinco e magnesio assicura tutti i nutrienti di cui la nostra pelle ha bisogno per rimanere luminosa e viva nel tempo.

La presenza di acidi grassi garantisce il ripristino del film idrolipidico cutaneo tanto importante per mascherare i nostri anni.

La cute può risultare molto più idratata e compatta se il fabbisogno degli Omega 3 è assicurato, e un menu che contempli frutta secca come le mandorle ne è una garanzia!

Ingredienti	Quantità indiv.	unità ORAC
Spinaci	250 g	3782
Aglio	2 g	114
Pinoli	8 g	58
Mandorle	10 g	445
Pepe bianco	1 g	407
Aceto balsamico	1 g	6
Olio extravergine di oliva	1 cucchiaio (10 g)	37

I brunch a casa Cuccarini

Finora in questi spazi ho raccontato episodi del mio passato lontano. Ho ricordato l'infanzia, l'adolescenza. Confesso che è stato anche terapeutico.

Spesso corriamo così in fretta che non abbiamo il tempo di riflettere su chi siamo e da dove veniamo. Per me è stato un viaggio bellissimo. Spero lo sia stato anche per voi. Vorrei continuare con un qualcosa di molto più recente, che riguarda una passione che unisce tutta la mia famiglia.
Prima, però, consentitemi una premessa. È un'esperienza di ieri che fa da radice emotiva al racconto di oggi. Io amo New York.
Se dovessi scegliere una città diversa da Roma, in cui vivere, vorrei abitare nella Grande Mela. Sicuramente la città meno americana di tutti gli Stati Uniti.
Mi piace respirare a pieni polmoni la sua cultura multietnica. Amo il caffè dello Starbucks. Amo perdermi nel Guggenheim. Amo i tombini che sparano vapore. Amo gli artisti di strada a ogni angolo. Amo i "pisellini" luminosi su tutti gli alberi anche quando non è festa.
New York è una città da "camminare". Non prendo mai in considerazione l'idea di girare in taxi. Sono capace di macinare chilometri e chilometri a piedi, alla scoperta dei musical più in voga, delle scuole di danza ai primi piani delle strade...
New York è la città dove ogni angolo ti ricorda un film diverso.
Non ce n'è un'altra così.
La mia prima volta è stata a venti anni. Avevo appena finito Fantastico 6 *e con i primi soldi messi da parte mi regalai un corso di studi oltreoceano di un mese. La sensazione di apnea che provai una volta superato il ponte del Queensboro è ancora molto viva in me. Alzai gli occhi al cielo per vedere dove finivano i grattacieli e mi mancò letteralmente il fiato. Non avevo mai visto nulla di simile... tranne che al cinema, appunto.*
I primi giorni provavo quasi un senso di vertigini perché tutto era grande. Ma non ci misi molto ad ambientarmi: nel giro di due giorni cominciai a frequentare tre scuole di danza diverse. Era febbraio e faceva molto freddo. Comprai la mia prima cuffia per riparare le orecchie perché a volte il freddo era così intenso da dare l'impressione che le estremità si stessero congelando. Tanto più che ero sempre mezza bagnata perché fresca di doccia della lezione precedente...

Sono tornata diverse volte a New York, per lavoro e per piacere. Al mio arrivo provo sempre la stessa emozione. E insieme la sensazione di essere a casa, che non mi impedisce comunque di scoprire sempre qualcosa di nuovo.
Due anni fa – e qui veniamo all'oggi – ho scoperto un locale molto "domenicale": la Tavern on the Green, dentro il Central Park, dove le famiglie medie americane amano consumare il brunch. Come molti di voi sapranno, il brunch è un pasto che unisce colazione e pranzo (la parola deriva dalla contrazione di breakfast, colazione, e lunch, pranzo), e si svolge tra le dieci del mattino e le due del pomeriggio. Il brunch è fatto di succo d'arancia, uova strapazzate con pancetta o prosciutto cotto, pancake con sciroppo d'acero, french toast, muffin, cheesecake... Tutto molto americano. E "americanizzato".
Così, quando rimango per un po' lontana da New York e dagli Stati Uniti, l'America me la porto a casa organizzando un brunch in famiglia, che viene vissuto da tutti noi come una vera e propria festa. La spesa è il primo atto. Quello principale. Compro la miscela di caffè americano da fare con l'apposita caraffa elettrica, gli ingredienti per preparare i muffin al forno e i pancake in padella. Quando tutti ancora dormono preparo la tavola e inizio a cucinare. Le uova e i french toast li preparo per ultimi, perché devono essere serviti rigorosamente caldi.
E la soddisfazione più grande è che questa mia passione è diventata di tutti. In quel momento ci sentiamo davvero Noi.

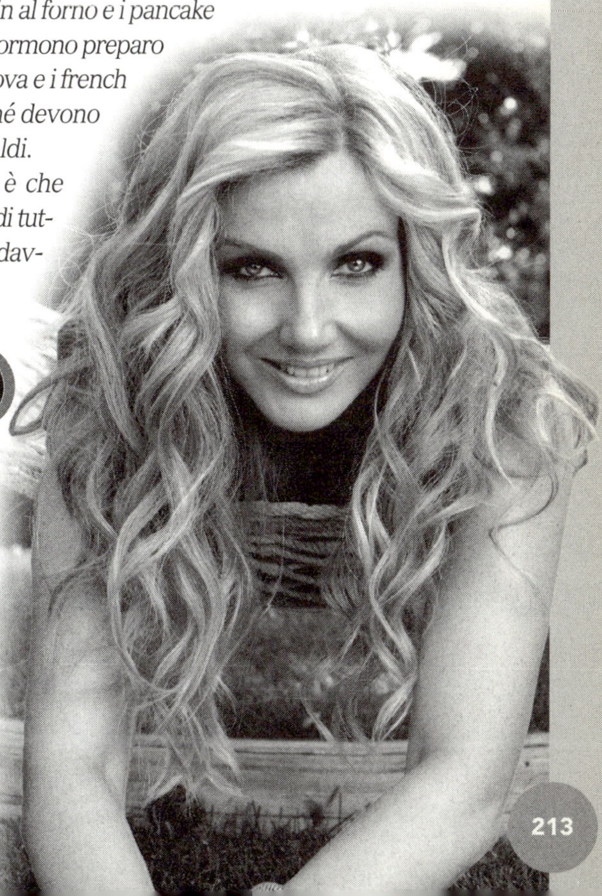

MUSICA CONSIGLIATA

On Broadway
G. Benson

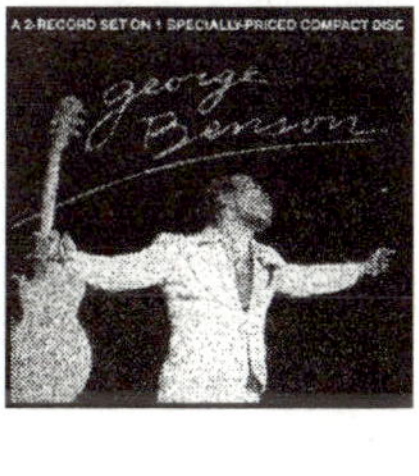

TORTINO DI POMODORI SECCHI, FIORI DI ZUCCA E PATATE

IN CROSTA DI PARMIGIANO

TEMPO DI PREPARAZIONE: 20 MINUTI - TEMPO DI COTTURA: 45 MINUTI

GRADO DI DIFFICOLTÀ: ☐☐

INGREDIENTI PER 4 PERSONE

300 g di pomodori secchi
• 400 g di fiori di zucca • 1 kg di patate
• 50 g di Parmigiano Reggiano grattugiato
• 1 uovo • 2 spicchi di aglio
• olio extravergine di oliva • sale • pepe
• basilico fresco per guarnire

• Lessare le patate in acqua salata, spellarle e schiacciarle. Lasciarle raffreddare.

• Far rinvenire in poca acqua bollente i pomodori secchi per circa 10 minuti. Scolarli bene dall'acqua, asciugandoli anche con carta da cucina, quindi ripassarli in padella con uno spicchio d'aglio e olio extravergine di oliva. Farli insaporire per 5-6 minuti. Rimuovere l'aglio.

• Incorporare l'uovo alle patate, regolando di sale e di pepe. Aggiungere un filo di olio extravergine di oliva fino a ottenere un impasto di consistenza media: né troppo molle, né troppo dura.

• Ungere un tegame e stendere la schiacciata di patate (2 cm circa di altezza dal fondo) per tutta la sua superficie, quindi appoggiarvi sopra i pomodorini e i fiori di zucca lavati e ben asciugati, distribuiti bene sulla schiacciata di patate. Regolare di sale pepe e condire con l'olio extravergine di oliva, quindi, a completamento, spolverare la superficie del tortino con il Parmigiano grattugiato.

• Infornare a 200 °C per mezz'ora circa, fino a che il formaggio non abbia creato una patina dorata in superficie.

• Sfornare e servire il tortino tiepido, guarnendolo con foglie di basilico fresco.

Potere antiossidante:
3179-3379 unità ORAC

L'ingrediente da segnalare

L'OLIO EXTRAVERGINE DI OLIVA

L'enorme varietà di olio di oliva reperibile in commercio lo rende un alimento ampiamente utilizzato in cucina, e sono le popolazioni mediterranee che, grazie all'ampia presenza di uliveti, se ne sono giovate nel corso dei secoli. Gli amanti di questo nutriente, che è parte integrante di tutte le nostre ricette, sanno che il suo sapore può essere molto differente a seconda del processo di lavorazione: si distinguono infatti l'olio di sansa, l'olio vergine, l'olio puro e l'olio extravergine. È quest'ultimo ad avere il giusto quantitativo di acidi grassi essenziali con una buona quota di acido linoleico, polifenoli, vitamina E e betacarotene. Questa composizione lo rende un alimento particolarmente salutare, capace di abbassare i livelli di colesterolo cattivo LDL e aumentare quello buono HDL. Ha un livello di acidità inferiore all'1% ed è ricco di vitamina E, A, K e D con proprietà antiossidanti.

La presenza di oleocantale (il composto organico responsabile del suo sapore piccante) con effetti di antinfiammatorio non steroideo gli ha fatto attribuire potenti attività anticancro; ma è l'acido oleico, contenuto in quantità, che, riducendo l'espressione di un oncogene (gene modificato) presente in molte pazienti con tumore al seno, può inibire e combattere lo sviluppo dei tumori.

I benefici per la pelle

Fin dall'antichità, l'olio di oliva è stato usato come cosmetico e protettivo della pelle.

Recenti ricerche dimostrano che esso contiene numerosi polifenoli, tra i quali l'idrossitirosolo, che ha proprietà antiossidanti superiori alla vitamina E.

È stato dimostrato che tale polifenolo previene l'ossidazione di numerosi composti e quindi è ben documentata la sua attività anti radicali liberi.

La presenza bilanciata di acidi grassi assicura poi benefici indiscussi alla pelle, tanto da far spesso diventare l'olio parte integrante di numerosi cosmeceutici. D'altra parte, già nel 2001 alcuni studiosi dimostravano come la cute di soggetti anziani di pari età, ma con diversa assunzione quotidiana di olio extravergine di oliva, presentava livelli diversi di rugosità e di elastosi (perdita di tono).

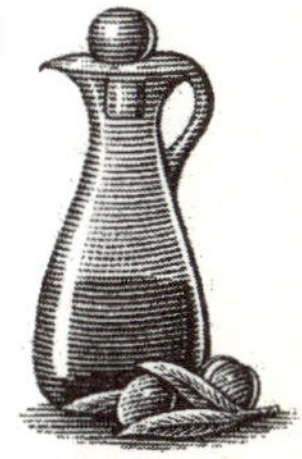

Ingredienti	Quantità indiv.	unità ORAC
Patate	250 g	2645
Fiori di zucca	100 g	483
Aglio	2 g	114
Olio extravergine di oliva	1 cucchiaio (10 g)	37

VIGNAROLA
(CARCIOFI, PISELLI, FAVE, LATTUGA, CIPOLLOTTI)

TEMPO DI PREPARAZIONE: 30 MINUTI - TEMPO DI COTTURA: 40 MINUTI

GRADO DI DIFFICOLTÀ:

INGREDIENTI PER 4 PERSONE

4 carciofi tagliati a pezzi
• 4-5 cipollotti freschi • 1 cespo di lattuga romana
• 500 g di piselli freschi sgusciati • 500 g di fave fresche sgusciate
• olio extravergine di oliva • sale

• In una pentola a bordi alti far appassire a fuoco dolce in olio extravergine di oliva i cipollotti tagliati a pezzi, finché non siano ben ammorbiditi.
• Mondare la lattuga e ridurla in foglie, quindi aggiungerla ai cipollotti. Farla appassire, sollevare la fiamma e aggiungere i carciofi a pezzi. Rigirare continuamente, sempre a fuoco vivace, per una decina di minuti.
• Abbassare la fiamma e aggiungere i legumi (fave e piselli). Alle fave sarà bene aver tolto anche il pioppiolino che hanno in cima.
• Coprire e continuare la cottura a fuoco bassissimo, possibilmente senza scoprire spesso la pentola: il vapore che si formerà favorirà una cottura dolce di tutti gli ingredienti.

Questo è un piatto rigorosamente primaverile, in quanto richiede che la verdura sia fresca e di stagione. Ed è un piatto tipico della cucina romana. La nostra è una variante light, che non prevede la presenza del guanciale di maiale, ma rimane comunque una pietanza molto gustosa e saporita.
La riuscita di una buona vignarola prevede due regole importanti: non aggiungere mai acqua durante la cottura e non salare se non a cottura avvenuta. Il sale, se i legumi non sono cotti, li indurisce. E questo vale per la cottura di tutti i legumi, sia freschi che secchi.

Potere antiossidante:
12472-12672 unità ORAC

L'ingrediente da segnalare
LE FAVE

Unico legume conosciuto in tutta Europa prima dell'introduzione dei fagioli, le fave sono attualmente prodotte in Italia e negli altri Paesi mediterranei.
Utilizzate per zuppe, in purea, in insalate oppure insieme al pecorino per condire tradizionalmente la giornata del Primo Maggio, le fave apportano una buona quantità di principi nutritivi. Sono, infatti, una buona fonte di vitamine e sali minerali, e soprattutto di vitamina E e di vitamine del gruppo B quali acido folico, tiamina e riboflavina. Sono inoltre ricche di potassio, rame, fosforo, zinco, magnesio e ferro. Per favorire l'assimilazione di quest'ultimo, si consiglia di abbinare sempre nel pasto una buona fonte di vitamina C. In particolare le proteine delle fave – che, pur se di buona qualità, sono carenti di un amminoacido – per essere ben assimilate devono essere preferibilmente consumate in abbinamento a pasta, riso o pane.
Attenzione che tra i commensali nessuno sia affetto da favismo, una patologia ereditaria: per costoro le fave sono bandite dalla tavola perché possono avere reazioni anche gravi per la salute, a causa di una sostanza presente nelle fave e che tali soggetti non sono in grado di metabolizzare.

I benefici per la pelle

L'alto contenuto di vitamina E assicura un buon nutrimento alla cute, aumentandone la resistenza meccanica, quindi rallentando la perdita d'acqua e la distorsione delle fibre elastiche, e innalzando il livello degli ostacoli che la tanto temuta "ruga " deve superare per rendersi evidente.
La quantità di coenzima Q10 (un antiossidante endogeno) nello strato corneo è strettamente correlata alla presenza di vitamina E; da qui un ulteriore motivo per coprire con il consumo di fave il suo fabbisogno al fine di potenziare il sistema antietà. Gli effetti antietà del coenzima Q10 sono stati ampiamente sperimentati anche in dermocosmesi (la cosmetica della pelle).

Ingredienti	Quantità indiv.	unità ORAC
Carciofi	150 g	9828
Piselli	125 g	786
Fave fresche	125 g	998
Cipollotti	60 g	552
Lattuga	85 g	371
Olio extravergine di oliva	1 cucchiaio (10 g)	37

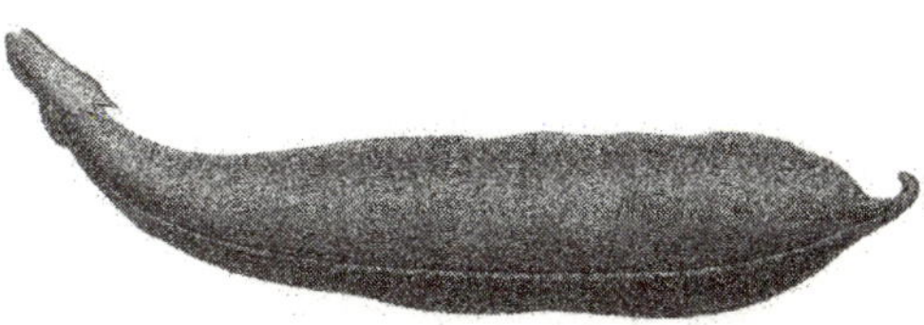

I dolci

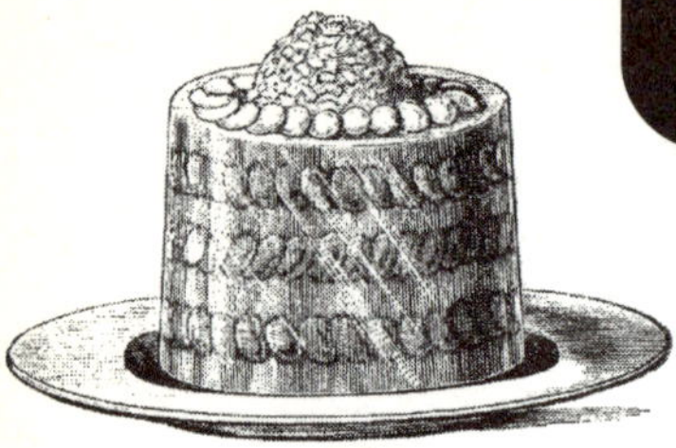

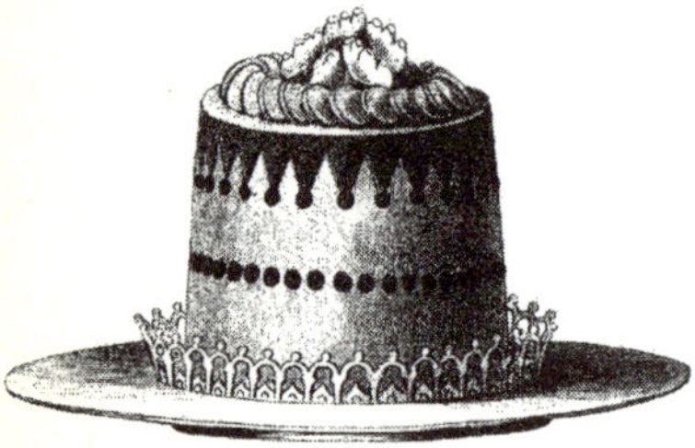

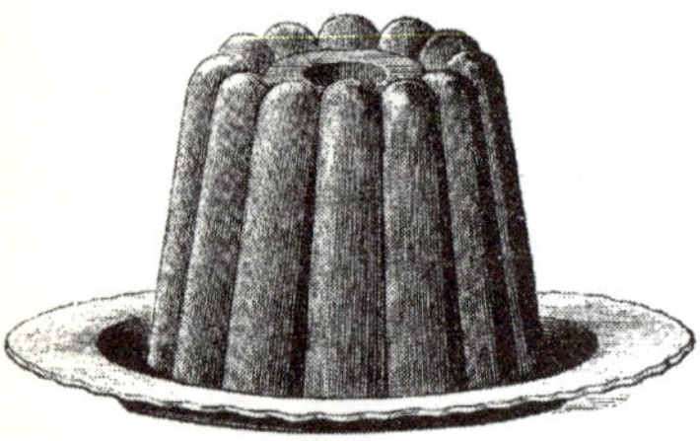

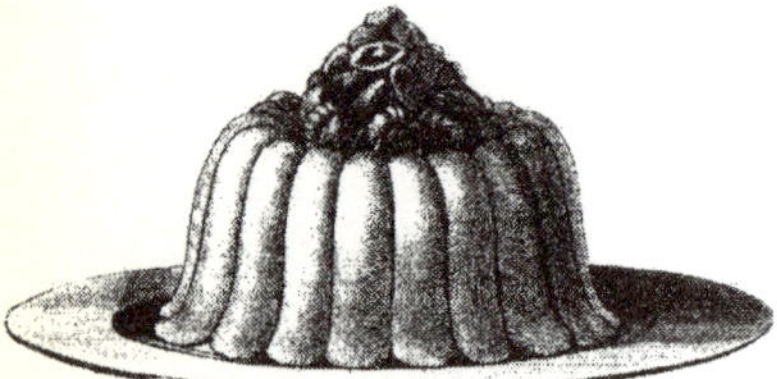

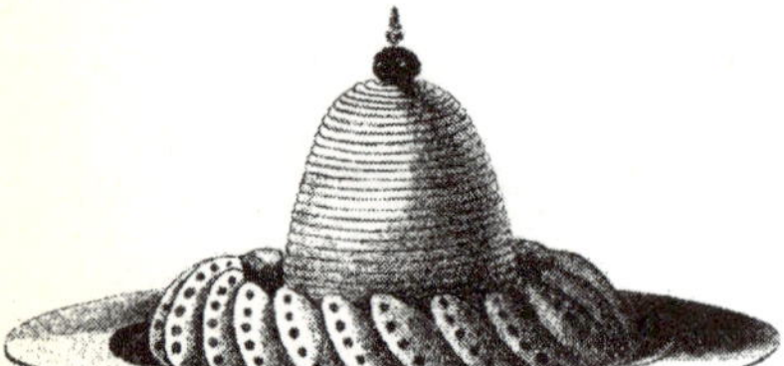

A proposito di dolci

Brutte notizie dal fronte scientifico? Secondo gli ultimi dati, "bevande e cibi ricchi di zuccheri raffinati e alimenti cotti ad alte temperature sono ricchissimi di AGE (*Advanced Glycosilated End products*), cioè complessi di zuccheri e proteine che aumentano di 50 volte la produzione di radicali liberi presenti nella pelle e provocano l'irrigidimento dei tessuti cutanei, rendendoli più fragili e più esposti alla formazione di rughe". Questo è quanto emerso da un convegno Dermatologico Nazionale svoltosi di recente.

Ma la ricerca scientifica ci segnala anche una nuova teoria, altrettanto confortata da sperimentazioni autorevoli: l'*ormesi*. Che cos'è ? Le cellule, stimolate da uno stress lieve, si attivano a riparare il danno in quantità maggiore rispetto al danno effettivamente subito. In parole povere: un piccolo danno genera un grande beneficio.

È in quest'ottica che vogliamo "salvare" i dolci e mantenerli nella nostra dieta proprio come quel pizzico di danno che fa bene ai misteriosi ingranaggi biologici, ma anche alla mente, sviluppando, tra l'altro, la produzione delle endorfine (ovvero gli ormoni della felicità: pensiamo al piacere che si prova nel mangiare la cioccolata!)

Un tempo i dolci entravano nella dieta solo nei giorni festa (le pastarelle della domenica, il panettone di Natale, la pastiera di Pasqua) o in occasioni speciali per la famiglia. Sembra quasi che le vecchie consuetudini avessero la chiave della conoscenza scientifica: il poco non fa male, anzi!

E allora, anche per questi meravigliosi piatti, adottiamo i metodi antichi e godiamone senza permettere loro di danneggiarci.

Una chance per i golosi: concessioni per i dolci

Questo capitolo è riservato esclusivamente ai golosissimi ad "alto indice glicemico": quelle persone che non possono fare a meno del dolce.

Vi stupirò, forse, affermando che non siamo di fronte a qualcosa di proibito in assoluto. Però, dato l'alto contenuto calorico dei dolci, è indispensabile limitarne il consumo a un preciso momento della giornata: la mattina a colazione.
Una bella fetta di crostata al mattino può darci la "benzina" capace di farci partire con la giusta dose di energia e di darci la carica per affrontare i nostri impegni quotidiani.
Ci sarà poi l'intera giornata per smaltire le calorie di troppo (mi raccomando, non rinunciate mai alla colazione).
Vi concedo anche una seconda chance: se proprio non potete rinunciare a qualcosa di dolce, trasformatelo nel vostro pasto unico. Attenzione: parlo del pranzo, non della cena. Un pasto pesante alla sera si paga la mattina, con spiacevoli gonfiori visibili sul viso: borse sotto gli occhi e una leggera ma fastidiosa ritenzione di liquidi che pesa sulla nostra espressione.
Prendere un dessert alla fine di un pasto significa fare un peccato di gola e aggiungere calorie superflue al nostro fabbisogno quotidiano. Se invece lo prediamo come sostituto del pasto, potremmo soddisfare insieme la nostra gola e il nostro equilibrio alimentare.
Cosa c'è di meglio che scegliere per un pranzo con gli amici una bella pasticceria invece di un ristorante? Mangiare una gustosa fetta di torta al posto di un piatto di spaghetti al pomodoro e basilico?
Mi capita spesso, per esempio, di pranzare in estate con una bella coppa di gelato. Per me è davvero irresistibile. Inoltre, con il caldo lo stimolo della fame è meno pressante. È preferibile scegliere il gelato alla frutta e non le creme (rinunciando alla panna, sigh!).
Ancora una volta, come vedete, è dimostrato che non bisogna rinunciare ai piccoli piaceri, ma giocare d'astuzia con ciò che ci può nuocere.
Così facendo, possiamo toglierci tutti gli sfizi che vogliamo. (O quasi...)

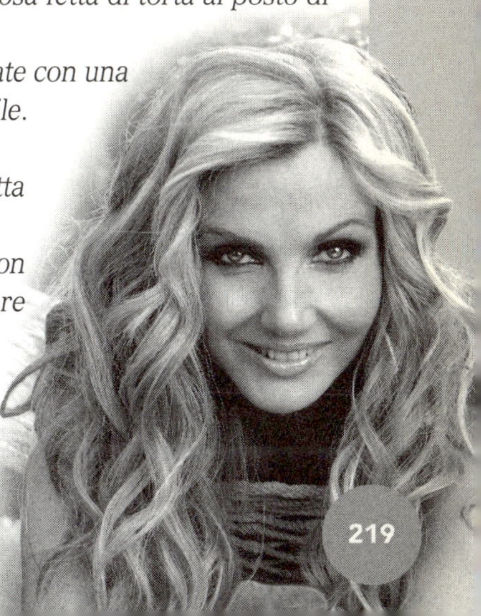

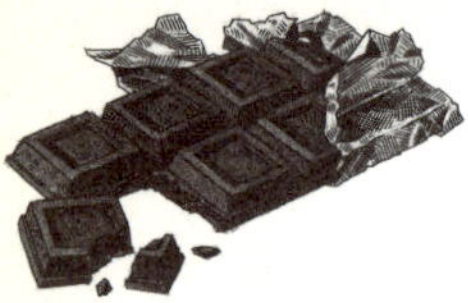

BACI DI DAMA

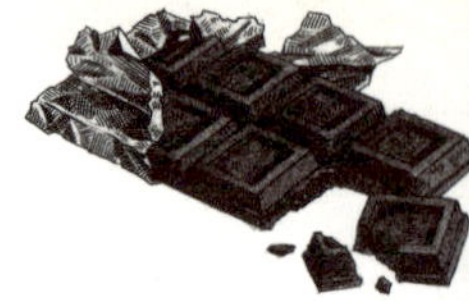

TEMPO DI PREPARAZIONE: 30 MINUTI
TEMPO DI COTTURA: 20 MINUTI
GRADO DI DIFFICOLTÀ:
INGREDIENTI PER 4 PERSONE

140 g di farina 00
• 120 g di nocciole sgusciate
• 100 g di zucchero • 100 g di burro
• 150 g di cioccolato fondente
• un pizzico di lievito per dolci
• un pizzico di sale

- Sbollentare le nocciole, scolarle, lasciarle raffreddare e pelarle, quindi tritarle molto finemente fino a ridurle in polvere.
- Setacciare la farina sulla spianatoia, formare la fontana, aggiungere al centro il burro a pezzetti, le nocciole tritate, lo zucchero, il lievito, un pizzico di sale e impastare velocemente.
- Formare con il palmo della mano delle palline della dimensione di una noce e disporle su una placca ricoperta di carta forno. Far cuocere in forno già caldo a 160 °C per 20 minuti. Non devono colorirsi troppo. Per controllare la cottura, sfiorare la superficie: se non resta l'impronta, sono pronti. Toglierli dal forno e lasciarli raffreddare.
- Nel frattempo spezzettare il cioccolato e farlo sciogliere a bagnomaria; lasciarlo intipedire, quindi cospargere con il cioccolato fuso la parte diventata piatta (perché poggiava sulla piastra del forno) di metà dei biscotti, infine unirli a coppie facendo combaciare due "metà" per volta.

Potere antiossidante:
19374-19574 unità ORAC

L'ingrediente da segnalare

IL CIOCCOLATO FONDENTE

Il cioccolato si ottiene dal cacao e in base al contenuto di quest'ultimo se ne distinguono vari tipi, da quello "extra", con circa il 45% di cacao, al "finissimo al latte", con 30% di cacao e il 18% di latte. Quello cui si attribuiscono maggiori proprietà è il fondente, con un contenuto di cacao superiore al 45%.

Il cioccolato fondente è sicuramente un alimento molto ricco di grassi e zuccheri, e per questo è una fonte di energia non trascurabile: 100 g di cioccolato apportano in media ben 500 kcal! È inoltre una buona fonte di sali minerali quali potassio, fosforo, magnesio e ferro (poco assimilabile).

Le vitamine più rappresentate sono la E, la PP e la riboflavina. Recenti studi hanno inoltre valutato alcuni effetti positivi del cioccolato fondente sul sistema cardiovascolare, in particolare sulla pressione arteriosa e l'aggregazione delle piastrine, rendendo più fluido il sangue. Sembrerebbe inoltre avere un effetto positivo sui livelli di colesterolo nel sangue, su entrambe le componenti, HDL (buono) e LDL (cattivo).

La ricchezza di sostanze come la feniletilammina, la teobromina e la caffeina fa del cioccolato fondente un alimento stimolante del sistema nervoso centrale, favorendo la produzione di sostanze (la serotonina) che hanno effetto positivo sul tono dell'umore e ci donano l'euforia tipica di chi è felice.

Al cioccolato nero si attribuiscono sempre più virtù terapeutiche, tanto da soprannominarlo "dottor cioccolato", capace di curare rughe e tristezza!

I benefici per la pelle

Tra le proprietà del cioccolato più preziose e più studiate negli ultimi anni c'è di sicuro quella antiossidante.

Il cioccolato fondente è infatti ricchissimo di polifenoli, e in particolarmodo flavonoidi e catechine, responsabile anche del suo sapore tipico. Ed è proprio per questo che sono state riconosciute le sue proprietà di mantenere la pelle "pulita" dai radicali liberi.

Negli ultimi anni imperversano i massaggi e le maschere di bellezza al cioccolato, ma è stato dimostrato che solo l'assunzione quotidiana con l'alimentazione di una pur piccola quantità di cioccolato (anche 30 g) apporta un'elevatissima quantità di antiossidanti capaci di garantirne il fabbisogno al fine di contrastare lo stress ossidativo.

Ok allo "sgarro" allora, se con il cioccolato fondente... ancora meglio!

Ingredienti	Quantità indiv.	unità ORAC
Farina 00	35 g	500
Nocciole	30 g	2894
Cioccolato fondente	40 g	16080

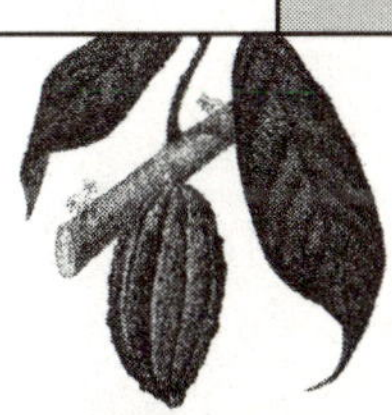

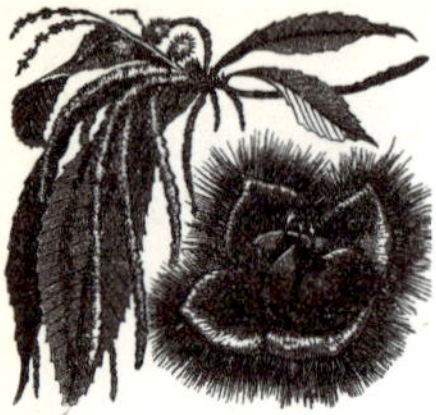

CASTAGNACCIO

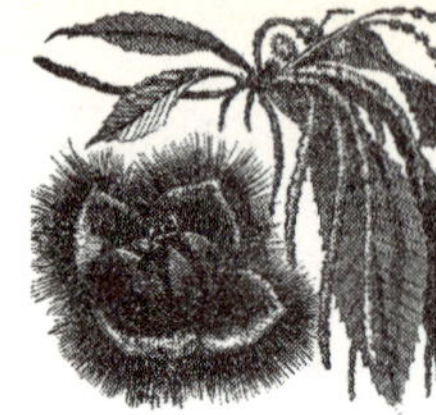

TEMPO DI PREPARAZIONE: 20 MINUTI

TEMPO DI COTTURA: 40 MINUTI

GRADO DI DIFFICOLTÀ:

INGREDIENTI PER 4 PERSONE

1 kg di farina dolce di castagne
• 100 g di pinoli
• qualche gheriglio di noce
• una manciata di uva passita
• olio extravergine di oliva
• un pizzico di sale

● In una ciotola setacciare la farina di castagne, aggiungere il pizzico di sale, acqua fredda e mescolare bene per eliminare tutti i grumi: deve risultare una pappina non troppo densa.
● Aggiungere, sempre mescolando, i pinoli, i gherigli di noce spezzettati, l'uva passita e un cucchiaio di olio.
● Oliare bene una teglia bassa e versare il composto, che dovrà avere uno spessore non più alto di un dito.
● Decorare con qualche pinolo e, sopra a tutto, versare un bel giro di olio extravergine di oliva. Infornare a 180 °C per 40 minuti circa.
● Quando sopra avrà fatto una crosta color cioccolato, un po' rotta e screpolata, il castagnaccio è pronto.
● Farlo raffreddare prima di servirlo.

Come per tutti i dolci tradizionali, anche del castagnaccio si possono trovare versioni diverse anche da paese e paese.
Una molto diffusa per esempio prevede di aggiungere del rosmarino prima della cottura; un'altra lo vuole acompagnato dalla ricotta, purché freschissima e di pecora.

Potere antiossidante:
9633-9833 unità ORAC

L'ingrediente da segnalare
LE CASTAGNE

Da dove nascono le castagne? Dai tanto amati alberi di *Castaneo sativa*, ossia di castagno, che rappresentano anche una caratteristica del nostro paesaggio mediterraneo. Le castagne difatti hanno rappresentato la principale fonte alimentare per centinaia di anni delle popolazioni degli Appennini durante l'autunno e l'inverno.

Dobbiamo distinguere le castagne dai marroni: le prime sono frutto dell'albero selvatico, hanno forma e dimensioni variabili e un sapore meno dolce che non i marroni, che invece sono i frutti del castagno innestato. Entrambi cadono spontaneamente da ottobre a dicembre.

Le castagne sono un frutto atipico: ricche di carboidrati complessi (ossia di amido), sono una buona fonte di fibre, potassio, vitamina B1 e vitamina B6. La cottura ne trasforma i carboidrati in zuccheri semplici, che conferiscono loro il caratteristico sapore zuccherino.

Ingredienti	Quantità indiv.	unità ORAC
Farina dolce di castagne	250 g	7915
Pinoli	25 g	180
Noci	10 g	1354
Uva passita	5 g	210
Olio extravergine di oliva	20 g	74

I benefici per la pelle

Le fibre sono carboidrati complessi e sono riscontrabili in due forme: solubili e insolubili. Un buon apporto di fibre assicura una buona peristalsi intestinale, che è strettamente correlata anche a un aspetto cutaneo particolarmente gradevole, con una pelle luminosa e vitale, in quanto le tossine accumulate nel nostro corpo e nella nostra pelle vengono facilmente eliminate.

Studi recenti hanno dimostrato che una buona quantità di fibre nella dieta è strettamente correlata con alcune strutture del DNA come i telomeri (regioni terminali dei cromosomi), a loro volta espressione dell'invecchiamento. Più precisamente, un alto contenuto di fibra influenza la lunghezza di questi telomeri: più la cellula invecchia, più il telomero si accorcia; ecco che, quindi, l'apporto di fibra, garantendo la lunghezza di tali strutture, entra prepotentemente nella strategia *anti-aging*. L'alto contenuto di vitamine del gruppo B, di potassio e di altri sali minerali completano quell'apporto di sostanze nutritive importanti per la bellezza della nostra pelle e che un dolce a base di castagne può assicurare al nostro organismo.

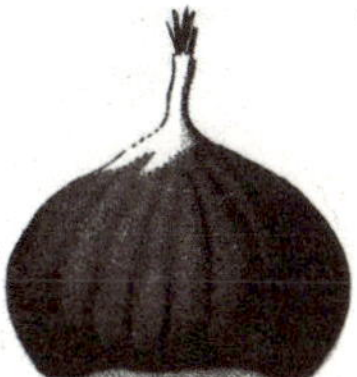

GELATINA DI TÈ VERDE ALLA MENTA

TEMPO DI PREPARAZIONE: 20 MINUTI
TEMPO DI COTTURA: 20 MINUTI + 4 ORE DI RIPOSO
GRADO DI DIFFICOLTÀ:
INGREDIENTI PER 4 PERSONE

4 cucchiaini di tè verde in foglie
• 200 g di gelatina in fogli
• 1 cucchiaino di miele
• 1 cucchiaio di zucchero di canna
• un mazzo di menta freschissima
• una manciata di cardamomo in polvere
• qualche bacca di cardamomo

• Lasciare ammorbidire in una ciotola con acqua fredda i fogli di gelatina per 10 minuti. Nel frattempo mettere a bollire in un pentolino mezzo litro di acqua con le foglie di menta ben lavate. Lasciarne qualcuna a parte per guarnire. Aggiungere le foglie di tè e spegnere il fuoco. Lasciare in infusione per 5 minuti.
• Scolare i fogli di gelatina, strizzarli bene e aggiungerli al tè caldo. Mescolare energicamente per farli sciogliere, usando se necessario anche una frustina; aromatizzare con la polvere di cardamomo.
• Filtrare quindi il composto in un colino a maglie strettissime, aiutandosi con un cucchiaino direttamente nel colino per filtrare completamente l'infuso.
• Addolcire il tè gelatinato e filtrato con il miele e lo zucchero di canna, e suddividerlo in 4 stampini.
• Mettere gli stampini a freddare in frigorifero per almeno quattro ore.
• Al momento di servire, rovesciare gli stampini in un piattino di portata e guarnire con le foglie di menta fresche e qualche bacca di cardamomo.

Potere antiossidante:
556-576 unità ORAC

L'ingrediente da segnalare
IL TÈ VERDE

Il tè verde (*Camellia sinensis*) è una pianta utilizzata nel mondo orientale da circa 5000 anni. Una leggenda indiana narra che il principe Siddharta Guatama (il Buddha), fondatore del Buddismo, ricevesse proprio dalle foglie del tè verde la forza per poter stare sveglio e meditare insieme.
Si conoscono vari tipi di tè: verde, nero, oolong e bianco. Sono tutti estratti dalla stessa pianta, ma il differente processo di produzione genera specie diverse. Tra questi, il tè verde è ottenuto dalle foglie del tè non fermentate e contiene la quantità più alta di polifenoli, ottimi antiossidanti.
In Giappone il metodo di produzione utilizzato più frequentemente è quello che inattiva le ossidasi delle foglie del tè: le foglie fresche vengono subito trattate a vapore e essiccate per impedire la fermentazione, e quindi lasciare intatti i polifenoli.
L'efficacia del tè verde come molecola anticancro, nonché le sue proprietà di ridurre il rischio cardiovascolare, sebbene sia stata dimostrata da numerosi studi non è stata ancora universalmente accettata dalla comunità scientifica internazionale, nonostante si riconoscano le sue elevatissime proprietà antiossidanti. La capacità del tè verde di tagliare i viveri alla cellula tumorale attraverso l'inibizione dell'angiogenesi – ossia di formazione di nuovi vasi importanti per il progredire del tumore – ha aperto nuove prospettive nelle terapie anticancro.
I polifenoli sono attualmente gli antiossidanti più importanti ai fini di un'efficace prevenzione dall'invecchiamento cellulare, per la loro capacità di contrastare gli effetti tossici dei radicali liberi.
Il tè verde è ottenuto sia dalle foglie che dai germogli della pianta, e numerosi sono i polifenoli in essi contenuti: *epicatechinagallato, epigallocatechina* e l'*eigallocatechina 3-gallato*.
Altri alcaloidi contenuti nel tè verde sono rappresentati da caffeina, teobromina e teofillina.
Tra gli altri benefici, le catechine del tè verde migliorano il controllo dei livelli di colesterolo e di glicemia nel sangue.

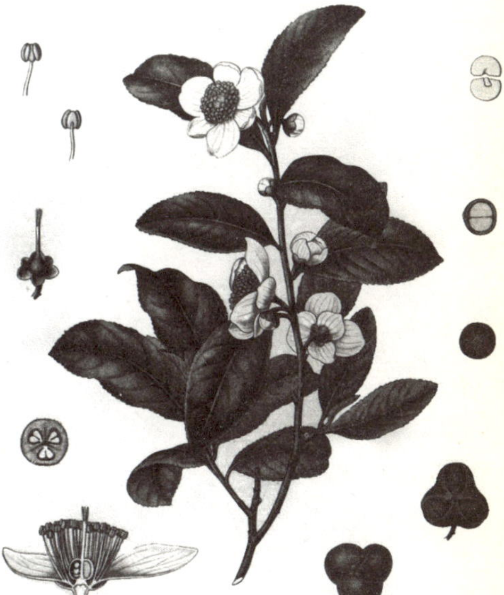

I benefici per la pelle

In molte delle nostre ricette e degli alimenti usati nelle nostre pietanze abbiamo esaltato il ruolo dei polifenoli, che rappresentano per la pelle una vera sorgente di grande capacità antinvecchiamento.

Il quantitativo contenuto nel tè verde in particolare rappresenta una risorsa preziosa per la nostra pelle. I polifenoli in esso contenuti hanno dimostrato di poter ridurre l'infiammazione dipendente dagli ultravioletti nonché di poter contrastare la riduzione dei meccanismi antiossidanti nell'epidermide. In altri studi l'applicazione topica (locale) di estratti di polifenoli del tè verde ha evidenziato la capacità di ridurre la formazione dei dimeri di timina, uno dei primi processi di formazione sia carcinogenetici (ovvero del tumore) sia, per quanto ci interessa qui, di invecchiamento cellulare e cutaneo.

Ma quanto tè bisognerebbe bere al giorno? Non molto: bastano 2-3 tazze per assicurare il quantitativo di epicatechinagallato necessario per una buona azione antiossidante.

Se fa caldo, una gelatina fresca di tè fa molto più che rinfrescare e dissetare!

Ingredienti	Quantità indiv.	unità ORAC
Tè verde	5 g	63
Menta	3 g	419
Cardamomo	3 g	84

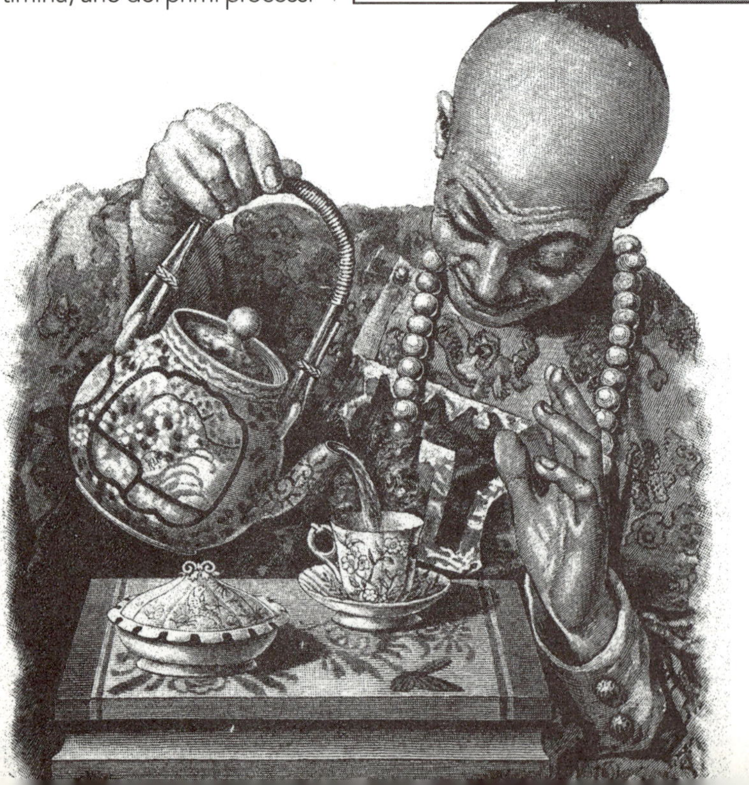

La mia vera passione: i pasticcini

Se vi ho concesso una chance "dolce" è perché io di natura sono golosissima. Lo sono stata fin da bambina.

Oggi, lo sono più nei miei pensieri che nella pratica perché sono consapevole che se voglio restare in forma posso concedermi ben poche trasgressioni.

Dici "dolci" ed evochi un mondo. Questa volta ho deciso di confessare le mie vere passioni, quelle che mettono davvero a dura prova il mio rigore alimentare.

Premetto che mi piace prepararne molti. A parte la torta al cioccolato e alla ricotta (alla quale dedico più avanti uno spazio speciale): il tiramisù, le meringhe, i "brutti ma buoni" (biscotti gustosi con le nocciole), il salame di cioccolato e le crostate mi riescono davvero bene. Ma non sono loro a indurmi in terribile tentazione.

A farmi cedere sistematicamente è la pasticceria da tè: ventagli, occhi di bue... tutto ciò che è biscotteria per me ha qualcosa di irresistibile.

Se mi trovo in una pasticceria, non sono i bignè o le paste mignon alla frutta ad attrarmi (con questo non dico che sono loro indifferente) ma la pasticceria secca. In fondo, per la mia linea è una piccola fortuna, perché le calorie della cosiddetta pasticceria secca sono inferiori a quelle contenute in qualsiasi altro dolce.

E visto che siamo in tema di piccola pasticceria, non posso fare a meno di evocare un piccolo, tenero ricordo: per andare a scuola di danza – prima di trasferirmi nel quartiere Marconi – prendevo due autobus tutti i giorni. Utilizzavo quell'ora e più di viaggio per studiare (se trovavo posto seduta) o per sognare ad occhi aperti (con il naso contro il vetro se ero compressa tra gli altri viaggiatori).

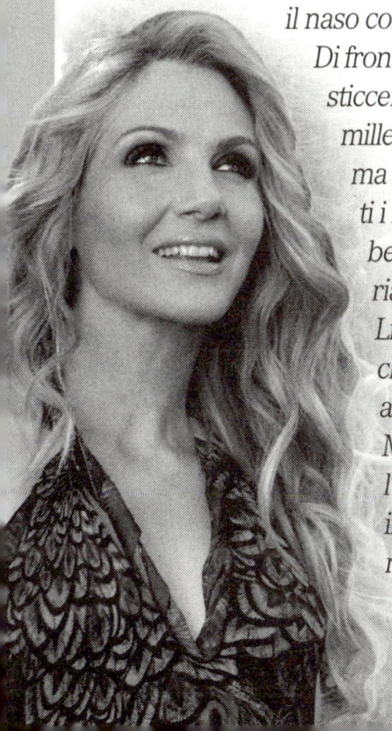

Di fronte alla mia fermata finale c'era una grande e invitante pasticceria. Capitava, qualche volta, che mia madre mi lasciasse mille, duemila lire per fare la merenda, se non ero riuscita prima a farla a casa. Per me era una festa. Non facevo come tutti i ragazzi che solitamente il pomeriggio si prendevano un bel pezzo di pizza calda. No: io entravo in quella pasticceria e prendevo un etto dei biscotti che mi piacevano di più. Li sceglievo con grande cura. Me li facevo mettere in un sacchetto di carta. Poi, durante il tragitto a piedi per arrivare alla palestra, me li gustavo con tutta la calma del mondo. Mi sembrava che il profumo mi accompagnasse fino all'ingresso della palestra. Accadeva raramente che entrassi in pasticceria. Per questo quelle poche volte avevano per me un significato speciale.

GRANDE FROLLA CON CREMA DI RICOTTA E MACEDONIA DI FRUTTA

TEMPO DI PREPARAZIONE: 1 ORA

TEMPO DI COTTURA: 20 MINUTI

GRADO DI DIFFICOLTÀ:

INGREDIENTI PER 4 PERSONE

PER LA PASTA FROLLA:

300 g di farina 00 • 150 g di burro • 120 g di zucchero • 1 uovo intero • 1 limone • un pizzico di sale

PER IL RIPIENO:

2 kiwi • 2 fette di ananas fresco • ½ papaia • 200 g di fragole fresche • 400 g di ricotta di pecora • 90 g di zucchero a velo • 1 limone • un ciuffo di menta fresca • 50 g di cioccolato fondente a scaglie • 1 albume • un pizzico di sale

- Formare una fontana con la farina e lo zucchero, nel mezzo mettere l'uovo intero, il burro morbido a temperatura ambiente e in pezzetti, la scorza grattugiata del limone e un pizzico di sale. Impastare il tutto velocemente quindi, dopo aver ottenuto un impasto liscio e omogeneo, avvolgere la frolla nella pellicola trasparente e riporla in frigorifero.
- Dopo averla lasciata riposare per almeno 30 minuti, stenderla su un piano di lavoro infarinato con un mattarello; quando la frolla raggiunge una dimensione sufficiente per poter ricoprire la tortiera, arrotolarla attorno al mattarello e poi adagiarla delicatamente sulla tortiera. Punzecchiare la frolla con i rebbi di una forchetta, ripiegare l'eccedenza di pasta verso l'interno e pizzicarla con le dita in modo da ottenere un bordo decorato.
- Coprire la frolla con un foglio di carta forno, versarvi all'interno dei legumi secchi e cuocere in forno a 200 °C per 15-20 minuti circa, o fino a quando il bordo non si colora.
- Sformarla e lasciarla raffreddare.

Potere antiossidante: 8842-9042 unità ORAC

● Nel frattempo preparare il ripieno montando la ricotta con 40 g di zucchero a velo e la scorza di un limone, poi mescolarvi le scaglie di cioccolato e la menta tritata. Infine amalgamare l'albume montato a neve molto ferma con lo zucchero a velo rimasto e un pizzico di sale. Versare il tutto nel guscio di frolla e livellare.

● Lavare e pulire la frutta, tagliarla a pezzetti, sistemarla sulla crema di ricotta e profumare con 2-3 foglie di menta spezzettate.

L'ingrediente da segnalare

LA RICOTTA DI PECORA

Viene definita così perché si ottiene dal siero di latte che residua dalla lavorazione dei formaggi, riscaldato e quindi "ricotto". Viene classificata in genere tra i latticini, ma è meno ricca di grassi e più ricca di acqua rispetto ai suoi "cugini" formaggi. Altra caratteristica importante legata al processo di lavorazione è la presenza di proteine caratteristiche del siero di latte, albumine e globuline, molto importanti dal punto di vista nutritivo. Il contenuto di calcio è sicuramente molto più basso rispetto ai formaggi e al latte (circa 274 mg/100 g), ma comunque discreto e utile per coprire il fabbisogno giornaliero; il potere saziante è elevato.

La ricotta è un alimento estremamente deperibile, per cui va consumata al momento o conservata subito in frigorifero, ma solo per pochissimi giorni.

Negli ultimi tempi si sono diffuse varianti meno "salutari", ottenute con l'aggiunta di panna. È pertanto molto utile imparare a leggere le etichette, per distinguere le ricotte ottenute dal solo siero, di cui si possono sfruttare le valide proprietà nutritive, e preferirle a quelle con panna, che le arricchiscono inutilmente di grassi!

I benefici per la pelle

Le proteine contenute nella ricotta danno equilibrio alla nostra cute, garantendole integrità e stabilità.

L'assunzione di probiotici assicura alla nostra pelle la capacità di sottoporsi a numerosi stress, tra cui quello del cosiddetto "orologio biologico", legato al passare del tempo.

La buona quota di potassio e sali minerali è un'altra chance per la nostra pelle di risultare più nutrita e giovanile.

Ingredienti	Quantità indiv.	unità ORAC
Farina 00	75 g	1073
Limone	10 g	120
Kiwi	30 g	259
Ananas	30 g	115
Papaia	40 g	120
Fragole	50 g	2151
Menta	2 g	280
Cioccolato fondente	12 g	4824

Il parto e la colomba

Chi ha detto che i ricordi sono sempre malinconici? Io non lo penso affatto. L'atto stesso di ricordare mi mette energia, allegria. Soprattutto quando il contenuto è divertente, come questo.

Siamo nel 2000, l'anno del passaggio al terzo millennio. L'anno della nascita dei miei due gemelli: Chiara e Giorgio.

La gestazione è stata meravigliosa, tanto che sono rimasta in scena con il musical Grease, *a Milano, fino al quinto mese di gravidanza. La mia ginecologa continuava a ripetermi che avrei partorito senz'altro pretermine, perché le gravidanze gemellari non arrivano mai alla quarantesima settimana. Riteneva un obiettivo ambizioso (e un gran bel risultato) superare almeno la trentaduesima settimana.*

Dopo i primi mesi ricchi di impegni dal punto di vista professionale, ho cercato di assecondarmi e di vivere il resto della gravidanza in piena e totale tranquillità. Naturalmente continuavo a fare un po' di ginnastica dolce ed ero ancora più rigorosa nell'alimentazione (sì, è possibile esserlo più di quanto non lo sia in tutti gli altri frangenti della mia vita quotidiana).

La gravidanza gemellare ha avuto scadenze ravvicinate rispetto alla norma; superata la trentesima settimana la mia ginecologa mi disse che a quel punto potevo stare tranquilla: in qualunque momento avessi partorito non ci sarebbero state serie complicazioni per i bambini. Questa bella notizia, unita alle sue ripetute profezie iniziali, mi aveva fatto affezionare all'idea che forse il parto avrebbe potuto arrivare prima del previsto. Avevo una gran voglia di conoscere questa coppia di campioni. Invece… Trentatré, trentaquattro, trentacinque, trentasei… Calma piatta.

La mia pancia cominciava a diventare un siluro. Chi mi guardava di spalle neanche si accorgeva che fossi incinta. Io però sentivo tutto il peso. Cominciava ad essere insostenibile. I "ragazzi in arrivo" non ne volevano sapere. Stavano troppo bene. Trentasette, trentotto: finalmente, appena superata la domenica delle Palme ebbi il segnale che qualcosa stava succedendo. Mi precipitai in ospedale (dove potevo partorire se non al policlinico Gemelli?) e la visita di controllo confermò che la dilatazione era cominciata. Così la ginecologa mi fece ricoverare in attesa del vero travaglio. Che non arrivò. Ritornò la calma piatta.

Io volevo tornare a casa, ma mi consigliarono di rimanere: se fosse ricominciato il travaglio non avrei fatto in tempo nemmeno ad arrivare in ospedale. Non mi rimaneva che attendere. Passarono i giorni. Alla vigilia della Pasqua non era ancora successo nulla. È stata l'unica Pasqua che non ho vissuto in famiglia, ma ricordo bene quel giorno. Era il 23 aprile. Vennero a trovarmi tutti.

Per farmi sentire il profumo delle feste mi portarono una colomba. La mia preferita, quella senza canditi. Io la misi nel comodino vicino al mio letto e pregustai il momento in cui l'avrei assaggiata. In quei giorni seguivo una dieta strettissima (non vi stupirà, credo!) perché ogni istante poteva essere quello buono e non potevo rischiare. Immaginate la fame e il mio sguardo avido!
Trentanove. Non è possibile: sono una delle rare donne che partoriscono gemelli a scadenza. La mia ginecologa non ci poteva credere. Neanche io. Ero in ospedale da più di una settimana e non succedeva ancora nulla. Arrivammo al primo di maggio, giorno del compleanno di mio marito. Pensai tra me e me che non sarebbe stato giusto farli nascere lo stesso giorno. Infatti, decisero di nascere il giorno dopo, quasi allo scadere del giorno. Chiara è nata alle 23.50, Giorgio alle 23.57. Erano meravigliosi. Ed io avevo una fame terribile: non appena arrivai in camera, presi d'assalto la colomba. L'infermiera di turno mi portò un tè caldo. Mi sembrava di toccare il cielo con un dito!
La parte più "divertente" venne la mattina dopo. Non appena mi svegliai, scoprii che le mie gambe si erano gonfiate a sproposito. Neanche durante gli ultimi giorni di gravidanza le avevo mai avute così. Cos'era successo? La risposta arrivò dalla ginecologa: dopo aver seguito una dieta stretta per oltre due settimane, lo "spuntino" notturno aveva creato uno scompenso dal punto di vista circolatorio. La colomba mi costò altri due giorni in bianco. Ma com'era buona!

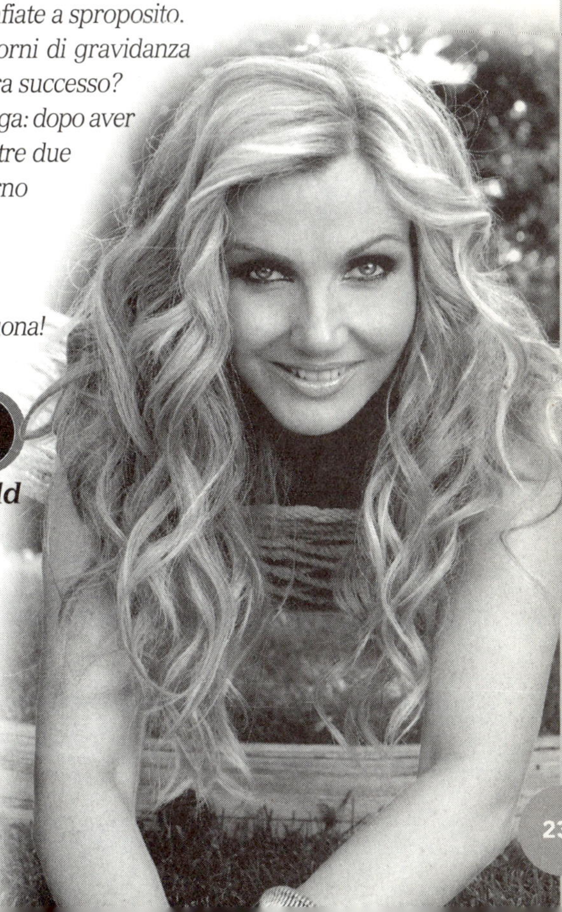

MUSICA CONSIGLIATA

What a wonderful world
L. Armstrong

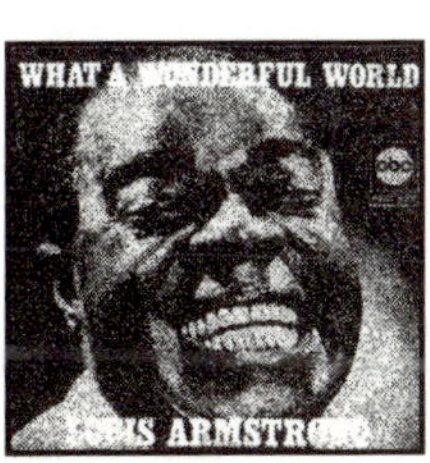

MUFFIN INTEGRALI AI LAMPONI

TEMPO DI PREPARAZIONE: 30 MINUTI - TEMPO DI COTTURA: 20 MINUTI

GRADO DI DIFFICOLTÀ:

INGREDIENTI PER 4 PERSONE

185 g di farina 00 • 150 g di farina integrale • 1 cucchiaino di cannella in polvere • 155 g di zucchero di canna • 250 g di latticello • 1 bustina di lievito in polvere • 125 g di yogurt naturale magro • 2 uova • 2 cucchiai di olio extravergine di oliva • 440 g di lamponi

- Rivestire con dei pirottini di carta gli appositi stampi per muffin.
- Setacciare le due farine con il lievito e la cannella in una terrina capiente. Unire lo zucchero di canna e mescolare, quindi formare al centro una fontana.
- In un'altra terrina grande versare il latticello, lo yogurt, le uova e l'olio, e mescolare leggermente con una forchetta. Rovesciare questa miscela nella fontana formata con le farine e lo zucchero e mescolare leggermente con un cucchiaio di legno.
- Aggiungere i lamponi e mescolare delicatamente (e non troppo, altrimenti i muffin diventeranno duri).
- Versare il composto nei pirottini riempiendoli fino a metà della loro capienza e cuocere in forno per 20 minuti o finché i muffin non risulteranno dorati.

Abbiamo usato, tra gli ingredienti, un prodotto poco conosciuto e poco usato: il latticello. Si tratta di un ennesimo derivato del latte, in particolare quello che filtra dalla produzione della panna in burro. È un derivato molto interessante perché povero di grassi ma ricco di amminoacidi essenziali. Usato negli impasti, sia per i dolci che per le preparazioni salate, li rende soffici e leggeri.

Potere antiossidante:
8020-8220 unità ORAC

L'ingrediente da segnalare

I LAMPONI

I lamponi sono molto simili alle fragole, ma appartengono invece alla famiglia delle Rosacee, la stessa delle more. Hanno forma conica e il loro colore può variare dal giallo al rosso, al nero.

Le piante di lampone (*Rubus idaeus*) crescono spontanee nelle zone temperate dell'Asia e dell'Europa, anche se i lamponi che troviamo in commercio provengono quasi tutti da coltivazioni, diffuse soprattutto in Europa e negli Stati Uniti. Grazie alla coltivazione e all'ibridazione sono state ottenute diverse specie distinte per colore, forma e dimensione.

Il lampone trova numerosi utilizzi anche nell'industria farmaceutica, che ne sfrutta il succo per aromatizzare i medicinali pediatrici.

In cucina possono essere consumati al naturale, come ingrediente di macedonie, oppure come accompagnamento di yogurt e cereali, con la panna montata oppure come guarnizione prelibata e colorata per le torte.

I lamponi hanno un discreto contenuto di acidi organici (citrico, malico, succinico e ossalico), responsabili del loro sapore acidulo, e che svolgono un importante ruolo benefico nell'ambito del nostro metabolismo.

I benefici per la pelle

Il discreto contenuto in vitamina C li rende particolarmente attivi come molecole antiossidanti. Recenti studi, poi, hanno confermato tali proprietà anche per l'elevata presenza di polifenoli, tra cui l'acido ellagico, di cui i lamponi sono particolarmente ricchi e che può rappresentare un'arma importante contro le rughe e il deterioramento del nostro aspetto estetico.

Gli ellagitannini, estratti da questi frutti e che si ritrovano anche nella melagrana, possono rappresentare una strategia antirughe di grande rilevanza per la loro capacità di opporsi all'ispessimento cutaneo (ipercheratosi), uno dei meccanismi di invecchiamento precoce indotto dai raggi ultravioletti.

Ingredienti	Quantità indiv.	unità ORAC
Farina	85 g	1216
Cannella	1 g	1314
Lamponi	110 g	5572
Olio extravergine di oliva	5	18

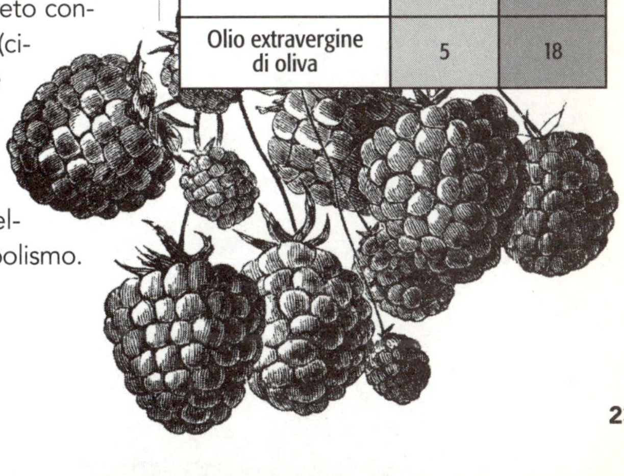

Plumcake di albicocche

TEMPO DI PREPARAZIONE: 20 MINUTI
TEMPO DI COTTURA: 45 MINUTI
GRADO DI DIFFICOLTÀ:
INGREDIENTI PER 4 PERSONE

400 g di albicocche
• 250 g di farina 00
• 2 albumi • 80 g di zucchero
• 150 cl di latte scremato
• 7 cucchiai di olio di semi di arachide
• 2 cucchiaini di lievito in polvere
• 1 limone • un pizzico di sale
• 200 g di yogurt greco magro

• Lavare le albicocche, tagliarle a metà, snocciolarle e ridurre la polpa a spicchietti.
• Riunire in una ciotola la farina, il lievito, lo zucchero, l'olio, il latte, un pizzico di sale e la scorza del limone grattugiata; lavorare il composto con una frusta a mano, quindi unire le albicocche e amalgamare.
• Montare gli albumi a neve unendo un pizzico di sale. Continuare a montare fino a ottenere un composto sodo e lucido, quindi incorporarlo all'impasto con le albicocche, mescolando dal basso verso l'alto.
• Foderare uno stampo rettangolare con carta forno bagnata e strizzata, facendola aderire bene e versare il composto nello stampo. Cuocere il plumcake in forno già caldo a 180 °C per 45 minuti. Per verificare la cottura, infilare uno stecchino nel dolce: se uscirà asciutto, il plumcake è cotto.
• Sformarlo, spolverizzarlo con zucchero a velo e servirlo freddo accompagnato con una ciotolina di yogurt.

Potere antiossidante:
2454-2654 unità ORAC

L'ingrediente da segnalare
LE ALBICOCCHE

L'albicocca (*Prunus Armeniaca*) è un piccolo frutto carnoso con un seme interno racchiuso in un guscio di legno. Della stessa famiglia delle ciliegie, è originaria dell'Oriente, ma il clima mediterraneo è un ottimo ambiente per la sua coltivazione.

Per mantenerne intatto il loro colore, le albicocche possono essere trattate con biossido di zolfo e poiché questa sostanza può produrre solfiti, è bene tenere presente che in soggetti particolarmente sensibili la loro ingestione può provocare reazioni allergiche di tipo asmatico.

Sono comunque ampiamente utilizzate in cucina per preparare dolci, conserve sciroppate, marmellate, creme e gelati.

Dal punto di vista nutrizionale, non esiste un frutto che contenga quantità così elevate di potassio e carotene! Molto basso, invece, il contenuto di vitamina C. Contiene inoltre un particolare zucchero, il sorbitolo, che a dosi elevate può avere effetto lassativo. Le albicocche sono inoltre un'ottima fonte di fibra alimentare, ne contengono infatti circa 6,5 g ogni 100 g.

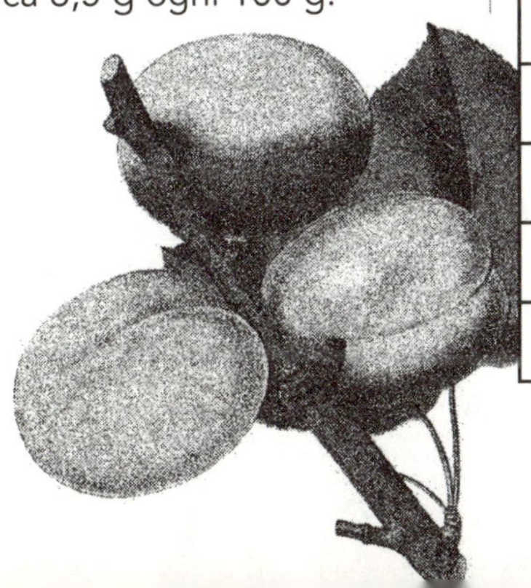

I benefici per la pelle

L'alto contenuto in carotenoidi ci assicura che i radicali liberi non hanno storia con le albicocche! Queste possono infatti affilare le armi dei nostri *scavengers*, le molecole-spazzino che combattono i radicali liberi, ripulire le cellule dai prodotti tossici e farci restare giovani tenendo lontane le rughe più a lungo. I carotenoidi interferiscono con i danni sul DNA indotti dall'esposizione all'ultravioletto, e precisamente inibiscono l'espressione delle metalloproteasi (enzimi che alterano il collagene, la proteina che rappresenta l'impalcatura strutturale della nostra cute assicurandole tonicità e elasticità) e proteggono la cute dal fotodanneggiamento.

Una cute protetta dal fotoinvecchiamento rimane giovane più a lungo: la maggior parte delle nostre rughe è dovuta ai raggi ultravioletti. L'aggiunta quotidiana di carotenoidi ha dimostrato dare una pigmentazione omogenea, con conseguente resistenza alla luce solare e mantenimento di un buon grado di idratazione.

Ingredienti	Quantità indiv.	unità ORAC
Farina 00	60 g	858
Albicocche	100 g	1110
Limone	5 g	60
Olio di semi di arachide	20 g	21
Latte	40 g	505

Le pesche trasgressive di mio padre

Non sempre si rimane fedeli, nella vita di tifosi, a una sola squadra. Io, per esempio – lo si sa – amo la Roma.

Ma i primi colori che mi hanno fatto battere il cuore erano quelli di una piccola squadra di serie D, che in quel momento era sull'onda di un relativo successo: il Tuscania, la squadra di un piccolo centro ai confini della Tuscia.
Come in tutti i nostri sentimenti, anche questa volta c'è un perché. Mio padre ha lasciato la nostra casa e la nostra famiglia quando io – che come sapete sono la più piccola di casa – avevo solo nove anni. Allora mi sono resa conto che non c'era mai stato fino in fondo e che erano pochissime le occasioni in cui eravamo stati a tavola tutti insieme.
Dal momento in cui se ne è andato, le possibilità di incontrarlo erano diventate ancora più rare. Roma è una grande città, per vedersi bisogna deciderlo. Volerlo. E così, quando sono arrivata ai dodici, tredici anni, ci siamo trovati una nostra occasione di incontro: le partite del Tuscania, appunto.
Lui ne era l'accompagnatore. Era il suo lavoro in quel periodo, e la domenica l'unica possibilità di incontrarlo era seguirlo sui campi dei quartieri della periferia romana, ma anche in città graziose e persino in Sardegna (è stata la prima volta che sono salita su un aereo).
Molti di voi conosceranno il fortunato romanzo-diario di Nick Hornby Febbre a 90°, *in cui racconta del suo legame per l'Arsenal nato dalle domeniche passate con il padre separato. Credo che non sia facile per un padre solo conservare il rapporto con i figli e soprattutto trascorrere con loro quella porzione di tempo che la legge prevede.*
Nel mio caso, è stato curioso che mio padre ed io avessimo scelto il calcio come momento di incontro, quasi mascherando la nostra voglia di vederci e in parte attenuando la responsabilità del suo ruolo di padre. In fondo, lui stava lavorando ed era prima di tutto l'accompagnatore ufficiale di una squadra.
Io, sua figlia, una bambina che destava curiosità in campo. Una bambina…
Stavo crescendo e ricordo che qualche giocatore mi provocava i primi rossori.
Seguire mio padre mi portava in una realtà parallela, dove conoscevo gente diversa da quella di tutti i giorni.
In quelle domeniche, si pranzava finalmente insieme.

E se devo abbinare un cibo a lui mi vengono in mente le pesche dopo pranzo, affogate nel vino bianco o rosso.
Mio padre le sceglieva come in un rito – erano sempre le più belle e succose – e poi le tagliava personalmente a spicchi prima di innaffiarle di vino bianco. Abbondante, devo dire.
Mia madre sapeva di questa sua golosità e si preoccupava che il vino non fosse tale da pregiudicare la sicurezza del viaggio di ritorno.
Quello che mia madre non sapeva (forse) era che qualche volta mio padre mi faceva assaggiare qualche spicchio, ed erano davvero buone.
Qualche volta mi capita di aver voglia di riprovare quel gusto (e di ritrovare quei momenti) e allora preparo le pesche e le faccio assaggiare ai miei figli.
In tempi in cui sembra trasgressivo mangiare frutta fuori stagione, io ricordo le "pesche trasgressive di mio padre", i colori bianco e rosso del Tuscania e uno dei tanti volti della ragazzina che sono stata.

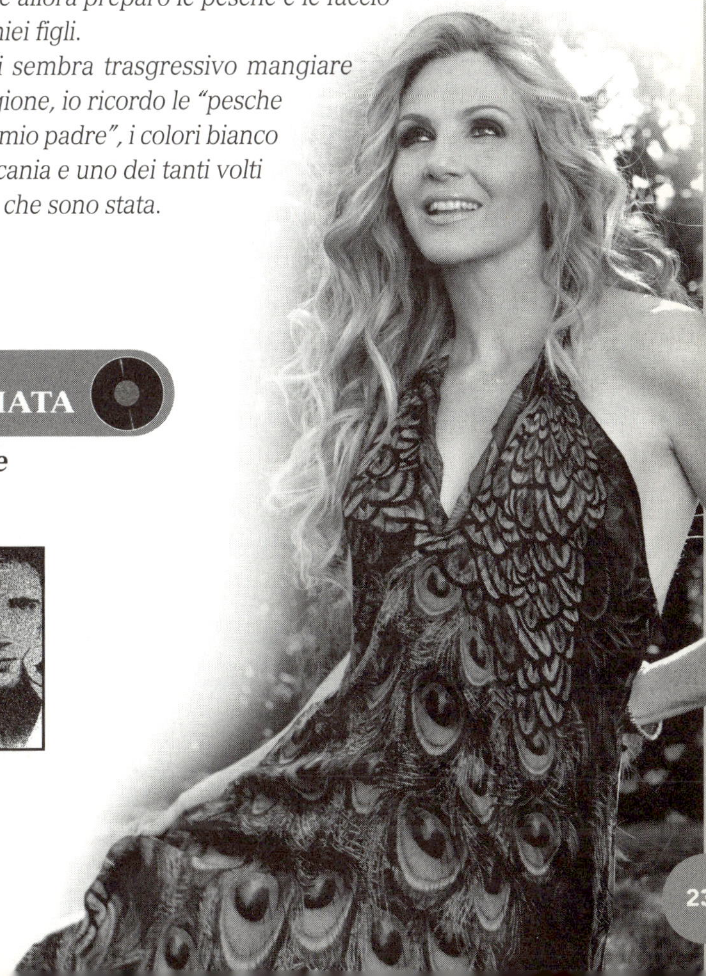

MUSICA CONSIGLIATA

Sì, viaggiare
L. Battisti

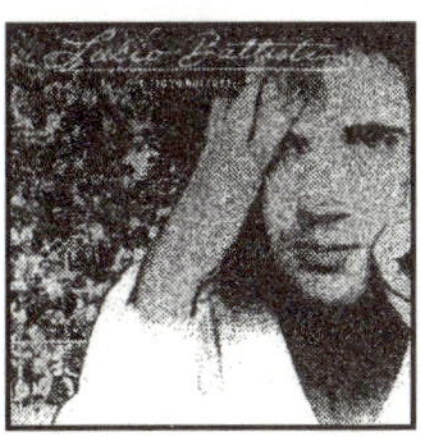

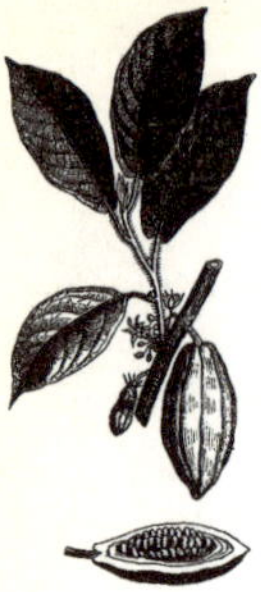

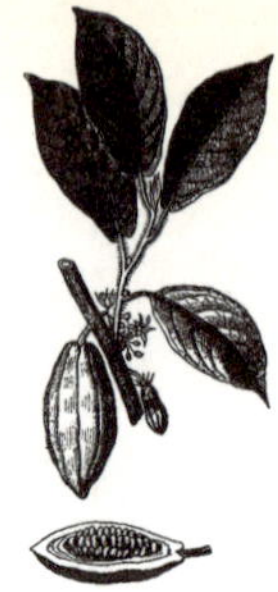

SOUFFLÉ AL CIOCCOLATO

TEMPO DI PREPARAZIONE: 30 MINUTI
TEMPO DI COTTURA: 25 MINUTI
GRADO DI DIFFICOLTÀ:
INGREDIENTI PER 4 PERSONE

230 g di latte
• 80 g di cioccolato fondente
• 70 g di zucchero • 35 g di farina 00
• 35 g di burro • 4 uova
• 4 cucchiai di rum
• cacao amaro
• burro e zucchero per gli stampini

- Con il latte, il burro e la farina preparare una densa besciamella alla quale aggiungere il cioccolato grattugiato, lo zucchero e i 4 cucchiai di rum.
- Lasciar raffreddare e successivamente incorporare prima i tuorli uno alla volta quindi, per ultimi, gli albumi montati a neve ben ferma.
- Imburrare e spolverizzare con lo zucchero degli stampini monodose da soufflé. Distribuire il composto negli stampini e infornare a 170 °C per 25 minuti.
- Servire i soufflé appena sfornati, spolverizzati di cacao amaro.

Per una perfetta riuscita del soufflé è importante verificare che la "neve" degli albumi sia molto ferma e compatta al momento di incorporarla, e non aprire mai il forno durante la cottura.

Potere antiossidante:
11479-11679 unità ORAC

L'ingrediente da segnalare

IL LATTE

Che di latte si possa vivere è facilmente intuibile dal fatto che esso rappresenta il primo alimento che nutre il neonato appena venuto al mondo, perché nel liquido bianco, e in particolare in quello materno, è racchiuso tutto quanto è necessario all'accrescimento del bambino almeno fino al sesto mese di vita.

Il latte non esaurisce certamente la sua funzione alimentare dopo la prima infanzia, e rimane di fondamentale importanza in tutte le epoche della vita, come fonte di preziose proteine e minerali, in particolare di calcio.

Dal latte derivano, poi, numerosi prodotti alimentari come lo yogurt e i formaggi, tra i quali i latticini (mozzarella, fiordilatte, provola), la cui produzione è tipica del nostro territorio.

Ricco di grassi saturi, il latte ne contiene comunque meno dei latticini, e oggi in commercio possiamo trovare formulazioni a ridotto tenore come il latte parzialmente scremato e lo scremato, che ne prevede l'eliminazione quasi totale. Questi latti, a parità di apporto di calcio e di proteine, hanno un potere energetico più basso e possono essere quindi utilizzati quando si desidera ridurre le calorie introdotte con la dieta.

Per essere destinato al consumo umano, il latte fresco deve essere sottoposto a trattamenti particolari per distruggere i batteri eventualmente presenti. Questi trattamenti sono basati sull'uso del calore e, a seconda del procedimento, possiamo avere latte fresco pastorizzato, latte UHT a lunga conservazione e latte sterilizzato.

Oggi, poi, la produzione industriale ha risposto alle diverse esigenze del consumatore per cui troviamo anche latte delattosato (ovvero privo di lattosio) per gli intolleranti a questo zucchero, e latte fortificato (arricchito con nutrienti normalmente non presenti nel latte: acidi grassi, vitamine, minerali).

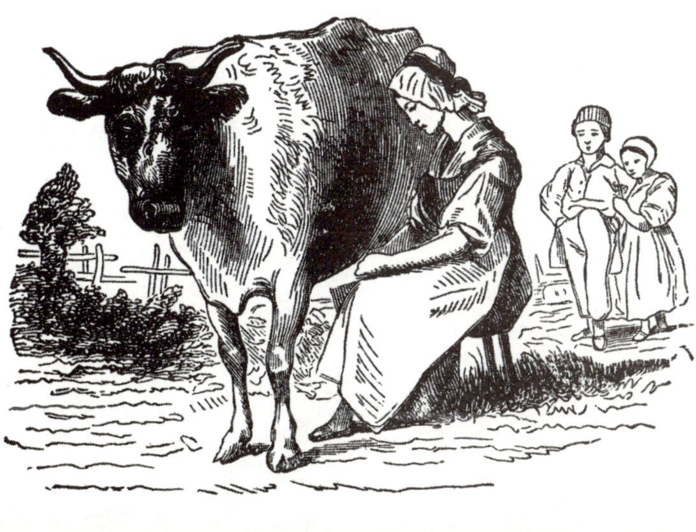

I principi nutritivi che caratterizzano e che soprattutto conferiscono al latte un elevato valore nutrizionale sono le proteine di elevata qualità (caseina e lattoferrina principalmente), alcune vitamine (in special modo la B2, la B12 e la A) e il calcio.

Al calcio contenuto nel latte si dà maggiore valore rispetto a quello presente nei vegetali per la sua elevata biodisponibilità, ossia la capacità di essere assorbito e utilizzato dall'organismo. Il perché non è noto, ma probabilmente è dovuto alla caseina e al lattosio. In ogni caso, è possibile affermare che il rischio di osteoporosi, soprattutto per la donna in età avanzata, è inversamente proporzionale al quantitativo di latte assunto nel corso della vita.

I benefici per la pelle

La lattoferrina è recentemente salita alla ribalta in dermatologia per la sua capacità di interferire positivamente con il sistema immunitario cutaneo, riducendo le alterazioni a carico della cute soprattutto per quanto riguarda la permeabilità. Per questo è facile intuire come la capacità di garantire l'equilibrio del sistema cute possa rappresentare un'ulteriore arma per combattere la vecchiaia e ritardare il deterioramento della pelle. Sappiamo ormai che il regista della bellezza della nostra pelle è la barriera cutanea: la sua integrità è garanzia di idratazione corretta dell'epidermide nonché di capacità di ridurre i meccanismi infiammatori a carico della cute. La lattoferrina, contenuta in alte quantità nel latte, è in grado di mantenere più attivi tali meccanismi e indirettamente di ridurre l'infiammazione a carico della cute: tutto ciò si traduce nella capacita di mantenere la pelle sana e giovane più a lungo.

Ingredienti	Quantità indiv.	unità ORAC
Cioccolato fondente	20 g	8040
Cacao amaro	5 g	2783
Latte	60 g	756

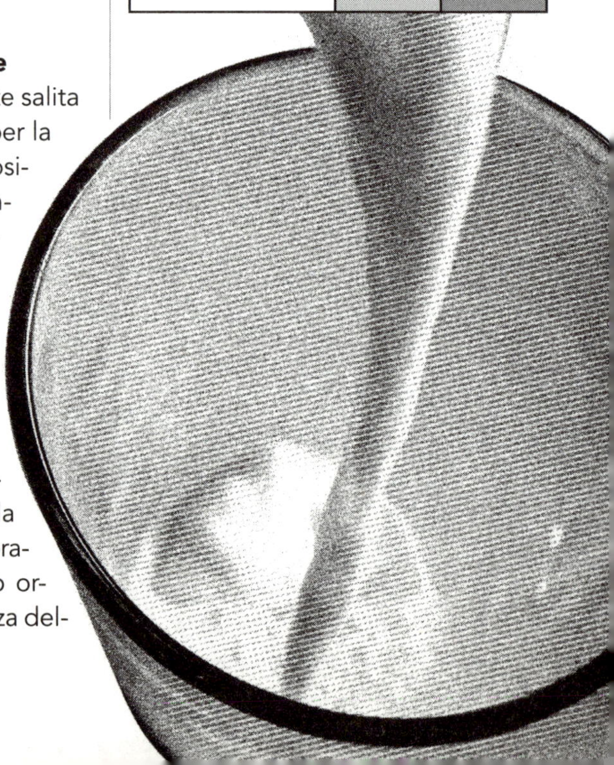

Ma una bella tazza di caffè?

Dite la verità: non ve lo sareste mai aspettato! Non vi sareste aspettati che vi parlassi di caffè, in questo spazio.

Finora ho cercato di darvi, dal mio personale e semplice punto di osservazione, una serie di consigli "vissuti" che mi hanno permesso di prendermi cura della mia pelle e del mio fisico. Parlando di dolci, però, mi sono limitata a un precetto restrittivo: non abusatene. Se li volete consumare, fatelo al mattino. Se proprio non riuscite a resistere al loro richiamo, che siano un pasto unico, rigorosamente il pranzo. E magari fate subito un po' di sport.
A questo punto, ecco affacciarsi il protagonista di questa pagina: il caffè.
È l'unica bevanda post-pasto che prendo in considerazione; escludo gli alcolici perché per la salute della nostra pelle li considero assolutamente proibiti, a parte mezzo bicchiere di vino buono durante il pasto, ogni tanto.
Proibiti come il fumo, che fa perdere alla pelle trasparenza e levità.
Sono un'appassionata di caffè. Più che una bevanda, lo considero un rito, un momento davvero speciale. Che ripeterei spesse volte al giorno, non solo dopo i pasti.
Sono arrivata a berne troppi, ma poi ho riacquistato autocontrollo e ora sono molto più attenta: non supero mai i quattro o cinque al giorno. E con pochissimo zucchero. Gli intenditori mi dicono sia più buono completamente amaro, ma senza un po' di zucchero non davvero riesco a mandarlo giù. Mi sembra una tortura.
Amo sia il caffè napoletano che quello americano (sarà per via della mia passione per New York?). Amo il caffè preparato con la caffettiera classica e quello del bar. La sera prediligo il caffè d'orzo, in tazza grande. Anche quando sono a casa.
Quali sono le proprietà del caffè?
Intanto è uno stimolatore, ci dà la carica nei momenti di stanchezza. Favorisce la secrezione di acidi gastrici che contribuiscono a una buona digestione.
Poi ha proprietà antiossidanti, anche se queste spesso diminuiscono con la raffinazione eccessiva.
Insomma, un caffè dopo i pasti può farci davvero bene.

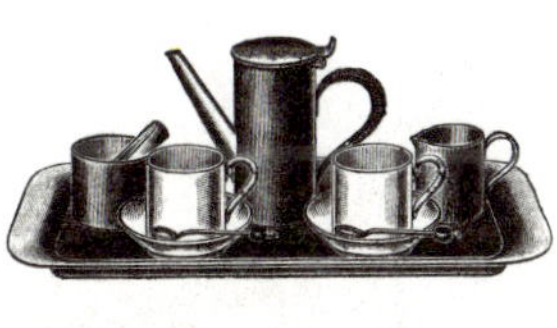

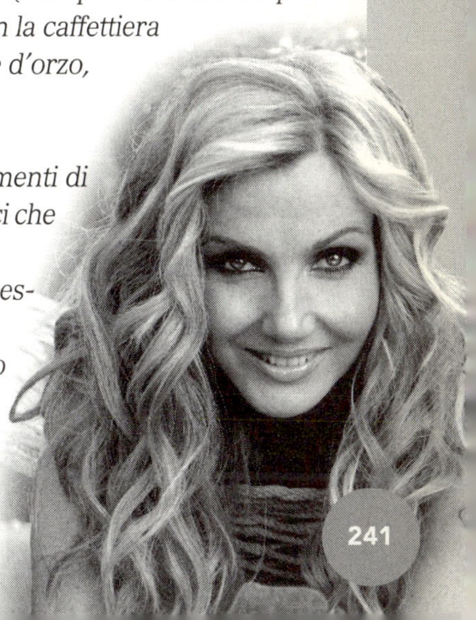

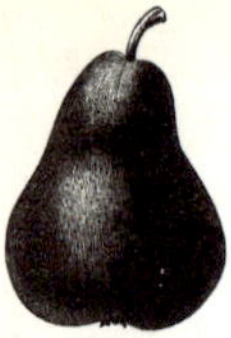

TARTE DI MORE E PERE

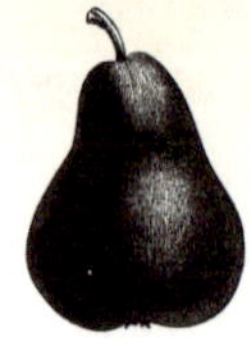

TEMPO DI PREPARAZIONE: 30 MINUTI + 30 MINUTI DI RAFFREDDAMENTO
TEMPO DI COTTURA: 50 MINUTI
GRADO DI DIFFICOLTÀ:
INGREDIENTI PER 4 PERSONE

400 g di pere Williams
• 100 g di more
• 100 g di farina • 75 g di zucchero
• 1 uovo • 60 g di burro
• ½ cucchiaino di lievito vanigliato in polvere
• ½ baccello di vaniglia
• 20 g di biscotti all'avena sbriciolati
• qualche cucchiaio di latte
• un pizzico di sale

• Sbucciare le pere, tagliarle a dadini e cuocerle per 10 minuti con 30 g di zucchero, 1 cucchiaio di acqua e il baccello di vaniglia inciso. Al termine, unire anche le more e lasciar raffreddare il tutto.
• Nel frattempo lavorare il burro con 30 g di zucchero; aggiungere l'uovo, la farina, il lievito e il sale; impastare, quindi avvolgere il composto nella pellicola trasparente e farlo riposare in frigorifero per 30 minuti.
• Stendere la pasta in un disco di 20 cm di diametro e distenderla al centro di uno stampo da 18 cm di diametro, precedentemente ricoperto di carta forno; l'ampiezza maggiore del disco di pasta vi permetterà di foderare anche i bordi dello stampo.
• Cospargere il fondo con i biscotti, riempirlo con le pere e le more e ricoprire tutto con il restante disco di pasta.
• Sigillare i bordi, spennellare la superficie con il latte, cospargere con il resto dello zucchero e infornare a 200 °C per 40 minuti.

Potere antiossidante:
5631-5831 unità ORAC

L'ingrediente da segnalare
LE MORE

Da bambini tutti siamo andati a cogliere le more, piccole o grandi, nere o rossastre, e per tutti esse rappresentano un ricordo di gioventù nonché di dolore improvviso: sono infatti i frutti del rovo, arbusto pieno di spine che spadroneggia in campagna e nei boschi; oppure i frutti del gelso, che invece è coltivato in quanto le sue foglie nutrono i bachi da seta.

La mora di rovo è nera e lucida, ha un sapore particolarmente dolce e acidulo e si consuma prettamente nei mesi estivi. Le more del gelso sono invece rossastre e maturano a giugno.

Un'altra caratteristica delle more è di essere particolarmente delicate, difatti si possono conservare soltanto per pochi giorni in frigorifero, con l'aggiunta di qualche goccia di limone; si possono però anche surgelare.

Dato l'elevato potere antiossidante e le poche calorie, questi frutti di bosco sono un ottimo ingrediente per la pasticceria se si vogliono fare dolci sani e gustosi.

La mora è anche un ricettacolo di nutrienti molto importante per la nostra salute: è ricca di vitamina C, acidi fenolici e salicilati utili per combattere le infezioni, e oggi alla ribalta anche per la loro azione preventiva sul tumore del colon. Sono inoltre ricche di acido folico e potassio e, anche se cotte, non perdono il loro contenuto di vitamina E e fibre.

I benefici per la pelle

Il caratteristico colore delle more è dovuto alla presenza di sostanze a spiccata attività antiossidante, quali gli antociani, i flavoni e gli acidi organici.

Questo *pool* (insieme) di antiossidanti ha dimostrato di poter mantenere nel tempo le proprietà meccaniche della cute e di preservarne il livello di idratazione e la sua *texture* (struttura). In uno studio del 2005, l'aggiunta di antocianine all'alimentazione per sei mesi ha evidenziato una riduzione delle antiestetiche macchie che compaiono con l'età, grazie al loro effetto sul ricambio cellulare e sulla ridistribuzione del pigmento all'interno delle strutture cutanee.

Assicurarsi un buon quantitativo antiossidanti quando si gusta un dolce è un ottimo modo per... sentirsi meno in colpa!

Ingredienti	Quantità indiv.	unità ORAC
Pere	100 g	2201
More	25 g	1476
Vaniglia	2 g	1862
Biscotti all'avena	5 g	66
Latte	10 g	126

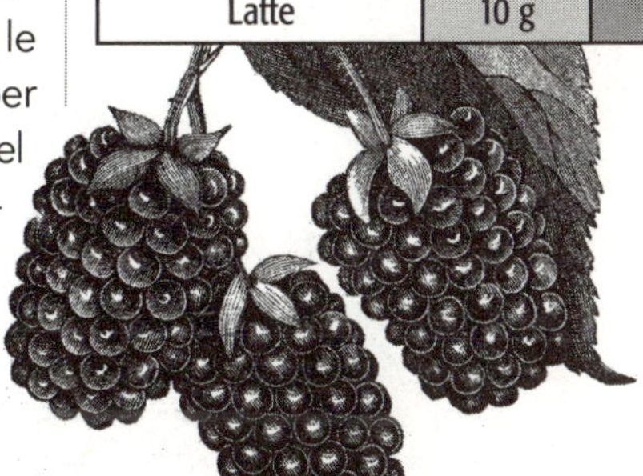

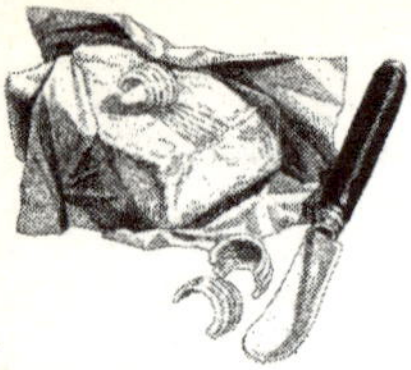

TORTA CAPRESE

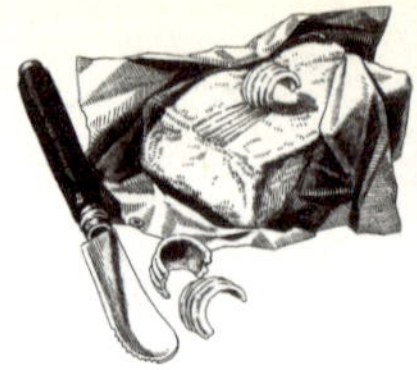

TEMPO DI PREPARAZIONE: 30 MINUTI
TEMPO DI COTTURA: 30 MINUTI + 20 MINUTI DI RIPOSO
GRADO DI DIFFICOLTÀ:
INGREDIENTI PER 4 PERSONE

225 g di farina di mandorle
• 160 g di burro
• 110 g di zucchero a velo
• 4 uova intere
• 100 g di cioccolato fondente al 70%
• 30 g di zucchero semolato
• 20 g di biscotti all'avena sbriciolati
• 10 g di farina
• 50 g di mandorle a lamelle

● Montare a lungo 150 g di burro con lo zucchero a velo, unire poco per volta 3 uova intere e 1 tuorlo, la farina di mandorle e il cioccolato fuso a bagnomaria.
● Aggiungere anche l'albume rimasto, montato a neve ben ferma con lo zucchero semolato e incorporarlo delicatamente con un movimento dal basso verso l'alto perché non si smonti.
● Trasferire il composto in una tortiera precedentemente unta con i 10 g di burro lasciati da parte, spolverizzare con la farina rimanente e ricoprire la torta con le mandorle a lamelle.
● Cuocere in forno preriscaldato a 180 °C per 30 minuti.
● A fine cottura lasciate riposare nello stampo per circa 20 minuti prima di sformare.

Questo dolce prende il nome da Capri, l'isola in cui fu creato da un cuoco locale.
Semplice e di facile riuscita, sostituendo la farina 00 con farina di mais, può essere reso adatto anche ai celiaci.

Potere antiossidante:
12978-13178 unità ORAC

L'ingrediente da segnalare

IL BURRO

Con il termine burro si intende il prodotto ottenuto dal latte vaccino, ossia un vero concentrato di energia se pensiamo che per farne 500 grammi di burro ci vogliono ben 10 litri di latte! Esistono poi prodotti definiti "burro di…", che prendono il nome dal prodotto originario (capra, bufala, arachidi, mandorla, cocco ecc.).

Di sapore delicato, il burro viene utilizzato sia come condimento sia nella realizzazione di salse e dolci. Bisogna prestare molta attenzione alla sua conservazione, perché va incontro molto facilmente all'irrancidimento. È meglio evitare il suo utilizzo per le fritture, in quanto il suo punto di fusione è molto basso. Crudo è molto digeribile, ed è quindi consigliato anche nell'alimentazione dei bambini.

A dispetto di quanto si possa immaginare, dal punto di vista nutrizionale il burro è un alimento ricco di energia e principi nutritivi: apporta una quantità di calorie leggermente inferiore all'olio di oliva (758 calorie per 100 g), rappresentate per la maggior parte da grassi, prevalentemente saturi, a differenza che negli oli vegetali, ed è per questo che spesso è stato additato come alimento poco sano. In realtà contiene anche una discreta quantità di acidi grassi monoinsaturi.

Come per tutti i condimenti, se ne consiglia un utilizzo non eccessivo e di alternarlo con giusta frequenza all'olio extravergine d'oliva o ad altri condimenti. A suo favore gioca la ricchezza di vitamina A (il suo colore giallognolo è dovuto alla presenza di carotene). È inoltre una discreta fonte di sodio.

I benefici per la pelle

Molto noti in dermocosmetica sono i burri di cacao per rinvigorire e idratare le labbra, quello di cocco per dare lucentezza ai capelli e quelli generalmente indicati come "idratanti" e "lenitivi".

Ma il burro serve alla nostra pelle?

Il contenuto in carotene ha fatto rivalutare la sua importanza nell'alimentazione anche in questo senso: il carotene e i suoi derivati svolgono infatti un ruolo cruciale nel mantenere attivi i sistemi di attività antiossidante. Tra i più conosciuti sicuramente l'astaxantina, la luteina e il licopene, che hanno dimostrato una capacità più elevata di mantenere la nostra pelle libera dai prodotti di ossidazione rispetto anche alla vitamina E. D'altra parte la vitamina A e i suoi derivati, come i retinoidi, sono gli indiscussi nutrienti utilizzati sia per uso sistemico che per uso topico contro l'invecchiamento cutaneo. E allora un po' di burro, senza esagerare, ci può fornire una quota di carotenoidi importanti per la giovinezza della nostra pelle.

Ingredienti	Quantità indiv.	unità ORAC
Cioccolato fondente	25	10050
Mandorle	12 g	534
Farina di mandorle	60 g	2494

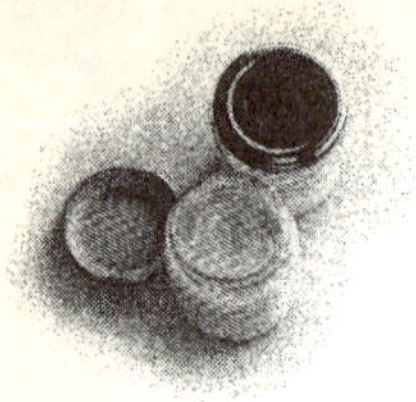

Yogurt, noci, mandorle e nocciole

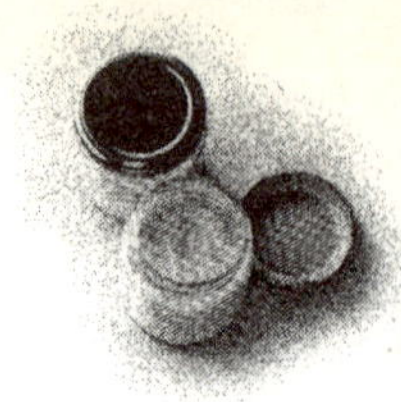

in cestini di pasta fillo

TEMPO DI PREPARAZIONE: 30 MINUTI
(15 MINUTI DI PREPARAZIONE + 6 MINUTI DI COTTURA PER LA PASTA FILLO)
GRADO DI DIFFICOLTÀ:
INGREDIENTI PER 4 PERSONE

300 g di yogurt greco naturale
• qualche foglio di pasta fillo
• 150 g di noci sgusciate
• 150 g di mandorle sgusciate
• 150 g di nocciole sgusciate
• 1 cucchiaio di miele di acacia
• burro a temperatura ambiente
• zucchero a velo

• Imburrare la superficie esterna di 4 stampini di alluminio monouso, quindi ritagliare 8 quadrati di pasta fillo. Con i primi 4 quadrati di pasta ricoprire l'esterno degli stampini facendo in modo che gli angoli dei quadrati sfiorino il bordo degli stampini.
• Spennellare la pasta fillo con il burro morbido a temperatura ambiente e spolverizzare di zucchero a velo.
• Disporre sopra i primi quadrati gli altri 4 in maniera sfalsata, sempre imburrati e spolverizzati, in modo da formare un motivo ornamentale.
• Infornare i cestini a 170 °C per circa 6 minuti, sformandoli quando saranno dorati e croccanti.
• Completare con lo yogurt e la frutta secca tritata e servire guarnendo con fili di miele.

Potere antiossidante:
11814-12014 unità ORAC

PER LA PASTA FILLO:

1 uovo • 250 g di farina
• 50 g di burro (o di olio extravergine di oliva)
• 50 cl di acqua • 1 cucchiaino di sale
• ½ cucchiaino di bicarbonato di sodio

● Mettere la farina, l'uovo e il bicarbonato in una ciotola e versarci sopra l'acqua tiepida e il burro sciolto. Impastare per qualche minuto tutti gli ingredienti fino a ottenere un impasto omogeneo.

● Lasciar riposare l'impasto per circa mezz'ora, quindi formare delle palline che andranno poi stese. I fogli ottenuti potranno essere usati come meglio vogliamo: fritti o al forno, o come più ci aggrada.

L'ingrediente da segnalare

LE NOCI

Già dall'antichità le noci erano ben note in Europa nonostante la loro provenienza asiatica, e la regione Campania vanta il primato della loro coltivazione, tanto da essergli assegnato il riconoscimento di Prodotto Tipico della Campania. Il gheriglio è la parte che abitualmente si consuma e ha un sapore particolarmente gradevole e delicato. In commercio è possibile trovarle fresche solo nei mesi di settembre e ottobre. Tutto l'anno, invece, le possiamo reperire intere, sgusciate o sotto forma di granella.

Il mallo che avvolge il frutto quando è ancora sull'albero, e dal quale quest'ultimo viene separato, è in genere utilizzato dall'industria dei liquori per preparare il nocillo (o nocino), mentre dal guscio si ricava una tintura utilizzata in ebanisteria e conceria. L'olio ricavato dalle noci ha un sapore delicato ed è ricco di acidi grassi polinsaturi.

Le noci costituiscono un ottimo ingrediente per insaporire insalate e risotti, sono protagoniste gustose di vari dolci e ottime consumate da sole o con il pane.

Dal punto di vista nutrizionale sono un vero e proprio concentrato di energia e nutrienti. Sono infatti molto ricche in grassi, prevalentemente di tipo polinsaturo, e di conseguenza il loro valore energetico è molto elevato (circa 660 kcal ogni 100 g); contengono anche discrete quantità di proteine e di fibre vegetali.

Le noci sono inoltre buone fonti di fosforo, potassio, rame e magnesio, vitamina B6, acido folico, tiamina, niacina, riboflavina e acido pantotenico.

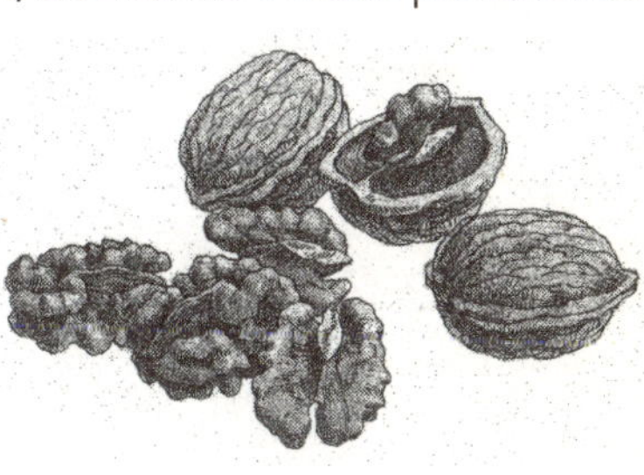

I benefici per la pelle

Gli alti quantitativi di vitamina B e di acido pantotenico nutrono la nostra pelle e combattono la disidratazione. Particolarmente importante è il contenuto in acido ellagico, che abbiamo già segnalato per la melagrana, e che aiuta a contrastare l'invecchiamento cutaneo attraverso la prevenzione del danno ossidativo. Una cute ossidata è una cute asfittica e priva di luminosità: la pelle dei fumatori con accumulo di radicali liberi e prodotti ossidativi si contraddistingue per il suo caratteristico colorito grigiastro e spento, mentre una pelle che rifugge i danni ossidativi (fumo e raggi ultravioletti) ha un aspetto salutare e vitale.

Il consumo abitudinario di noci, quindi, oltre ad avere un effetto protettivo sulle patologie cardiovascolari può risultare di grande aiuto anche per combattere opacità, rughe e rilassamento cutaneo.

La dose raccomandata è di 60 g circa al giorno, di noci come anche di frutta secca di altro tipo.

Ingredienti	Quantità indiv.	unità ORAC
Farina 00	60 g	858
Noci	40 g	5416
Mandorle	40 g	1782
Nocciole	40 g	3858

UN PIZZICO DI MIELE

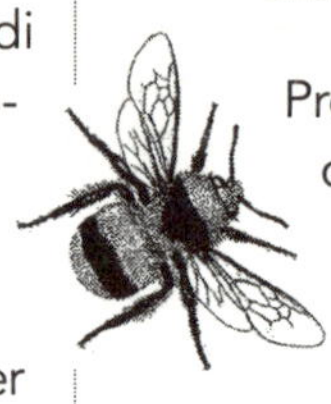

Prodotto dalle api, può essere considerato un vero e proprio alimento con proprietà nutritive e salutari, e con un altissimo potere dolcificante, al quale si attribuiscono virtù terapeutiche: sciolto nel latte bollente, nel tè, nelle tisane, ha un incredibile potere emolliente ed è un ottimo coadiuvante nella cura delle malattie dell'apparato respiratorio come bronchiti e tracheiti. Aumenta, inoltre, la potenza fisica e la resistenza dei muscoli, ha funzioni regolatrici sull'apparato digerente ed è un ottimo ricostituente e antianemico.

I benefici per la pelle

Per le sue numerose proprietà il miele è considerato uno dei migliori "rimedi naturali". Il suo potere rigenerante era sfruttato già nell'antichità per curare ferite e ustioni della pelle. Ottimo anche per combattere i segni del tempo, grazie alla presenza di sostanze antiossidanti come i flavonoidi. La sua natura igroscopica (cioè se esposto all'aria assorbe l'umidità) ne fa un ottimo idratante: aiuta a mantenere la pelle morbida e fresca, ma non grassa, prevenendo la secchezza cutanea. Ha un elevato potere calmante sulla pelle irritata, soprattutto per gli arrossamenti dovuti al freddo. Grazie a queste proprietà, il miele può rinnovare e nutrire la pelle in profondità, rendendola compatta e setosa.

La mia torta ricotta e cioccolato

Dopo tanti racconti e consigli pratici, ormai alla fine di questa bella esperienza, vorrei regalarvi una ricetta.

È dall'inizio che ne ho voglia! E quindi vi offro la ricetta a me più cara, la mia specialità, almeno a giudicare dalle richieste dei familiari. Il titolo del capitolo vi ha già svelato che si tratta di una torta, e anche i suoi ingredienti principali: ricotta e cioccolato. Non chiedetemi se ha e quale sia il suo potere antiossidante. Non lo so. Di sicuro, fa bene all'umore e all'anima.
La ricetta della "mia" torta ricotta e cioccolato l'ho "rubata" a mia cugina Cinzia, che si presentò a casa nostra un giorno con un dolce capolavoro! Una torta davvero gustosa. Non abbiamo fatto in tempo a tagliarla che già era finita. Pochi giorni dopo, i miei ragazzi mi hanno chiesto di provare a ripetere quella magia. Avevo preso i consueti appunti con molto scrupolo e ho seguito con attenzione massima tutte le fasi della preparazione fino al momento di inserirla nel forno.
È stato un successo. Che si è ripetuto nel tempo. Eppure l'attesa del risultato finale è sempre un po' carica di ansia: avrò messo gli ingredienti nel modo giusto? Sarà stato abbastanza cremoso l'impasto? E se manca un po' di zucchero? Quaranta minuti e ogni dubbio è dissipato. Il successo della prima volta poteva essere un caso, ma ripeterlo mi dà una grande felicità.
Volete sfidarmi idealmente? La preparazione non è complessa ed è invece veloce, quindi perfetta per tutte le donne che lavorano.

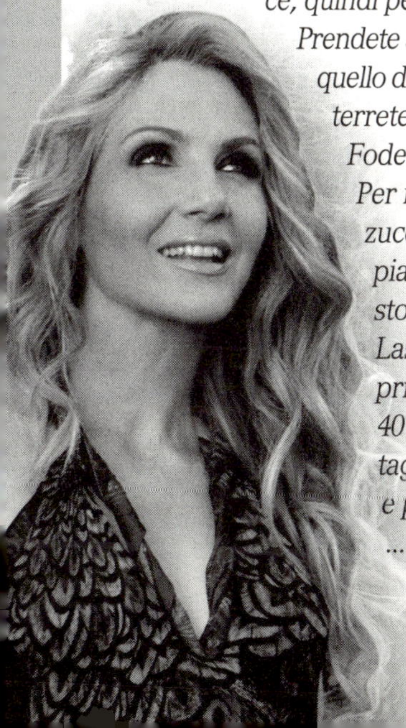

Prendete 300 g di farina, 100 g di burro, 150 g di zucchero (io uso quello di canna), un uovo e una bustina di lievito. Mescolate. Otterrete un impasto non omogeneo, un po' "sbriciolato".
Foderate una tortiera con poco più della metà dell'impasto. Per il ripieno prendete 500 g di ricotta di pecora, 100 g di zucchero, 150 g di cioccolato tritato (al latte o fondente, a piacere) e poco alkermes (sempre secondo il vostro gusto). Mescolate bene e versate nella tortiera.
Lasciate cadere il resto dell'impasto sbriciolato fino a coprire tutta la torta. Mettete nel forno a 180 °C per circa 40 minuti. Una volta cotta, lasciatela raffreddare prima di tagliarla. Servitela con una spolverata di zucchero a velo e piccole scaglie di cioccolato. Buon appetito!
... E a presto!

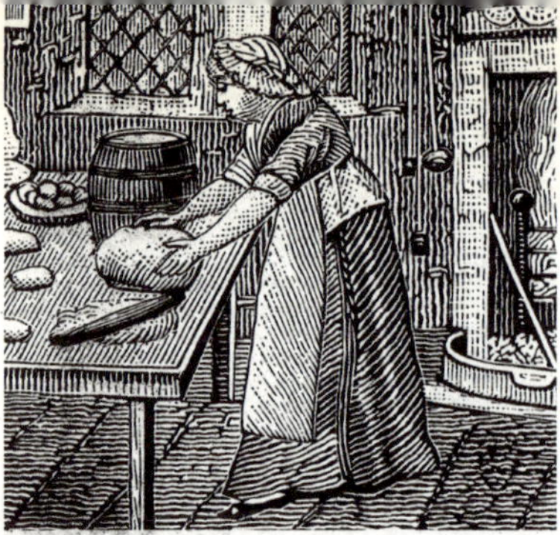

Indice alfabetico degli ingredienti segnalati

Indice alfabetico delle spezie e degli aromi

Indice alfabetico delle ricette

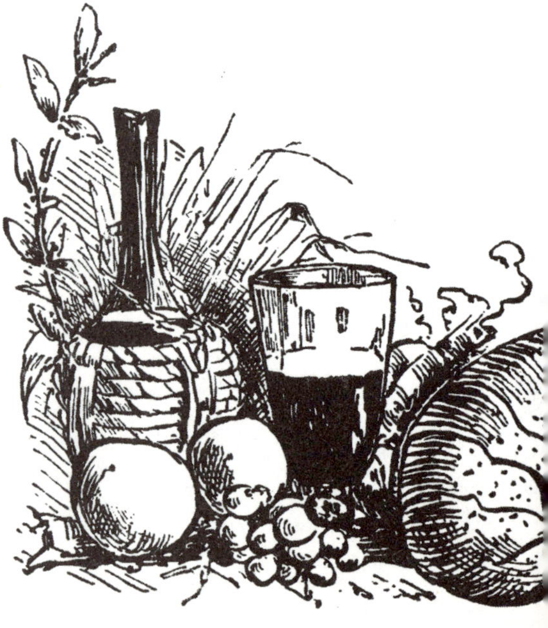

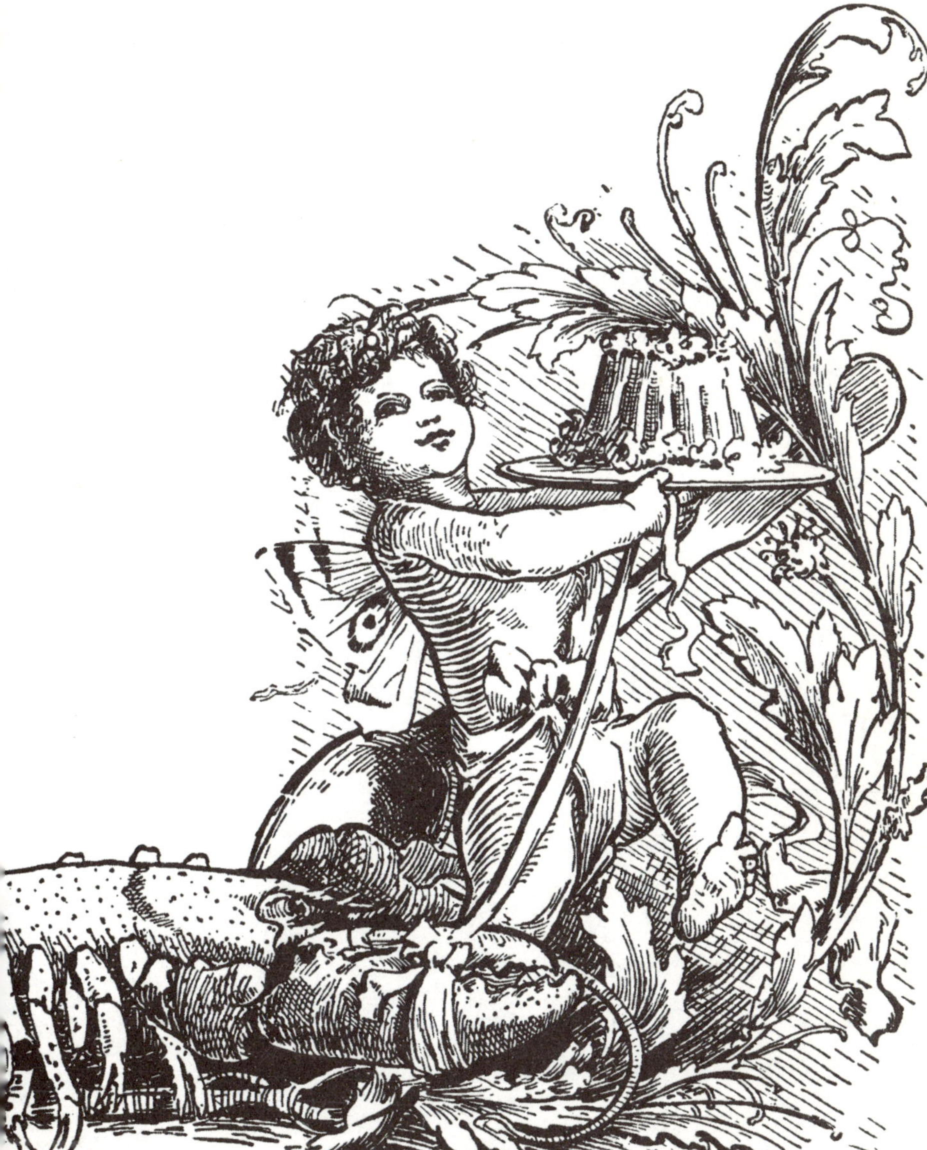